资助类型：国家自然科学基金青年科学基金项目
名　　称：基于双系统理论的慢性病患者多重用药风险感知
　　　　　与决策行为模型研究（编号：71804052）

中国居民卫生服务利用与用药行为研究

冯　达◎著

科学技术文献出版社
SCIENTIFIC AND TECHNICAL DOCUMENTATION PRESS

·北京·

图书在版编目（CIP）数据

中国居民卫生服务利用与用药行为研究 / 冯达著. —北京：科学技术文献出版社，2022.1

　ISBN 978-7-5189-8934-8

　Ⅰ.①中… Ⅱ.①冯… Ⅲ.①公共卫生—卫生服务—研究—中国 ②用药法—研究—中国 Ⅳ.① R199.2 ② R452

　中国版本图书馆 CIP 数据核字（2022）第 019261 号

中国居民卫生服务利用与用药行为研究

策划编辑：杨　杨　责任编辑：王　培　责任校对：王瑞瑞　责任出版：张志平

出　版　者	科学技术文献出版社	
地　　　址	北京市复兴路15号　邮编　100038	
编　务　部	（010）58882938，58882087（传真）	
发　行　部	（010）58882868，58882870（传真）	
邮　购　部	（010）58882873	
官　方　网　址	www.stdp.com.cn	
发　行　者	科学技术文献出版社发行　全国各地新华书店经销	
印　刷　者	北京虎彩文化传播有限公司	
版　　　次	2022 年 1 月第 1 版　2022 年 1 月第 1 次印刷	
开　　　本	787×1092　1/16	
字　　　数	345千	
印　　　张	18	
书　　　号	ISBN 978-7-5189-8934-8	
定　　　价	56.00元	

前　言

没有全民健康，就没有全面小康。国民的健康状况关系到整个社会的福祉，居民的健康行为影响到健康中国的建设。近年来，我国医药卫生领域的改革与发展为居民的健康保驾护航，卫生服务利用与用药行为研究受到人们的广泛关注。

20 世纪 80 年代，我国开始进行卫生服务利用研究工作，卫生服务这一概念逐渐进入人们的视野。随着研究的不断深入，学者们先后提出了卫生服务需要、卫生服务需求和卫生服务利用等一系列概念。作为卫生服务需要和供给相互作用的最终结果，卫生服务利用从实际发生的角度描述了卫生服务系统工作的状况。居民卫生服务利用行为是人们在自感身体不适的情况下或产生某种生理功能障碍时，寻求医疗帮助的社会行动。

自 1993 年以来，我国每 5 年开展一次全国卫生服务调查，收集了大量卫生服务利用方面的珍贵信息，探索居民卫生服务利用行为规律。然而，现有的研究对居民卫生服务利用行为的探索并不完善，一方面各类型的卫生服务调查间隔时间长，无法完全掌握期间居民卫生服务利用行为的动态变化；另一方面涵盖内容较少，限制了居民卫生服务利用研究的视野。

当前，我国正处于医药卫生体制改革的关键时期，随着医学研究从传统规范研究向真实世界研究的转变，卫生服务利用研究也呈现向信息化的连续监测和大数据挖掘转移的趋势。

本书通过对居民卫生服务利用行为的动态追踪，了解居民卫生服务利用行为的动态特征及其作用机制；此外，基于有代表性的全国调查，了解我国中老年人卫生服务利用的整体情况，探究我国中老年人卫生服务利用的特点及影响因素。以期揭示居民医疗服务利用过程中存在的潜在问题，为国家制定卫生政策及评估政策效果提供依据和参考。本书分为 7 章。

第一章主要介绍卫生服务利用研究的总体情况。本章梳理了卫生服务的起源与发展、卫生服务系统等背景内容，回顾了国内外关于卫生服务利用研究的进展，介绍了国内外对于卫生服务利用的评价指标和影响因素的研究情况，总结了卫生服务利用研究的现实意义，并在此基础上搭建了本书的内容与框架，以便后续章节的详尽阐述。

第二章主要介绍了卫生服务利用的基础理论与方法，构建概念框架并确定研究指标。

利用 Citespace 软件对检索到的过去 20 年有关居民卫生服务利用行为研究的文献进行文献计量学分析。对分析中得到的高质量文献进行整理发现，安德森卫生服务利用行为模型（Anderson's Behavioral Model）与健康信念模型（Health Belief Model）是研究居民卫生服务利用行为应用比较广泛、发展较为成熟的概念模型。通过回顾两种模型的内容及特点，为本研究构建居民卫生服务利用行为的概念框架打下基础，结合主要研究目的，帮助设计了本研究的居民卫生服务利用监测概念模型。模型最终从连续性、多样性和经济性 3 个维度评价居民卫生服务利用特征，遴选相应评价指标并探索其具体影响因素。

第三章介绍了卫生服务利用行为研究和用药行为研究所用的定性（扎根理论法和解释结构模型法）与定量研究方法（横断面研究和面板数据研究）的起源、内涵与应用现状等内容，并对使用了相应方法的研究就研究对象选择方法、资料收集方法和资料分析方法展开详细介绍。

第四章主要对居民卫生服务利用行为的连续性进行分析，研究从体检、就诊延迟、机构选择、就诊连续、路径选择等不同就医流程出发，反映居民卫生服务利用行为的连续性情况。在选择的连续性研究方面，分别观察机构和人的连续性，并采用定量分析方法探讨连续性的影响因素。在连续性路径分析方面，观察人群一次疾病周期内机构路径分布情况，并采用定性分析方法归因多层级服务利用行为。另外，本章还涉及居民的体检时间间隔、就诊延迟和首诊偏好等视角的分析。

第五章主要对居民卫生服务利用行为的多样性进行研究，包括对居民治疗方式、服务路径及就诊时间的多样性进行分析。同时，还对本章中构建卫生服务利用行为的混合效用模型进行分析，试图比较急性病、高血压/糖尿病和其他慢性病 3 类患者在服药、购药和就诊 3 种卫生服务利用行为上的差异。同时，结合我国人口老龄化加速的背景，本章还对中老年人的卫生服务利用行为特征进行分析，以期从不同的角度更全面地反映我国卫生服务利用行为的多样性特征。

第六章主要对居民卫生服务利用行为的经济性进行研究，将样本人群按照不同标准进行划分，考察研究收集到的监测数据中医疗服务费用在不同人群中的分布特点，并具体讨论了我国中老年人在门诊、住院和自我药疗中医疗服务费用支出的特征及影响因素。此外，本章还引入了经济学领域的两项评价指标，基尼系数（Gini Coefficient, GC）和集中指数（Concentration Index, CI），分别用以协助分析医疗费用在人群及家庭分布中的聚集性特征和大额医疗支出的分布情况。

第七章在卫生服务利用研究的基础上，对居民的用药行为特征进行分析。本章首先分析了居民自我药疗行为的特征，并探究了自我药疗行为在降低患者卫生费用方面的作用；其次探究了中老年慢性病患者选择中药、西药的影响因素；再次对居民的多重用药行为进行了深入探索，归纳了多重用药的影响因素，并分别从定性和定量角度挖掘了慢性病患者多重用药风险感知与用药决策行为的影响因素。

本书的出版是对国家自然科学基金青年项目开展的基础性研究工作的总结与归纳，旨在进一步发现卫生服务利用的基本特征及用药行为特点，进而在用药行为上投入更多的关注与聚焦，以期为国家自然科学基金"基于双系统理论的慢性病患者多重用药风险感知与决策行为模型研究"项目奠定基础。

本书可作为相关研究领域的技术人员、教师及学者的参考书。本书的出版需衷心感谢华中科技大学药学院王佳、郑泽豪，医药卫生管理学院董钟昕、朱行策、李婉萍、刘雨鑫等给予的支持与帮助。

目 录

第一章　卫生服务利用研究概论

　　健康是人类生存和参与各种社会活动的基本前提，患病又是每个人都必然经历的一种状态。在人的一生当中，每个人都不可避免地多次利用医疗卫生服务。戴维·麦肯尼认为：卫生服务利用行为是指患者对身体征兆做出各种方式的反应，包括通过外部检测了解自己体内情况，从而确定并解释躯体症状，找寻自身患病的原因，并通过利用各种正式和非正式的医疗保健资源采取治疗措施[1]。国内有学者认为：患者的卫生服务利用行为是指人们在自感身体不适的情况下或产生某种生理功能障碍时，寻求医疗帮助的社会行动[2]。亦有学者从市场或心理角度定义卫生服务利用行为，认为卫生服务利用行为是指患者在医疗消费过程中形成的行为习惯[3]，是人们在感到身体不适时采取的服务利用的行为，包括就医时机、就医机构、医护人员、药物和就医目标的选择等[4-5]。

　　改革开放以来，随着传统的农村合作医疗、城市职工劳保医疗和公费医疗等医疗保障制度的调整，以及医疗卫生服务市场化步伐的加快，医疗费用的过快增长与人民群众的支付能力有限所产生的矛盾日益突出，"看病难、看病贵"成为日益突出的社会问题，"大病拖、小病扛"成为一种较为普遍的现象。与此同时，由于参保患者的就医选择自由度较大和对大医院的盲目崇信，尤其在城市地区，患者首选的就诊机构不再是基层医疗卫生机构，而是三甲等综合性医院，形成了"大医院门庭若市，基层医疗机构门可罗雀"的怪现象，"看病乱"也成为长期困扰我国医疗体制改革的难题之一。"十一五"期间，中国政府启动了新一轮医药卫生体制改革。2009年，中共中央国务院印发了《关于深化医药卫生体制改革的意见》，提出"建立健全覆盖城乡居民的基本医疗卫生制度，为群众提供安全、有效、方便、价廉的医疗卫生服务"的总体目标，"人人享有基本医疗服务"成为这一轮医药卫生体制改革的重要目标之一。中国政府通过采取提高健康保障水平、回归医疗机构的公益性等多种措施，来控制医疗费用的过快增长，减轻居民的就医负担，优化就医格局，提高居民合理利用医疗服务的水平。与此同时，基本公共卫生服务得到普及，慢性病管理纳入基本公共卫生服务的范畴，基层医疗卫生机构推广实施基本药物制度，城乡基层医疗卫生服务体系进一步健全，公立医院改革试点取得突破，分级诊疗制度得到推行。截至"十一五"末，国家基本药物制度稳步推进，公立医院改革取得积极进展，居民卫生服务利用不合理状况显著改善，个人卫生支出占卫生总费用的比重从 52.2% 下降到 35.3%，个人卫生支出过快增长的趋势得到遏制，群众看病就医困难问题有所缓解。"十二五"期间，医药卫生体制改革进入攻坚阶段，卫生事业的发展以健全卫生服务体系为主，在此期间，医药卫生体制改革深入推进，取得重大进展和明显成效，基本公共卫生服务均等化水平稳步提高，重大疾病防治成效显著。截至"十二五"末，基本公共卫生服务人均经费补助标准提高到 40 元，服务内容增加到 12 类 45 项，个人卫生支出占卫生总费用的比重下降到 29.27%。"十三五"期间，卫生健康委全力推进健康中国建设，推动以治病为中心向以健康为中心转变。截至"十三五"末，我国居民主要健康指标总体上优于中高收入国家平均水平，个人卫生支出占卫生总费用的比重降至 28.4%，健康中国建设取得良好开局。2021 年，国务院办公厅对医药卫生体制改革提出了新的要求，《深化医药卫生体制改革 2021 年重点工作任务》指出要深入实施健康中国战略，推广三明市医改经验，强化改革系统联动，促进优质医疗资源均衡布局，统筹疫情防控与公共卫生体系建设，继续着力推动把以治病为中心转变为以人民健康为中心。着力解决"看病难、看病贵"的问题也成为新时期卫生服务工作的改革重点。

人群健康水平的提高不仅取决于卫生资源的投入水平和卫生资源的配置效率，更在于居民对卫生服务是否合理有效地利用，包括所利用服务的数量和质量。卫生服务利用研究涉及卫生资源分配和卫生政策执行中的诸多问题，既可以解释贫富人群在一定卫生服务供给条件下的利用情况，还可以解释医疗机构距离较远导致的就诊延误等问题。过去 20 年，国际上利用统计分析工具和理论模型对卫生服务利用开展了大量研究，研究结论已经为各地卫生保健制度的制定和实施，提供了良好的理论支持，具有非常重要的现实意义。卫生服务利用研究探讨的另一个问题，是通过门诊、住院服务利用比例来研究医疗资源是否短缺的情况，如某种疾病患者的健康状况越差，其实际的卫生服务需求就越多，然而考虑到卫生资源的有限性，其需要就无法得到满足。有的研究侧重于卫生服务利用的替代效应，如用门诊服务替代住院服务，这反映了不同卫生服务价格对患者就诊决策的影响，以及不同报销比例下两者的替代效应，这在一定程度上反映了患者是否住院不仅取决于患者的医疗需要等特征，还与患者的支付能力及支付意愿有关[6]。

就目前实际情况看，卫生服务的提供与利用存在着严重的"不对等"现象，即医疗卫生机构统计上报的数据与人群的实际利用情况无法对应。为了弥补常规统计的不足，从 20 世纪 90 年代起，我国就开始了 5 年一度的国家卫生服务调查，试图从居民卫生服务需要、需求和利用，以及患者对医疗服务的满意度等角度收集客观反映卫生改革与发展的成就与问题，进一步预测居民的卫生服务需要、需求及利用的变化规律。但由于多方面条件的制约，国家卫生服务调查在揭示居民卫生服务利用行为的规律方面难以提供充足的证据。导致这一问题的主要原因是国家卫生服务调查每 5 年开展一次，间隔时间较长，其收集到的横断面数据不能准确反映居民卫生服务利用行为在 5 年中的动态变化，因此无法满足卫生改革与发展更高层面的需要。另外，国家卫生服务调查属于国家层面的综合性调查，居民卫生服务利用行为研究仅是该调查的一个组成部分，无法具体和精准地反映居民卫生服务利用行为的多样性和变化趋势。

进入 21 世纪后，医学研究在不断发生变化，逐渐从传统的规范研究向真实世界研究转变，卫生服务利用研究也由抽样反映总体向利用信息系统进行大数据挖掘转变。然而，无论是连续监测还是大数据挖掘，数据的正确采集都是基本前提。如何采集高质量的数据，并对数据质量进行有效评价成为一个重要问题。我国当前正处于"十三五"深化医药卫生体制改革规划评价、"十四五"卫生资源规划和医改规划启动的重要时期，有必要在国家卫生服务调查的基础上开展专题研究，对居民卫生服务利用监测研究的基本思路、指标体系、评价方法等进行系统的完善，设计出针对居民卫生服务利用监测的完善方案，建立卫生服务利用行为监测制度。同时，也应把握大数据的时代潮流，合理地利用 CHARLS 等大型的公开数据库，建立准确、有效的分析手段，从研究广度上反映国民整体的卫生服务利用情况。

在卫生服务利用研究的基础上产生了很多有关居民用药行为的研究，而在用药行为的研究中，多重用药、自我药疗和中医药的研究占大多数，是众多学者关注的热点问题。

我国自 1999 年进入老龄化社会以来，老年人口数量不断攀升。根据国务院印发的文件《国家人口发展规划（2016—2030 年）》，预计到 2030 年，60 岁及以上老年人口占比将达到 25% 左右，另有研究预测到 2050 年我国老年人口将超过总人口数的 1/3。近年来，随着社会经济的发展、医学技术的进步、人口年龄结构的变化和生活方式的改变，疾病谱已经发生明显变化。《中国防治慢性病中长期规划（2017—2025 年）》表明，现阶段我国死于慢性病的人数占总死亡人数的 86%，慢性病造成的疾病负担占疾病总负担的 70% 以上，已严重影响我国居民健康水平。慢性病已经在全国和世界范围内成为人群健康的最主要威胁，成为影响经济和社会发展的重大公共卫生问题。

另外，慢性病患者常常多病共存，美国 2012 年发布的慢性病流行报告显示，40% 的慢性病患者患有 2 种及以上的慢性病，而高达 75% 的冠心病老年患者同时患有多种慢性疾病。中国卫生服务调查结果显示，我国中老年人慢性病患病率呈逐年升高的趋势，且老年人同时患有多种慢性病的现象日益严重[7]。多病共患使得慢性病患者往往需要联用多种药物，有研究显示超过 70% 的高血压患者需要 2 种或 2 种以上的降压药物联合治疗[8]；81% 的老年慢性病患者住院服药种类达到或超过 5 种[9]。老年人群中的多种慢性病共存和多重用药现象不仅增加了患者治疗管理的复杂性，也对健康结果产生了负面影响。

我国经济社会的快速发展带来了消费水平的不断提高，而医疗费用也随之快速攀升。在健康中国战略的时代背景下，我国的卫生总费用由 2008 年的 14 535.40 亿元快速增长到 2019 年的 65 841.39 亿元，卫生总费用增速远高于 GDP 增速，政府卫生支出占卫生总费用的比重从 2008 年的 24.73% 提高到 2019 年的 27.36%，然而，高额的政府卫生支出并未有效缓解"看病难、看病贵"的现状，2019 年居民个人卫生支出高达 18 673.87 亿元，个人卫生支出增速多年超 10%[10]。卫生健康委公布的数据显示，2019 年，医院次均门诊费用 290.8 元，按当年价格比上年上涨 6.1%，按可比价格上涨 3.1%；人均住院费用 9848.4 元，按当年价格比上年上涨 6.0%，按可比价格上涨 3.0%，日均住院费用 1079.1 元[11]。面对不断加重的医疗负担，大量患者会选择自己购买药品来减少医疗支出[12]，这也是"自我药疗"这一健康行为在患者群体中流行的原因。

合理的自我药疗行为在一定程度上可以降低患者对卫生保健资源的依赖程度，提高医保资金的分配效率，具有积极的公共卫生学意义。患者往往也会因较低的医疗费用而选择自我药疗，然而自我药疗是否可以显著降低个人医疗卫生支出，目前国内仍缺乏全国性的实证研究。

近代以来，西方医学传入我国，我国的医疗卫生服务都存在着中医和西医两种和而不同的医疗卫生服务体系。随着作为西医理论基础的自然科学的飞速发展，西医在我国医疗卫生服务体系中逐渐取代传统中医，占据了我国医疗卫生服务体系的主导地位。从国家财政对卫生事业的投入来看，1987—2006 年，中医医疗卫生机构获得的财政拨款在全国卫生事业总投入的占比不足 10%，中、西医医疗卫生服务体系市场长期处于一个不均衡的状态，传统中医药在供给和需求方面都明显低于西方医学[13]。

针对传统中医药发展受限的情况，党和政府高度重视中医药工作。尤其从党的十八大以来，中医药发展成为我国医疗卫生服务事业的重要方向，中医药改革发展取得显著成绩。2016 年，国务院发布《中医药发展战略规划纲要（2016—2030 年）》（以下简称《纲要》），《纲要》将"完善中医医疗服务网络"作为重要着力点，将程序覆盖的中医医疗服务网络建设作为 2016—2030 年中医药发展的明确方向。预计到 2030 年，我国将会全面建成中医类医院、综合医院的中医药科室、基层医疗卫生机构的中医药医疗服务、中医门诊部和诊所组成的中医医疗服务网络，达成中医医疗服务的城乡全覆盖。在不同类别的卫生服务机构中，提供中医服务的机构占比明显提升，这也意味着中医类医疗服务的供给端正在做出明显改善。

另外，全国范围内的中医类医疗卫生机构数量也在稳步提升。近年来，中医类医疗卫生机构在整个医疗卫生服务体系中的比重逐渐增加。2015—2019 年，我国中医类医疗卫生机构由 2015 年的 46 541 个发展到 2019 年的 65 809 个，增加了 41.4%。与此同时，中医类医疗卫生机构数量在全国各类医疗卫生机构数量的占比也在逐年提升，截至 2019 年年底，我国中医类医疗卫生机构数量占全国各类医疗卫生机构数量的比例已经达到 6.53%。

近几年来，中医药卫生服务事业的发展成果斐然，但从整个医疗卫生市场的构成比例来看，西医仍然占绝对的主导地位。2021 年 2 月 9 日，国务院办公厅发布了《关于加快中医药特色发展的若干政策措施》，指出了中医药存在高质量供给不够、人才总量不足、创新体系不完善、发展特色不突出等问题，强调了中医药发展对我国健康事业的重要支柱作用。

第一节　卫生服务的起源与发展

卫生服务利用研究（Health Services Utilization Research）是社会医学与卫生事业管理学科的一个重要研究领域。由于世界各国的社会经济水平、文化背景、卫生服务体系和医疗保健制度、生活方式等不同，卫生服务所面临的问题也不一样。国内外至今还没有对卫生服务利用研究形成一个比较明确、统一的定义。

英国是较早建立卫生服务制度的国家。1944 年，英国提出了建立普遍、免费、全面、税收筹资的国家卫生服务制度，为英国全民提供广泛的医疗服务。1946 年，英国政府颁布了《国民保健法》，这一法律的颁布标志着英国医疗卫生服务体系的萌芽[14]。1948 年，颁布了《国家医疗服务法》，实行所有医疗机构国有化，英国全民均可享受基本医疗保障制度。这一制度的服务覆盖面非常广，无论是紧急事故救护还是婴儿接生抑或是残疾人护理，几乎都包含其中。

中国在几千年的封建社会历史中一直保持着面向皇族的御医制度，这种覆盖面极小的卫生服务供给无法满足广大民众的卫生服务需求。直到 1912 年民国成立后，中国近代卫生服务事业才得到发展。1929 年，国民政府的卫生部门向国际联盟卫生组织发出在医疗卫生方面寻求帮助的提议，国际联盟派出专家，帮助中国建立医院制度，培养现代医学人才，改革卫生行政体系，中国的卫生服务体系逐渐建立起来。

台湾是中国不可分割的一部分，其卫生服务体系的建立也与大陆具有相关性。在1945 年台湾光复后，台湾地区先后成立了多家医学院校，医生和护士的专业教育逐步走上正规化的道路，并建立了以英美模式为主的卫生服务制度。随后，台湾也先后实行了医院评鉴、农保、全民健保和医药分业等措施，使卫生服务制度建设逐步与台湾当地实际情况相契合[15]。

美国作为世界最发达的国家之一，其卫生服务制度的起源与发展也较为典型。19 世纪中叶，美国的第一代大型医院建立，如最著名的纽约市的贝利文医院（Bellevue Hospital in New York City）和波士顿的麻省总医院（Massachusetts General Hospital in Boston），其象征着美国的卫生服务首次机构化，并将先前分散的卫生服务体系组织起来，为人们提供更多的、更有效的卫生保健服务。1900 年以后，随着医学院的建立和医学科学的发展，现代科学方法开始进入美国卫生服务领域。伴随着科技和社会的快速发展，美国也逐步颁布了蓝十字（Blue Cross）和蓝盾（Blue Shield）等卫生服务保险计划、医院审查和建设法案、医疗保健法案等[16]。

日本的卫生服务制度虽然较欧洲各国起步较晚，但也经历了迅速的发展，并取得了瞩目的成就。在 20 世纪初，日本为改善国内医疗状况，学习并引进了西方的社会医疗与卫生服务制度。1922 年，日本开始实行类似于德国实行的医疗保险制度，颁布了《健康保险法》，为私营企业工人提供医疗保险。1938 年，日本政府颁发了《国民健康保险法》，扩大了该医疗保险制度的使用人群，并于 1961 年，基本建立了覆盖全体人民的医疗保险卫生服务体系，实现了全民健康覆盖。日本的医疗卫生服务体系以私立医疗机构为主，但是政府在整个日本的医疗体系中起到了非常关键的作用，日本政府注重通过法律政策的制定来明确医疗服务的服务内容、具体流程，从而规范医疗卫生服务体系[14]。

德国的卫生服务制度集合了资本主义经济和社会福利体制的优点，向公民提供广覆盖和优质的福利性卫生服务。而德国的医疗保险制度是卫生服务制度的核心，该制度最早由俾斯麦政府于 1883 年建立，故被称为"俾斯麦模式"。它强调"国家、社会、个人合理分担"，并主张"社会互助与公平正义"。基于该理念，德国政府通过持续扩大医疗保障覆盖面、控制医疗费用上涨等措施，进一步完善了国家卫生服务制度，取得了较为显著的成果[17]。不同国家卫生服务起源的纵向比较如表 1-1 所示。

表 1-1　不同国家卫生服务起源的纵向比较

国家或地区	起源年限	标志性事件
中国	1912 年	民国成立
中国台湾	1945 年	台湾光复
美国	1850 年前后	第一代大型医院建立
英国	1946 年	《国民保健法》颁布
日本	1922 年	《健康保险法》颁布
德国	1883 年	"俾斯麦模式"的建立

第二节　卫生服务系统

广义的卫生系统（Health System）是在一定的法律和规章制度所规定的范围内，提供以促进、恢复和维护健康为基本目标的活动的总体。狭义的卫生系统是指在一定法律和政策的框架内，通过组织、分配和利用现有的社会卫生资源，由卫生机构为全社会提供卫生保健服务，实现维护人民的健康和提高生活质量的目的。

我国的卫生系统由 3 个部分组成：卫生服务系统、医疗保障系统和卫生执法监督系统，具体组成形式如图 1-1 所示。

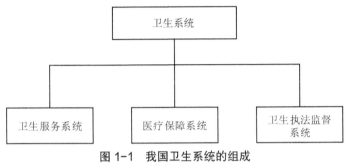

图 1-1　我国卫生系统的组成

世界卫生组织认为卫生系统需要提供三大功能：提供卫生服务、满足人群非卫生服务的期望、公平对待所有人。与此同时，相对应地实现卫生系统三大目标：提高所服务人群的健康水平、对人们的某些期望予以满足（反应性，指卫生系统在多大程度上满足了人们对卫生系统中改善非健康方面普遍的、合理的期望，强调非卫生技术服务和普遍合理的期望）和保障就医者的经济开支不至于过高（筹资公平性，指在卫生服务筹资的过程中，不同人群间的经济负担应该公平，要根据支付能力而非疾病的危险来分散每个家庭因支付卫生系统的花费而面临的风险）。

由此可见，卫生服务系统是卫生系统的重要组成部分之一，提供卫生服务是卫生系统的重要功能之一，卫生服务旨在提高被服务人群的健康水平。

第三节　卫生服务利用研究

卫生服务利用研究从卫生服务利用的供方和需方的相互作用出发，综合描述卫生服务系统向居民提供预防、保健、医疗、康复等卫生服务工作的情况。卫生服务利用研究主要通过相关指标测量卫生服务利用状况，并分析影响卫生服务利用的因素。本节在辨析卫生服务利用概念内涵的基础上，概述了国内外卫生服务利用研究的进展，同时列举了卫生服务利用的评价指标，探讨并归纳了卫生服务利用的相关影响因素。

一、卫生服务利用概念内涵辨析

卫生服务利用研究主要涉及三大概念：卫生服务需要、卫生服务需求和卫生服务利用。卫生服务需要（Health Service Need）主要取决于居民的自身健康状况，是依据人们的实际健康状况与"理想健康状态"之间存在的差距而提出的对预防、保健、医疗、康复等服务的客观需要，包括个人察觉到的需要和由医疗卫生专业人员判定的需要。卫生服务需求（Health Service Demand）是从经济和价值观念出发，在一定时期内、一定价格水平上人们愿意而且有能力消费的卫生服务数量，其中包括由卫生服务需要转化而来的卫生服务需求和没有卫生服务需要的卫生服务需求。卫生服务利用（Health Service Utilization）是需求者实际利用卫生服务的数量（有效的需求量），可以直接地反映出卫生系统为人群健康提供卫生服务的数量和工作效率，间接地反映出卫生系统通过卫生服务对居民健康状况的影响，但不直接用于评价卫生服务的效果。卫生服务的需要、需求和利用之间的关系可用图 1-2 表示。

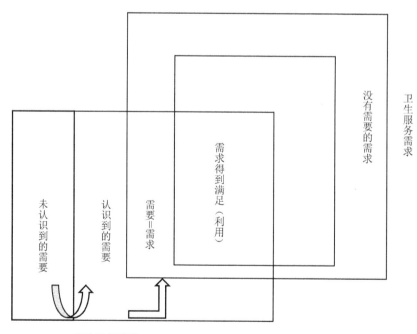

卫生服务需要

图 1-2　卫生服务需要、需求和利用的关系

二、我国卫生服务利用研究的进展

卫生服务利用是卫生服务需求与供给的结果，可以直接反映我国卫生服务系统的工作效率及提供的卫生服务种类与数量，也能够间接反映我国居民身体健康状况与卫生服务对居民健康水平的影响。我国卫生服务利用研究起步较晚，21世纪后我国学者开始重视居民卫生服务利用水平与特点的研究，研究主题主要包括：不同地域（如城市与农村、典型的省市等）居民的卫生服务利用实际情况与分析研究，不同人群（如老年人、儿童等）居民的卫生服务利用情况的分析研究，不同疾病类型（如高血压、糖尿病、口腔疾病等）患者的卫生服务利用情况的分析研究，不同社会因素（如居民健康素养因素、医疗保险类型因素、户籍与流动人口因素等）与居民卫生服务利用效率的关系研究。

我国卫生服务利用研究的资料与数据来源较为集中，主要包含：①每5年开展一次的国家卫生服务调查。国家卫生服务调查旨在了解我国城乡居民和重点人群卫生服务需求及利用的水平与特征、居民对医疗卫生服务利用满意水平与变化因素等。由于国家卫生服务调查耗时长、投入多、内容全，因此是我国学者开展卫生服务利用研究最广泛而权威的资料与数据来源；②各省针对省内的卫生服务统计调查结果是研究各省卫生服务利用水平与特点，对比与分析不同省份居民卫生服务利用水平的常用数据来源；③第三方调查机构数据库，如CHARLS数据是中老年卫生服务利用研究的常用数据来源；④各地区省市报送的专题数据，如广西壮族自治区保险年报数据、广东省流动人口动态监测数据等；⑤研究人员根据卫生服务利用设计的调查问卷。

三、国际卫生服务利用研究的进展

通常，各国卫生服务利用研究旨在了解各国卫生服务利用者使用何种类型的卫生服务、利用程度的多少，以及分析影响卫生服务利用的各类因素与其影响程度。

美国的卫生服务利用研究基于其丰富的数据资源，为美国人口的健康和卫生保健提供了重要的数据来源。美国的卫生服务数据内容广泛，通常包括：①健康保险覆盖范围，如美国社区调查（American Community Survey）和当前人口调查（Current Population Survey）；②健康状况和行为，如国家健康访谈调查（National Health Interview Survey）和行为风险因素监测系统（Behavior Risk Factor Surveillance System）；③医疗保健利用和支出，如医疗支出小组调查（Medical Expenditure Panel Survey）；④关于公共项目参与的纵向数据（SIPP）。美国正在尝试将国家调查与行政数据联系起来，以减少数据重复和数据管理的负担。在私营组织中，供应商正在收集医疗记录和报销中的数据，以提高对治疗质量和治疗结果的理解。卫生服务利用的研究人员依赖一系列高质量数据来源来研究社会、经济和医疗相关政策对卫生服务利用的影响。美国当前卫生服务利用研究的要点包括：研究对象涵盖各个年龄阶段，如儿童、青少年、老年人群等；研究对象囊括多种身份、工作和生活场景，如外国移民、城市与农村居民、农场工人、流浪者等；研究病种丰富，如精神病、HIV 等；研究地域可能具体到某个州县，如加利福尼亚州奥兰治县等。多种研究要点的有机组合，形成了卫生服务利用的行为研究、卫生服务利用率的研究及卫生服务利用关联因素研究等主题[18]。

1948 年，英国建立的政府主导的全民免费医疗体系（National Health Service，NHS）以遵循 3 项基本原则而闻名，即满足每一个英国公民的需求、免费提供卫生服务、提升服务水平应以医疗需求为依据而非患者的经济支付能力。英国卫生服务利用研究在很大程度上以该体系为研究背景。20 世纪 70 年代末至 80 年代初，有学者第一次开展了将英国卫生服务利用与不同社会群体需求结合的系统研究。不同社会群体的需求通过自我报告的发病率来衡量，而卫生服务利用一般指部分或全部全科医生（GP）咨询、门诊就诊和住院治疗。数据来自一般家庭调查（GHS）：对英国约 33 000 人的年度调查。然而，在 20 世纪 80 年代后期进行的研究只有关于全科医生的卫生服务利用研究，通过使用 1980 年和 1985 年的一般家庭调查数据，学者们对全科医生的卫生服务利用率进行了更多分类的研究，不同年龄组的社会群体卫生服务需求有着不同的结论。一项全面的研究显示，英国年度健康调查汇集了 1994—1999 年的 15 个调查数据，产生了一个包含 122 500 个观测结果的数据集和一套丰富的英国卫生服务利用研究指标，包括卫生服务利用数据类型（如全科医生咨询、门诊治疗、住院治疗）和卫生服务利用者社会学、人口学数据（如收入、受教育程度、经济活动状况和社会阶层）。以上宏观卫生服务利用研究基本框架构建后，21 世纪之后英国卫生服务利用研究逐渐走入微观，包括研究对象特征和卫生服务利用类型等具体化的研究[19]。

德国以公共合同为主要特征的医疗卫生服务体系历史悠久，发展完善，其服务体系分为两部分：一是以传染病控制为主的公共卫生服务体系；二是一般医疗卫生服务体系。德国卫生服务利用相关研究集中于以下几个方面：①难民和移民卫生服务利用的公平性问题。德国人口中大约 20% 有移民背景，再加之其对难民宽松的收容政策，使这些"非土著"占有德国人口相当一部分，有关这一群体的卫生服务利用公平性从 21 世纪初期就成为研究热点。②老年人健康管理问题。德国是老龄化严重的国家，有关老年人卫生服务利用和常见老年疾病的管理也是卫生服务利用的一大研究主题。③精神卫生和心理保健问题。2010 年以来，德国因精神障碍导致的医疗保健利用显著增加，相关研究也随之增加而形成热点。④医保理赔和医疗费用相关研究。德国分级诊疗开始较早，医保制度复杂，所牵涉的赔偿与费用问题一直是研究热点。与英国不同，当前德国关于卫生服务利用的研究虽然也开始趋于微观化，但宏观政策研究仍然占有相当比重。

　　台湾地区的医疗机构中私立机构占大部分，"行政院卫生署"是中国台湾的最高卫生行政管理部门，其卫生服务制度、卫生管理制度、医疗保险制度都较为完善。2010 年至今，台湾卫生服务利用研究的热度较高，研究主题聚焦于医疗保健服务、老年疾病卫生服务、公共环境和职业健康、药品使用、心理健康、儿童卫生服务等。从研究内容来看，台湾卫生服务利用研究也越来越细化。

　　近年来，国际上的卫生服务利用研究更多是针对具体患病群体的服务选择、保健支出研究。研究整体趋于微观化，数据来源也更加多样，这为我国的相关研究提供了参考借鉴。

四、卫生服务利用相关指标

　　卫生服务利用研究不仅直接描述了卫生系统为人群提供卫生服务的质量，也间接反映了卫生系统通过卫生服务对居民健康状况的影响。然而，在研究过程中无法直观地看出居民的卫生服务利用情况，因此需要借助相关指标进行测量和分析。卫生服务利用指标是评价卫生服务社会效益和经济效益的常用手段。卫生服务利用主要分为人群接受预防、就医和康复的需求与卫生资源使用效率两方面。因此，卫生服务利用指标也从这两方面出发，分为人群实际卫生需求的卫生服务利用指标和卫生资源使用效率方面的卫生服务利用指标，具体分类如下。

（一）人群实际卫生需求的卫生服务利用指标

1.门诊服务利用指标

　　门诊服务利用指标可以反映人群就诊水平和特点，通过分析人群门诊服务利用的影响因素，为评估门诊服务需求水平、公平性和满意度等提供参考依据。主要包括两周就诊率、两周患者就诊率和两周患者未就诊率等指标。

　　两周就诊率 = 前两周内患者就诊人（次）数 / 调查人数 × 100% 或 1000‰；　（1-1）

　　两周患者就诊率 = 前两周内患者就诊人（次）数 / 两周患者总例数 × 100%；　（1-2）

　　两周患者未就诊率 = 前两周内患者未就诊人（次）数 / 两周患者总例数 × 100%。

（1-3）

2.住院服务利用指标

　　住院服务利用指标可以反映卫生服务利用现状及趋势，通过分析人群住院和未住院原因、医疗保障、住院负担等影响因素，为合理配置医疗资源，提高卫生服务利用效率等提供参考依据。主要包括住院率、人均住院天数和未住院率等。通过住院服务利用指标来了解人群卫生服务利用现状及趋势，研究其影响因素，还可以进一步分析人群住院和未住院原因、医疗保障、住院负担、医疗机构住院服务管理结构等，从而为合理配置住院资源、规划医疗卫生机构住院管理及卫生服务利用及改革提供参考依据。

住院率 = 前一年内总住院人（次）数 / 调查人数 ×100% 或 1000‰；　　（1-4）

人均住院天数 = 总住院天数 / 总住院人（次）数；　　（1-5）

未住院率 = 需住院而未住院患者数 / 需住院患者数 ×100%。　　（1-6）

3. 预防保健服务利用指标

预防保健服务具有"未雨绸缪"的功能，可以帮助人群预防疾病发生，因此预防保健服务在人群中地位越来越重要。预防保健服务利用指标可以反映保健服务利用情况，通过分析人群预防保健服务利用的影响因素，为提高预防保健服务利用率和人群预防保健参与率提供参考依据。主要包括健康教育覆盖率、健康教育参与率、人群健康检查率及预防接种率等。

健康教育覆盖率 = 健康教育覆盖人群数 / 总人数 ×100%；　　（1-7）

健康教育参与率 = 健康教育参与人数 / 总人数 ×100%；　　（1-8）

人群健康检查率 = 健康检查体检人群数 / 总人数 ×100%；　　（1-9）

预防接种率 = 实际预防接种人数 / 应接种总人数 ×100%。　　（1-10）

（二）卫生资源使用效率方面的卫生服务利用指标

卫生资源使用效率方面的卫生服务利用指标主要包括每个门诊医生年均接诊患者总人次数、每个住院医生人年均承担总床日数、病床使用率、病床周转率、医学检查大型仪器设备使用率等。

每个门诊医生年均接诊患者总人次数 = 报告期内所有接诊患者的总人次数之和 / 同期平均门诊医生人数；　　（1-11）

每个住院医生人年均承担总床日数 = 报告期内实际占用总床日数 / 同期平均住院医生人数；　　（1-12）

病床使用率 = 报告期内实际占用总床日数 / 同期实际开放总床日数 ×100%；（1-13）

病床周转率（病床周转次数）= 出院人数 / 平均开放床位数；　　（1-14）

医学检查大型仪器设备使用率 = 大型仪器实际使用时数 / 大型仪器规定使用时数 ×100%。　　（1-15）

五、卫生服务利用影响因素的国内外研究进展

医疗服务利用是一个相互独立而又相互联系的过程，是一系列主观因素和客观因素交叉影响的结果。当一个人身感不适时，首先要学会根据疾病的自感严重程度，同时基

于对医疗服务效果、价格、方便程度的认识，以及个人经济能力来决定是否需要就医及愿意花多少钱就医，即患者决定是否利用医疗服务。患者一旦决定利用医疗服务，进入医疗保健系统后，医疗服务提供者决定诊断治疗的种类及进一步的服务内容。医生会根据患者病情严重程度，决定患者是否需要住院治疗。因此，医疗服务利用研究应该对上述整个过程的影响因素有全面的认识和深入剖析[20-21]。

1. 经济因素

从已有的研究文献报道来看，关于医疗服务利用影响因素的研究多集中在经济因素方面[22-25]。如通过对不同经济收入水平的居民医疗服务利用和健康公平的研究发现，收入高的人群医疗服务利用更充分，健康状况越好[26]。但国外学者在这一领域的研究相比于国内没有得出一致的结论，如美国的 Blackwell 研究发现收入较低的居民应就医而未就医的比例更高[27]。然而 Dhingra 的研究发现，家庭年收入低于 5 万美元的人群比年收入在 7.5 万美元的人群倾向于更多地利用诊疗服务[28]。

2. 医疗保障水平

除经济收入外，也有许多学者关注医疗保障对居民医疗服务利用的影响[29]。其中，最著名的是美国兰德公司所进行的"兰德实验"[30]。在国内，也有学者通过对某一时段内农村居民住院服务利用的变化进行分析，发现农民中的高收入者住院率多年高于低收入者外，随着新型农村合作医疗保险的全面铺开和补偿水平的不断提高，低收入农民对住院服务的利用快速增加，显示了新型农村合作医疗制度的成效[31]。

3. 社会支持

在居民医疗服务利用的影响因素中，西方发达国家还比较关注社会支持的作用。如美国有学者以洛杉矶贫困的拉美裔老人为研究对象，发现社会支持对精神卫生服务的利用程度有显著的影响[27]。还有文献研究报道，经常的情感支持有助于患者人群减少医疗服务的利用、改善心理问题[28]。

4. 子女数量

在与患者及其家庭相关的特征当中，子女的数量也被不少外国学者列为居民医疗服务利用的重要影响因素之一[32]。在医疗服务利用影响因素分析方法的发展当中，兰德公司的二阶段模型实验方法具有里程碑意义。国内也有学者借鉴了这一研究思路，使用两步分析法作为分析工具[33]。

5. 疾病严重程度

在疾病严重程度相关特征中，疾病严重程度、疾病数量也是影响医疗服务利用的重要因素之一。国内研究者发现，疾病严重程度较高的患者倾向于更多地利用医疗服务，自认症状较轻成为疾病患者不去就诊的一个主要因素[34-35]。国外研究者发现，慢性病患者服务利用与其所患慢性病的数量、患者的家族史、被确诊时疾病严重程度等

密切相关 [36]。

6. 健康素养

也有研究揭示患者的健康素养对慢性病患者医疗服务利用影响较大。国内研究者发现健康素养对居民服务利用行为的影响 [37]。国外研究者也发现医患间沟通较少带来患者的健康知识掌握较差、用药及对疾病的认识较差也是导致慢性病患者卫生服务利用行为不合理的主要因素 [38]。

总体而言，多数研究都表明患者对卫生服务的利用不但和人群的诱发因素有关（性别、年龄、家庭成员数量等）[39]，也与促进因素（教育水平、家庭经济条件、医疗保障等）存在联系，同时服务的可及性、服务的质量、内容及价格等都会对人群利用卫生服务产生影响 [40]。

六、卫生服务利用的影响因素归纳

分析影响卫生服务利用的因素，了解居民的健康状况和卫生服务利用的情况，对于有针对性地合理发挥卫生服务资源的作用，组织卫生服务工作，提升卫生服务利用率，有效开展健康教育和指导活动，实现卫生服务利用公平有重要意义。影响卫生服务利用的因素很多，主要包括反映居民自身健康状况的变量，如年龄、性别、医疗保障等；除影响居民健康状况的变量外其他影响社会卫生服务状况的各种因素，如卫生服务需要、卫生服务供给等。这些因素都可直接或间接地影响卫生服务利用。

1. 卫生服务需要

卫生服务需要主要取决于居民自身健康状况，是依据人们的实际健康状况与"理想健康状态"之间存在差距而提出对预防、保健、医疗、康复等服务的客观需要，包括个人认识到的需要、由医疗卫生专业人员判定的需要及个人未认识到的需要。

卫生服务需要是影响卫生服务利用的重要因素。在其他因素不变的情况下，群体的卫生服务需求量在一定程度上决定了群体的卫生服务利用情况。卫生服务需要转化为卫生服务需求后，在卫生服务供需趋于平衡的情况下，通过卫生服务的实际利用来满足卫生服务需求 [41]。

2. 卫生服务供给

卫生服务供给是指卫生服务的提供者在一定时间内、一定价格水平下，愿意且能够提供的商品或服务的数量。卫生服务供给应同时具备两个条件：一是卫生服务提供者有提供卫生服务的主观愿望；二是卫生服务提供者有提供卫生服务的能力。

当卫生服务供给出现资源配置不合理、服务质量差、效率低、资源浪费等情况时，卫生服务利用情况也会随之减少。当卫生服务供给量大于需求时，可能会导致卫生资源利用不足，卫生服务利用效率低下；当卫生服务供给量小于需求时，卫生服务需求无法得到满足，则会出现"看病难、看病贵"、抢占卫生服务资源等现象[41]。

3. 人群平均经济收入

不同经济收入水平人群的卫生服务利用具有较大差异。中高收入群体的卫生服务利用水平高于低收入群体。低收入群体受经济条件、社会条件、观念等制约，更倾向于选择基层卫生服务。也有研究资料表明，群体的卫生服务利用与收入之间呈反向变化，收入越低的居民，其健康状况越差，从而住院服务利用越多[42-44]。

4. 医疗保障

医疗保障是以国家或政府为主体，依据相关法律规定，多渠道筹集医疗保障资金，对社会成员因疾病、意外伤害或年老体弱等原因需要享受医疗服务时，及时提供基本的医疗服务，以保证全体社会成员基本医疗保障的一项社会保障制度。卫生服务利用在不同医疗保障制度覆盖的人群中存在明显不同。医疗保障制度覆盖人群利用较高级别医疗卫生服务、就诊率、住院率等指标均高于未被覆盖人群[45]。

5. 文化和教育程度

不同文化程度的群体对卫生服务利用效果不同。受教育程度越高的群体对自身健康更为重视，对预防保健服务及接受卫生服务的需求更强，因而会降低对基层卫生服务的利用。文化水平较高者自报患病率一般高于文化水平较低者，其原因是受教育程度越高的人对于疾病的自我意识、了解及自我保健能力越强，因而文化水平越高的人能更有效地利用卫生服务资源[46]。

6. 传统习俗和信仰

不同传统习俗对卫生服务利用的认识是不同的。一些传统习俗会让人在接受治疗时更偏向民间治疗偏方而拒绝采取正规医疗手段。例如，边远山区和贫困地区的传统生育习俗会影响妇女对住院分娩服务的利用。信仰宗教的种类对居民的卫生服务利用也产生了影响，可能是因为宗教具有某些心理保健作用。宗教信仰对卫生服务利用的影响可能与生活习惯不同而造成的体质不同存在某些联系[47]。

7. 性别

女性的卫生服务利用率一般高于男性。由于女性在生理期、育龄期、哺乳期、更年期等时期的卫生服务需要更为突出，且卫生服务需要时间跨度大，对卫生服务有较强的依赖性，因此女性的门诊服务利用率和住院服务利用率高[48]。

8. 年龄

年龄是卫生服务利用的重要影响因素。一般来说，65岁以上的老年人和15岁以下的儿童的患病率较高，因此65岁以上的老年人和15岁以下的儿童的卫生服务利用率高。15～24岁年龄组卫生服务利用率最低，而后随着年龄增加，卫生服务利用率增加[49]。

9. 个人对经济与疾病负担的预期

个人对经济与疾病负担的预期对卫生服务利用存在直接或间接的影响，个人对经济与疾病负担的预期越低，卫生服务利用率也随之递减。个人对经济与疾病负担的预期也可以通过社会地位、经济收入、疾病的严重程度等因素影响个人心理健康状况，进而影响个人对卫生服务的利用程度。

第四节　卫生服务利用研究的作用

卫生服务利用是综合描述卫生服务系统工作的客观指标。卫生服务利用虽然不可以直接反映出卫生系统对社会不同人群身体健康水平的影响，但是它会直接用数据描述出卫生系统为社会不同人群提供的卫生服务类型和数量，进而间接反映出卫生系统通过给予人群卫生服务对人群健康产生的影响。研究卫生服务利用情况是评价卫生服务所产生的社会效益和经济效益的常用手段，也是国家制定卫生服务政策和合理配置卫生资源的重要依据，具体作用如下。

1. 保障卫生服务利用公平性

由于地区间发展的不平衡和资源分布不均，卫生服务利用缺乏公平性是一个长久存在的问题，尤其在中低收入国家格外严重。卫生服务利用研究能够客观反映医疗卫生服务体系和健康保障制度的完善度及居民的真实健康状况，是合理配置卫生资源和科学制订健康促进计划的重要依据。

2. 提高居民健康素养

居民的医疗服务使用及医疗费用支出与居民个人健康素养有着密切联系。国内的健康素养研究侧重于从公共卫生角度对居民进行健康教育，而国际上相关研究则侧重于临床视角。从卫生服务利用角度出发讨论健康素养对卫生服务利用的影响，再结合健康教育与健康促进等措施进行干预，能够提高健康素养产出，从而促进卫生服务的合理利用。

3. 优化卫生服务提供和健康管理模式

随着医疗服务水平的不断提高，健康管理越来越受到患者和卫生服务提供者的关注。一方面，对于住院患者，术后护理模式需要随着现代技术在治疗中的应用而不断改进；另一方面，对于慢性病患者，基层卫生机构必须从多方面入手协助患者进行健康管理。对卫生服务利用进行研究，结合新技术和患者实际需求改进健康管理模式，是研究卫生服务利用的主要目的之一。

4. 满足患者需求，提高患者满意度

卫生行业作为服务业，患者被视为"消费者"，当代管理理念和消费者权益运动促使服务提供者重视将患者视为消费者的看法。通过对卫生服务利用和患者需求的研究，将提高患者需求和满意度作为一种质量改进措施，能够让患者参与到服务改进中来并提出自己的观点，从而使服务发挥最大价值。

第五节　居民卫生服务利用的研究内容

随着我国社会经济的快速发展，居民的自主意识日益增强，健康服务需要的决策权日益加大。医疗服务的过度利用和利用不足现象并存。在不断完善保障制度、改善服务体系的同时，把握居民医疗服务需求的变化及医疗服务利用的内在规律，制定合理的政策引导居民合理利用医疗服务，不仅会影响居民的健康改善，还会影响医疗服务提供系统的内部结构和服务提供的变化，以及医疗保障制度的变革。

近几年关于居民卫生服务利用的研究呈现出不断增加的趋势，但通过文献回顾发现目前的相关研究仍存在3个问题：一是医疗卫生机构的数据和人群调查数据差异较大，反映出医疗卫生机构的卫生服务提供情况与居民卫生服务利用的实际情况"不匹配"[50]；二是当前关于我国居民卫生服务利用行为所开展的调查研究项目多为横断面研究，缺乏对其行为进行动态监测的设计；三是由于地区间社会发展水平和人群经济收入状况的不同，居民卫生服务利用行为存在一定差异，但关于差异具体存在于哪些方面、差异程度有多大、潜在影响因素有哪些，目前尚缺乏被卫生行政部门和学界普遍认可的研究方法和结果。

本研究从纵向深度和横向广度两个维度入手。一方面，从医疗服务使用方个体层面研究慢性病家庭居民的卫生服务利用行为特征，采用动态跟踪的方法对其寻求诊疗服务的行为进行监测，探寻影响诊疗服务利用情况的影响因素；另一方面，基于有代表性的调查资料，分析我国中老年人卫生服务利用的整体情况，探究我国中老年人卫生服务利用的特点及影响因素。从需方视角深入剖析其行为特征的研究，揭示居民医疗服务利用过程中存在的潜在问题，为国家制定卫生政策及评估现有政策效果提供实证依据。在卫生服务利用研究的基础上，对居民的用药行为特征进行分析，探究居民用药行为的潜在规律，以期为居民合理进行卫生服务利用行为和用药行为提供依据。

一、居民卫生服务利用研究的基本理论框架

主要利用 Citespace 软件对过去 20 年有关居民卫生服务利用研究的文献进行计量学分析，通过引文分析对该领域研究的关键文献进行阅读提炼，并基于本研究的主要目标构建居民卫生服务利用的概念模型。在对国内外关于居民卫生服务利用模型框架归纳与演绎的基础上，将安德森卫生服务利用行为模型与健康信念模型相结合设计本研究监测所依据的概念框架。通过文献归纳、多轮专家访谈确定居民卫生服务利用行为的特征，构建居民卫生服务利用特征的分析维度，并从诱发、促进及需求 3 个角度探索影响居民卫生服务利用行为的主要因素。

二、基于研究框架描述居民卫生服务利用的行为特征

居民卫生服务利用特征的分析维度主要包含 3 个方面：第一，从卫生服务连续性的角度，分析居民就诊行为的时间连续性（就诊间隔）、首诊机构的选择、机构的连续性、人际的连续性现状及影响因素；第二，从卫生服务多样性的角度，分析居民卫生服务利用的种类特征及其动态变化的影响因素；第三，从卫生服务利用的经济性角度，按月份 / 疾病周期分析居民卫生医疗支出及居民在监测期间的家庭收支情况的关系、人群及家庭的聚集指数、高支出人群灾难性卫生支出、灾难性卫生支出的平均差距的集中指数。

三、挖掘影响居民卫生服务利用行为特征的影响因素及关键因素

基于安德森卫生服务利用行为模型及健康信念模型搭建的研究框架，结合本研究收集资料的主要特点，从诱发、促进及需求等角度确定影响居民卫生服务利用行为的关键因素。通过是否为基层首诊、最常用服务提供者及影响人际连续性的其他因素，明确影响患者就诊连续性行为的关键因素。从服务利用的多样性角度出发，根据纵向资料分析的需要，将月份、季度作为模型的随机效应，并在此基础上，通过混合效应模型中广义线性混合模型（Generalized Linear Mixed Models），探寻患者在两周内发生身体不适后是否采取治疗措施、是否就诊、是否服药、是否购药及其影响因素。

四、归纳居民卫生服务利用行为及用药行为的特征和规律

通过居民卫生服务利用特征及其行为模式，归纳居民卫生服务利用行为的主要规律，提出我国卫生服务改革的政策靶点；同时，基于居民卫生服务利用的特点，聚焦慢

性病患者用药情况研究，为引导患者合理用药提供依据，以期实现"健康中国"的战略目标。

第六节　居民用药行为研究

用药行为和卫生服务利用行为一样，都是卫生管理领域的热点话题。世界贸易组织将合理用药定义为：用药能满足患者在医学上的需求，可以在一段时间内满足个人的生活需求，且在患者生活区域中保持最低的成本。在我国，卫生健康委将合理用药定义为：安全、有效、经济的用药。优先使用基本药物是合理用药的重点，而不合理的药物则会对健康产生副作用甚至危及生命。目前根据世界贸易组织的报告，全球近一半的用药行为都是不合理的。因此，患者有较高的药物不良反应甚至死亡的风险。民政部发布的《2017年社会服务发展统计公报》显示，我国老年人口数量处于快速扩张的阶段，人口老龄化形势严峻，在此背景下涌现出大批多病共存的老年慢性病患者，使得慢性病患者用药行为问题日渐复杂化。当前，药物治疗仍是慢性病防治的重要手段，慢性病患者通常需要长期甚至终身服用药物来治疗或减缓疾病。由于在治疗慢性病的过程中医患双方在医疗决策中的地位不对等，不同医疗服务提供者为同一患者制定的处方缺乏连续性，患方之间获取医药知识的能力具有局限性，导致慢性病患者的不合理用药行为成因复杂、管理困难。在我国，多重用药、自我药疗及中医药服务利用是慢性病患者常见的3种用药行为，也是目前学者关注的热点问题。

一、多重用药

对于多重用药目前国际上尚无统一规定，国内外较为通用的标准是将患者为治疗疾病同时使用不低于5种药物的行为列为多重用药行为，美国的研究则根据是否有药物超出临床实际需求来定义多重用药。多重用药常见于同时患有多种慢性疾病的老年人群，也有部分治疗指南鼓励将药物组合使用以管理和控制慢性病。

目前，国内外关于多重用药的研究文献报道主要集中于老年人，特别是以高血压、糖尿病患者为主的老年慢性病患者。国内关于慢性病的研究多集中于慢性病现状、发展趋势、管理模式和管理体系，鲜有关于慢性病治疗中多重用药的相关研究。国内外学者的研究往往聚焦于多重用药的危害、影响因素和应对措施方面。

虽然高血压、糖尿病等慢性病发展到一定程度会出现各种并发症，往往需要采取多种药物联用的方式进行治疗，但慢性病患者非必须用药也常常发生。不合理的多重用药不仅会增加老年患者的经济负担，更会大大增加不良反应的发生率，给老年患者带来更加严重的危害。从多重用药的发生原因出发，立足于医患双方的角度对多重用药进行研究，能够有效避免不合理多重用药的发生，减少患者服药风险，提高临床医师的综合水平。

二、自我药疗

"自我药疗"这一概念来自英语单词"Self-Medication"。2000年世界卫生组织（WHO）将自我药疗定义为消费者使用药品来治疗自己所意识到的不适或症状，或者间歇性或持续性地自行使用医生开具的针对慢性或复发性病症的药物。

自我药疗目前已成为各个国家医疗保险体系一个至关重要的部分，国内外相关研究都聚焦于自我药疗发生率、发生原因、影响因素、积极作用及健康风险和抗生素的使用。自我药疗被认为对个人和社会医疗保健系统均有积极影响，许多国家政府都鼓励居民使用自我药疗的方式处理一些轻微病症，WHO也认为自我药疗是可以接受的，并且强调自我药疗应该在发达国家占有有效地位，在健康教育内容中应增加指导人们正确用药的条款；在我国，中国非处方药物协会也肯定了自我药疗的意义，认为自我药疗产业的发展是国家国民意识提高的标志，是政府关注民生的重要体现。

自我药疗在我国历史悠久，有着深厚的群众基础。随着社会经济水平的不断提高，医疗保险政策的进一步完善，在药品分类管理制度的推行及居民自我健康意识增强的背景下，自我药疗在现代医疗卫生体系中的角色越来越重要。自我药疗是自我保健的重要组成部分，它能够建立个人对自我健康负责的态度，使患者及时对自己的疾患或不适进行药物治疗，节省了去医疗机构看病的时间和费用。同时，自我药疗使患者对自己的病症和自身健康拥有了更多的自主权，在自我药疗的过程中逐渐增长了用药知识并建立起治疗疾病的信心。合理适当的自我药疗还能够减少对国家医疗资源的依赖性，使有限的卫生资源更多地投入到更严重的疾病治疗中去。

三、中医药

中医药作为一门传统医学，是我国的历史瑰宝。从理论体系的角度来看，中医药理论体系来源于我国历代医生对医疗经验的总结及中国古代的阴阳五行思想。从所用治疗技术方法来看，传统中医的诊断方法有视诊、触诊、叩诊、听诊、嗅诊等，治疗技术则有中药、针灸、推拿、按摩、拔罐、气功、食疗等[51]。

受西方医学的影响，中医药在我国的发展受到了一定的阻碍，周永莲、黄明安等[52]

研究显示，当被调查者或其亲人生病时，有 57.22% 的调查者认为首先应该进行西医治疗。这一现状说明在中西医选择偏好上，大部分人会倾向于西医。这一结论在何睿、刘佳莹等的研究中也有数据证明[53]。宋昕一[54]在 2019 年进行了基于 Andersen 模型的中医药利用影响因素探究，结果显示，医疗效果和个体需要对居民中医药利用行为具有显著影响，年龄等人口社会学因素对中医药服务利用行为的产生具有影响。在影响因素方面，患者就医时对中西医选择的偏好受中医特色、西医特色、政策因素、患者的认知、教育宣传 5 个因素影响，除中西医的内在属性外，影响最大的因素为政策因素和患者的认知。人口社会学变量中，性别、年龄、家庭年收入及所处城市与中医就诊呈显著相关关系。此外，民族和职业状况也是纳入考察的因素。

分级诊疗中，在最基层的社区门诊方面有很多相关研究。顾彦[55]研究表明，西医在急性病和慢性病的治疗中占优势，而中医在慢性病保健、健康状态养生保健、亚健康状态调养中占优势。王颖等[56]研究发现，收入水平、居住地附近是否有步行 20 分钟到达的基层医疗机构、是否信任中医药服务、是否利用过社区的中医药服务是影响居民基层首诊意愿的因素。冯雨等[57]针对杭州市拱墅区社区居民的中医认知现状展开研究调查，结果显示社区居民中医健康认知的重要影响因素包括性别和中医药知识的主要获取途径。这样的结果说明了我国中医知识推广的渠道和目标人群是中医药事业发展的关键因素。类似的结论在针对中医药推广的研究中也有体现[58]。Wen 等[59]在新加坡对中医患者和中医执业人员开展了问卷调查研究，发现在西医背景下，关于中医的讨论是多因素的。干预措施包括医生积极鼓励患者使用中医和提高医生中医知识储备。改善患者和医生之间的交流是避免有害的中药相互作用的关键。

长久以来，我国的医疗卫生服务存在着中医和西医两种和而不同的医疗卫生服务体系。因此，在具体的医疗卫生服务实践中，我国的医疗卫生服务也派生出了中医药卫生服务、西医药卫生服务及中西医结合医疗卫生服务 3 种相互联系相互区别的卫生服务类型。目前，对于中医、西医的服务利用界定的相关研究比较缺乏，主要从中医、西医理论体系的区分出发，对于所用治疗技术方法和治疗内容做出划分。

总的来说，中医药服务利用界定的范畴是比较宽泛的，只要是基于中医理论体系对患者进行诊断治疗，或者使用中医学技术方法进行的所有医疗保健行为都属于中医药服务利用的范畴。中医药服务利用行为在医疗卫生服务行为的提供方、服务内容和服务的功能方面都有广泛的内涵，包括中医医生或非中医医生提供的以诊断、治疗或保健为目的的各类中医药服务。

参考文献

［1］SAMB B，DESAI N，NISHTAR S，et al. Chronic diseases：chronic diseases and development 4 prevention and management of chronic disease：a litmus test for health-systems strengthening in low-income and middle-income countries[J].Lancet，2010，376（9754）：1785-1797.

［2］张娜，程跃刚 . 苏北农村居民就医行为分析 [J]. 江苏卫生保健，2007（2）：23-25.

［3］张容瑜 . 卫生政策要素对农村高血压患者就医行为和费用的影响研究 [D]. 济南：山东大学，2012.

［4］姚兆余，张娜 . 农村居民就医行为及其影响因素的分析：基于苏北地区 X 镇的调查 [J]. 南京农业大学学报（社会科学版），2007（3）：12-17.

［5］郭文芹，武亚男，姚兆余，等 . 农村慢性病患者就医行为及其影响因素分析 [J]. 中国初级卫生保健，2010，24（1）：65-67.

［6］刘晓丽，莫显昆，王琪，等 . 湖南省城镇职工基本医疗保险参保住院患者医保支付意愿及影响因素分析 [J]. 中国公共卫生，2016，32（3）：343-346.

［7］ROOIJ N D，LINN F，VAN D，et al. Incidence of subarachnoid haemorrhage：a systematic review with emphasis on region，age，gender and time trends[J].J Neurol Neurosurg Psychiatry，2007，78（12）：1365-1372.

［8］YANG X，LUO Y，GUO X，et al. Research：long exposure to type 2 diabetes and risk of non-fatal coronary heart disease in Chinese females and males：findings from a China national cross-sectional study[J].Diabetes research & clinical practice，2018，137（4）：119-127.

［9］HU X，HUANG J，LV Y，et al. Status of prevalence study on multimorbidity of chronic disease in China：systematic review[J].Geriatrics & gerontology international，2015，15（1）：1-10.

［10］中国医疗保险期刊编辑部 . 从统计数据看真实医疗费用负担 [J]. 中国医疗保险，2021（2）：8-9.

［11］国家卫生健康委员会 . 2019 年我国卫生健康事业发展统计公报 [EB/OL]. [2021-04-25]. http://www.gov.cn/guoqing/2021-04/09/content_5598657.htm.

［12］李岳峰，孟群 . 我国居民自我医疗的理论与实证分析：一种行为经济学方法 [J]. 中国卫生经济，2013，32（7）：9-12.

［13］庞震苗，黄泽花，闫志来，等 . 近三十年中西医医疗财政投入对比研究 [J]. 中医药管理杂志，2019，27（4）：1-3.

［14］李倩 . 国际视野下江苏省医疗卫生服务体系及其分级诊疗制度研究 [D]. 南京：南京中医药大学，2020.

［15］黄骥翰 . 台湾地区护理管理体制的思考与启示 [J]. 中国卫生人才，2011（10）：58-60.

［16］王书城 . 美国卫生服务的历史进展 [J]. 中国农村卫生事业管理，1992（1）：57-58.

［17］叶俊 . 我国基本医疗卫生制度改革研究 [D]. 苏州：苏州大学，2016.

［18］DIXON A，HENDERSON J，MURRAY R，et al. Is the British National Health Service equitable？The evidence on socioeconomic differences in utilization[J]. Journal of health services research & policy，2007，12（2）：104-109.

［19］BLEWETT L A，CALL K T，TURNER J，et al. Data resources for conducting health services and policy research[J]. Annu Rev Public Health，2018，39（1）：437-452.

［20］VICTOR R，FUCHS. The supply of surgeons and the demand for operations [J]. National bureau of economic research，1978，13：35-56.

［21］DARDANONI V，WAGSTAFF A. Uncertainty and the demand for medical care[J].Journal of health economics，1990，9（1）：23-38.

［22］LEE J T，HAMID F，PATI S，et al. Impact of noncommunicable disease multimorbidity on healthcare utilisation and out-of-pocket expenditures in middle-income countries：cross sectional analysis[J]. PLoS One，2015，10（7）：103-107.

［23］王塑秋，张兵，吕美晔 . 农村居民医疗服务利用影响因素的实证分析：以苏北五县为例 [J]. 江苏社会科学，2009（2）：227-232.

［24］陈莉军，刘艳丽，林翠霞，等 . 济南市区和城乡结合部居民就医行为比较分析 [J]. 齐鲁护理杂志，2010，16（5）：1-2.

［25］鲍勇，陶敏芳 . 上海不同保障水平居民就医行为影响因素分析（二）[J]. 中华全科医学，2010，8（4）：403-404.

［26］解垩 . 与收入相关的健康及医疗服务利用不平等研究 [J]. 经济研究，2009，44（2）：92-105.

［27］BLACKWELL D L，MARTINEZ M E，GENTLEMAN J F，et al. Socioeconomic status and utilization of health care services in Canada and the United States findings from a binational health survey[J].Medical care，2009，47（11）：1136-1146.

［28］DHINGRA S S，ZACK M，STRINE T，et al. Determining prevalence and correlates of psychiatric treatment with andersen's behavioral model of health services use[J].Psychiatric services，2010，61（5）：524-528.

［29］张玉红 . 新型农村合作医疗制度影响农民医疗服务利用的实证研究 [D]. 济南：山东大学，2013.

［30］ARON-DINE A，EINAV L，FINKELSTEIN A. The RAND health insurance experiment，three decades later[J]. Journal of economic perspectives，2013，27（1）：197-222.

［31］齐良书，李子奈 . 与收入相关的健康和医疗服务利用流动性 [J]. 经济研究，2011，46（9）：83-95.

［32］潘丹 . 中国农村居民医疗服务利用影响因素分析 [J]. 农业技术经济，2010（7）：41-46.

［33］瞿婷婷，申曙光 . 参保机会、保障水平与医疗服务利用均等化：基于广东省 A 市的地区差异分析 [J]. 财经研究，2013，39（7）：96-109.

［34］张宇，张鹭鹭，马玉琴，等 . 农村人群就医选择行为仿真研究 [J]. 中国全科医学，2010，13（22）：2470-2473.

［35］FANG P，HAN S，ZHAO L，et al. What limits the utilization of health services among the rural population in the Dabie Mountains- Evidence from Hubei province，China？[J]. BMC health services research，2014，14（1）：1-7.

［36］BROEMELING A-M，WATSON D E，PREBTANI F. Population patterns of chronic health

conditions，co-morbidity and healthcare use in Canada：implications for policy and practice[J].
Healthcare quarterly（Toronto，Ont），2008，11（3）：70-76.

［37］杨文燕.山东省农村居民健康素养评价及其与卫生服务利用的关系研究[D].济南：山东大
学，2014.

［38］LEHNBOM E C，BRIEN J-A E. Challenges in chronic illness management：a qualitative study of
Australian pharmacists' perspectives[J].Pharmacy world & science，2010，32（5）：631-636.

［39］DIN G Y，ZUGMAN Z，KHASHPER A. The impact of preventive health behaviour and social
factors on visits to the doctor[J]. Israel journal of health policy research，2014，3（5）：41.

［40］PARK，JONG-HO，HYE，et al. Factors affecting regular medical services utilization of chronic
disease patients-focusing on the hypertension，diabetes mellitus，hyperlipidemia[J]. Korean journal
of health education and promotion，2014，31（3）：27-37.

［41］龚幼龙.卫生服务利用研究[M].上海：复旦大学出版社，2002.

［42］许建强，郑娟，李佳佳，等.全民健康覆盖内涵下城乡居民卫生服务需要和利用现状及其
公平性差异研究[J].中国全科医学，2018，21（34）：4163-4168.

［43］李红美，高原，毛琪，等.低收入人群健康状况及卫生服务利用研究[J].中国全科医学，
2020，23（20）：2576-2581.

［44］高建民，卢丽，张小龙，等.陕西省某县不同收入人群健康状况及卫生服务利用研究[J].现
代预防医学，2014，41（20）：3725-3727.

［45］胡琦，汤榕，郎颖，等.宁夏不同医保制度居民卫生服务需要和利用比较研究[J].医学与哲
学（A），2018，39（5）：57-60.

［46］陈舒婷，张秋，杨丹虹，等.广东省青年流动人口的卫生服务利用及影响因素分析[J].中国
卫生经济，2020，39（9）：77-81.

［47］丁伟洁，宋慧，卓朗，等.东西部两城市居民卫生服务利用及影响因素对比研究[J].现代预
防医学，2014，41（10）：1778-1782.

［48］周俊，陈鸣声.江苏省卫生服务利用性别差异分析[J].中国卫生事业管理，2020，37（10）：
743-746.

［49］上官致洋，陈丽，章围国.年龄对卫生服务利用和健康产出公平性影响综述[J].中外健康文
摘，2012，9（25）：444-445.

［50］田武汉.广东省卫生资源配置和卫生服务调查研究[D].广州：南方医科大学，2011.

［51］宋春燕，尹爱田，于贞杰，等.中医药服务利用界定与中医药现代化趋向[J].中国卫生事业
管理，2005（9）：560-562.

［52］周永莲，黄明安.患者就医时对中西医选择偏好的影响因素研究[J].中医药导报，2016，22
（15）：38-40，3.

［53］何睿，刘佳莹.从媒介接触到行为选择：影响中西医就诊因素的实证分析——基于健康服
务使用行为模型（BMHSU）的应用研究[J].新闻大学，2015（1）：100-105.

［54］宋昕一.城市社区居民中医药服务利用行为影响因素研究[D].成都：成都中医药大学，
2019.

［55］顾彦 . 社区门诊患者选择中西医服务的原因分析 [J]. 当代医学，2016，22（8）：154-155.

［56］王颖，邓泽琳，赵世超，等 . 中医药服务对居民基层首诊意愿的影响研究 [J]. 中国卫生事业管理，2021，38（3）：178-181，225.

［57］冯雨，刘新功，金爱军，等 . 杭州市拱墅区社区居民中医认知现状及影响因素分析 [J]. 健康研究，2017，37（2）：135-137.

［58］闫明飞，赵亚玲 . 中医认知与推广情况及其影响因素的调查分析 [J]. 陕西中医学院学报，2011，34（6）：87-90.

［59］WEN Q L, TEOH J, PEI Z, et al. Factors influencing communication of traditional Chinese medicine use between patients and doctors[J]. a multisite cross-sectional study[J]. 结合医学学报（英文版），2019，17（6）：396-403.

第二章　基础理论与方法

为构建居民卫生服务利用行为的概念框架，本章利用 Citespace 软件对居民卫生服务利用的中英文文献进行分析，探讨居民卫生服务利用行为的国内外研究现状及相关热点领域、热点文献。通过分析热点确定资料收集的主要方式及概念模型，并设计出用于评价居民卫生服务利用情况的具体指标。

第一节　卫生服务利用行为研究的科学计量分析

卫生服务利用行为，隶属于健康行为及其相关行为（Health Related Behavior）研究领域，为了构建"居民卫生服务利用行为的监测流程"，本研究采用科学计量学中的知识图谱方法，对卫生服务利用行为研究领域的 1 万余篇英文文献和 2000 余篇中文文献进行了可视化梳理，明确了该领域研究的发展历程、热点领域和前沿。由于中文文献受到题录内容和分析软件功能的限制，因此只进行作者、机构和关键词共现分析。英文文献进行期刊来源、学科分类、关键词和重要节点文献的共现分析和共被引分析。

一、中文文献计量

中文文献以中国知网（CNKI）、万方和维普为数据源进行文献检索。检索表达式为：（（卫生服务 or 健康服务 or 医疗服务）and（使用 or 利用））or 健康行为 or 保健行为 or（（就医 or 就诊）and（行为 or 选择））。检索范围为 2001—2020 年，除去重复和不相关文献后，最终纳入 2711 篇中文文献进行分析。

（一）基本结果

2001—2020 年，卫生服务利用行为研究的相关中文文献数量整体呈上升趋势，2017年前文献数量增长较快，之后有下降趋势（图 2-1）。

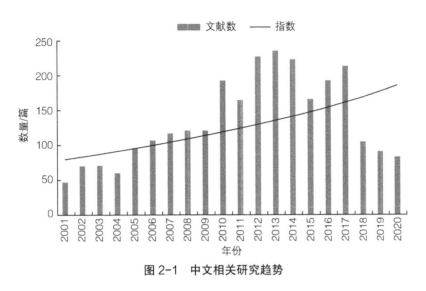

图 2-1 中文相关研究趋势

对卫生服务利用行为相关文献的作者发文情况和合作关系进行分析，统计作者发文数量并绘制作者合作关系图谱（表 2-1）。发文最多的作者是山东大学卫生管理与政策研究中心的孟庆跃，共发文 22 篇。此外，华中科技大学同济医学院、复旦大学公共卫生学院、南京医科大学等机构的研究者在卫生服务利用行为领域也发表了较多文章。从地理位置来看，高发文机构中中部和南部的机构较多，北部及西部机构较少。

表 2-1 中文高频作者及单位

发文数/篇	作者	单位	发文数/篇	作者	单位
22	孟庆跃	山东大学卫生管理与政策研究中心	11	徐凌忠	山东大学卫生管理与政策研究中心
18	袁兆康	南昌大学	11	王伟	复旦大学公共卫生学院
15	卢祖洵	华中科技大学同济医学院	11	徐玲	复旦大学公共卫生学院
15	尹爱田	山东大学卫生管理与政策研究中心	10	乔慧	宁夏医科大学公共卫生学院
13	钱东福	南京医科大学	10	严非	复旦大学公共卫生学院
12	田庆丰	郑州大学公共卫生学院	10	姚岚	华中科技大学同济医学院
12	高建民	西安交通大学公共政策与管理学院	10	陈家应	南京医科大学
11	秦江梅	石河子大学医学院			

作者合作关系图谱 time slicing 选定 from 2001 to 2020 year per slice 1，term sources 选定 title、abstract、author keywords、keywords plus，note types 选择 author 选择 TOP 50，threshold 阈值设置为 4，即只显示发文数量在 4 篇及以上的高发文作者姓名（图 2-2）。

图谱中共有 836 个节点和 1228 条连线，该领域作者间合作关系较为紧密，存在较多的合作团体，且各团体间也存在密切合作关系。由卢祖洵等人组成的团队，研究方向为不同群体卫生服务利用的影响因素；由孟庆跃等人组成的团队，主要研究方向为农村居民卫生服务利用情况与需求；陈家应等人组成的团队，主要研究方向为卫生服务资源配置与公平性；钱东福等人组成的团队，研究方向为居民就医选择。

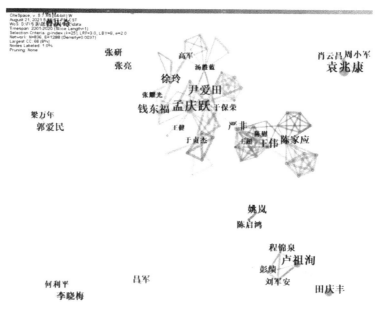

图 2-2　中文作者合作共现

（二）关键词突显分析

对中文文献中的关键词（Keywords）进行突显分析，得到了 2001—2020 年分类词突现的情况。共得到突现关键词 35 个（图 2-3）。其中，最早出现的关键词包括医疗服务（6.04，2001—2005 年）、卫生服务利用（5.35，2002—2003 年）、两周患病率（4.09，2002—2003 年）、两周就诊率（3.37，2002—2007 年）。最新出现的关键词包括家庭医生签约服务（4.04，2018—2020 年）、基层首诊（3.46，2018—2020 年）。突显度最高的关键词包括就医行为（23.92，2018—2020 年）、分级诊疗（19.97，2017—2020 年）、就医选择（12.21，2017—2020 年）。

Keywords	Year	Strength	Begin	End	2001 — 2020
医疗服务	2001	6.04	2001	2005	
卫生服务利用	2001	5.35	2002	2003	
两周患病率	2001	4.09	2002	2003	
两周就诊率	2001	3.37	2002	2007	
医疗费用	2001	3.9	2003	2004	
利用	2001	9.59	2004	2007	
卫生服务	2001	8.45	2004	2008	
需要	2001	5.3	2004	2006	
需求	2001	5.65	2005	2007	
新型农村合作医疗	2001	6.91	2006	2009	
社区卫生服务机构	2001	4.3	2007	2009	
农民	2001	3.54	2007	2009	
社区卫生服务中心	2001	4.31	2009	2013	
认知	2001	4.53	2010	2013	
社区卫生服务利用	2001	3.09	2011	2015	
健康行为	2001	8.19	2012	2014	
农村居民	2001	4.56	2012	2013	
公共卫生服务	2001	4.12	2012	2014	
患病率	2001	3.53	2012	2015	
集中指数	2001	3.13	2012	2015	
慢性病	2001	4.31	2013	2015	
基本公共卫生服务	2001	6.28	2014	2017	
新农合	2001	4.88	2014	2015	
健康素养	2001	4.52	2014	2016	
大学生	2001	4.08	2014	2016	
医疗服务利用	2001	4.8	2015	2017	
高血压	2001	3.78	2016	2018	
中老年人	2001	3.05	2016	2017	
分级诊疗	2001	19.97	2017	2020	
就医选择	2001	12.21	2017	2020	
糖尿病	2001	3.99	2017	2018	
就医行为	2001	23.92	2018	2020	
就诊行为	2001	5.28	2018	2020	
家庭医生签约服务	2001	4.04	2018	2020	
基层首诊	2001	3.46	2018	2020	

图 2-3 中文关键词突现

（三）关键词聚类分析

对卫生服务利用行为相关中文文献进行关键词聚类，结果共形成了 16 个类团，聚类的平均 Q 值（聚类模块值）为 0.43，S 值（聚类平均轮廓值）为 0.74，可以认为聚类是可信和显著的（图 2-4）。

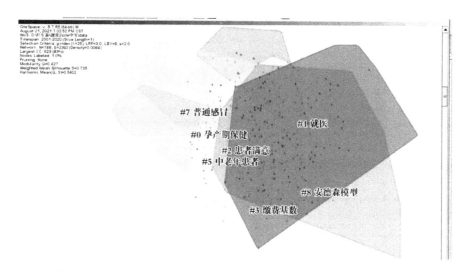

图 2-4　中文关键词聚类

此处列出聚类效果最明显的前 7 个知识族群（表 2-2）。其中，#0 组被命名为孕产期保健，这一组聚焦妇女孕产期的卫生服务利用情况；# 1 组被命名为就医，研究聚焦于患者的就医方式和意向；#2 组被命名为患者满意，研究聚焦于患者卫生服务利用的满意度；#3 被命名为缴费基数，研究围绕社区服务费用展开；#5 被命名为中老年患者，研究聚焦于老年人就医情况及慢性病保健；#7 被命名为普通感冒，主要是关于常见病的就医方式研究；#8 被命名为安德森模型，相关文献主要是关于卫生服务利用的各种行为理论的研究。

表 2-2　中文关键词聚类

编号	大小	轮廓	平均年份	主要关键词
0	94	0.71	2007	孕产期保健（0.93）；死亡模式（0.93）；公共服务均等化（0.93）；集中指数分解法（0.93）；未住院率（0.93）
1	86	0.72	2012	就医（0.73）；就医方式（0.73）；患龋率（0.73）；中断治疗（0.73）
2	76	0.74	2008	患者满意（0.84）；社区护理（0.84）；"政办政管"模式（0.84）；农村社区医疗卫生服务（0.84）；全科医学（0.84）
3	58	0.71	2007	缴费基数（0.43）；城镇居民医疗保险（0.43）；农村医疗服务网络（0.43）；病床使用率（0.43）
5	53	0.73	2014	中老年患者（0.32）；西方发达国家（0.32）；主体建模（0.32）；影响因素；可视分析（0.32）
7	33	0.79	2009	普通感冒（0.12）；肿瘤防治（0.12）；慢性丙型肝炎（0.12）；神经症患者（0.12）；就诊意愿（0.12）
8	30	0.75	2010	安德森模型（0.17）；起居行为（0.17）；四部模型法（0.17）；"旁路"就医行为（0.17）；heckman 样本选择模型（0.17）；两部门模型（0.17）

二、英文文献计量

英文文献以 Web of science 中的 Web of science TM 核心合集子数据库作为数据来源进行了文献检索，采用 MeSH 主题词检索、自然词检索、逻辑组合检索等策略进行了系统检索。检索范围为 2001—2020 年，所采用的检索式为：（Health NEAR/2 Behavior* or Health NEAR/2 service NEAR/2 utilization or health NEAR/2 service NEAR/2 use* or health NEAR/2 service NEAR/2 usage or health NEAR/2 seek* NEAR/2 behavior or health NEAR/2 care NEAR/2 utilization or health NEAR/2 care　NEAR/2 use）AND（conceptualizing or conceptualization or conceptual framework or theoretical frameworks or practical framework or validating or measurement or evaluating or instrument*）。去除不相关文献和重复文献后，最终得到卫生服务利用行为研究的相关文献 15 737 篇。

（一）基本结果

从文献数量增长趋势来看，2001—2020 年与卫生服务利用行为相关的研究呈稳定增加趋势（图 2-5）。

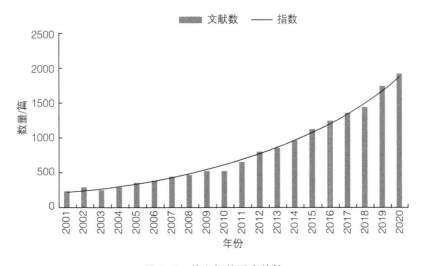

图 2-5　英文相关研究趋势

采用国家（Country）知识图谱分析，time slicing 选定 from 2001 to 2020 year per slice 1，term sources 选定 title、abstract、author keywords、keywords plus、note types 选择 country、selection criteria 选择 TOP 50（图 2-6）。选取每年产出排前五十的国家进行分析，共提取出国家 88 个，建立联系 974 条。卫生服务利用行为领域产出排名前十的国家分别是美国、加拿大、英国、澳大利亚、德国、荷兰、中国、巴西、西班牙和瑞典。中心性排名前十的国家分别为美国、英国、南非、西班牙、法国、澳大利亚、比利时、德国、意大利和日本（表2-3）。在国家合作网络分析中，中心性指标体现了一个国家相关研究的产出数量及其与其他国家研究之间的紧密程度。美国、加拿大、英国等国家开展卫生服务利用行为相关领域研究的时间较早，产出较多，中心度也较高。中国开展相关研究的起始年份较晚（2002年），但近年来产出的数量和中心性都上升得非常快，是产出排名前十的国家中唯一的亚洲国家。

图 2-6　卫生服务利用行为研究的国家合作网络

表 2-3　卫生服务利用行为研究的部分国家产出和中心性

国家	产出/篇	年份	中心性
USA（美国）	8071	2001	0.14
CANADA（加拿大）	1202	2001	0.02
ENGLAND（英国）	1130	2001	0.14
AUSTRALIA（澳大利亚）	784	2001	0.08
GERMANY（德国）	571	2001	0.05
NETHERLANDS（荷兰）	566	2001	0.02
PEOPLES R CHINA（中国）	494	2002	0.01
BRAZIL（巴西）	334	2001	0.04
SPAIN（西班牙）	308	2001	0.09

国家	产出/篇	年份	中心性
SWEDEN（瑞典）	304	2001	0.04
SOUTH KOREA（韩国）	301	2002	0
ITALY（意大利）	288	2001	0.05
SWITZERLAND（瑞士）	257	2001	0.04
FINLAND（芬兰）	219	2001	0.01

采用机构（Institution）知识图谱分析，time slicing 选定 from 2001 to 2020 year per slice 1，term sources 选定 title、abstract、author keywords、keywords plus、note types 选择 country、selection criteria 选择 TOP 50。共提取出机构 284 个，建立联系 2035 条。卫生服务利用行为研究领域产出数量排名前五的机构分别为 University of Washington（华盛顿大学）、University of Toronto（多伦多大学）、Harvard University（哈佛大学）、University of Michigan（密歇根大学）和 University of North Carolina（北卡罗琳娜大学）（图 2-7）。

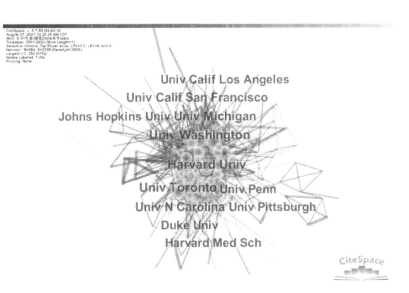

图 2-7 英文卫生服务利用行为文献的机构分布情况

采取被引杂志（Cited Journal）知识图谱分析，time slicing 选定 from 1997 to 2016 year per slice 1，term sources 选定 title、abstract、author keywords、keywords plus、note types 选择 Country、selection criteria 选择 TOP 50。提取被引文献所发杂志信息，选择每年数量排名前五十的杂志绘制知识图谱，共提取出相关杂志 118 个，建立联系 829 条。发表

数量前三的杂志分别是 *Journal of the American Medical Association*、*The Lancet* 和 *New England Journal of Medical*。其中，出现被引突现的杂志有 46 个，突现度最高的 3 个杂志分别为 *PLoS One*（突现度 266.36，2017—2020 年）、*BMJ OPEN*（突现度 158.53，2018—2020 年）、*Journal of Psychosomatic Research*（突现度 97.60，2002—2014 年）；最早出现被引突现的杂志为 *Psychosomatic Medicine*（突现度 90.09，2001—2015 年）；最新的突现杂志有 *PLOS MED*（突现度 44.72，2017—2020 年）、*BMJ OPEN*（突现度 158.53，2018—2020 年）（图 2-8）。

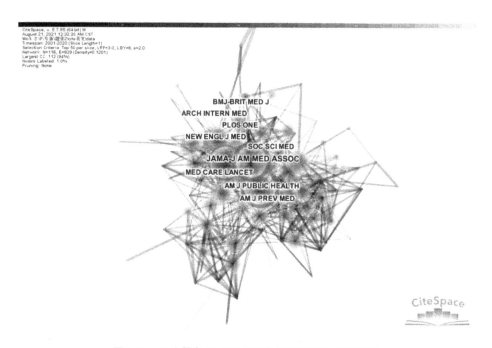

图 2-8　卫生服务利用行为研究相关杂志的知识图谱

（二）热点领域分析

随着卫生服务利用行为学科的不断发展，卫生服务利用行为研究热点也会不断发生变化。通过对文献所标识的学科、主题词、关键词等要素的提取，对这些词出现的年份和突现（出现频次突然上升）等属性的分析，可以在一定程度上窥视学科热点演变的路径。

通过对学科分类词（Categories）进行突现分析，得到了 2001—2020 年分类词突现的情况。共得到 28 个突现学科。突显分类词如图 2-9 所示（按照关键词突现开始的年份排序）。其中，最早出现的学科包括 Critical Care Medicine（危重病医学，2001—2011 年）、Gerontology（老年学，2001—2005 年）、Rheumatology（风湿病学，2001—2004

年）等，最新出现的学科有 Sport Sciences（运动科学，2017—2020 年）、Family Studies（家庭研究，2017—2018 年）、Urology& Nephrology（泌尿和肾脏学，2014—2016 年）。突现度排名前三的学科包括 Anesthesiology（麻醉学，2011—2013 年）、Critical Care Medicine（危重病医学，2001—2011 年）、Emergency Medicine（急救学，2002—2012 年）等。

Subject Categories	Year	Strength	Begin	End	2001 — 2020
CRITICAL CARE MEDICINE	2001	12.93	2001	2011	
GERONTOLOGY	2001	10.78	2001	2005	
RHEUMATOLOGY	2001	9.47	2001	2004	
ANESTHESIOLOGY	2001	8.62	2001	2013	
PEDIATRICS	2001	6.75	2001	2004	
WOMEN'S STUDIES	2001	6.4	2001	2010	
PSYCHOLOGY, DEVELOPMENTAL	2001	5.94	2001	2003	
SOCIOLOGY	2001	4.22	2001	2009	
WOMENS STUDIES	2001	3.05	2001	2004	
ALLERGY	2001	18.1	2002	2010	
EMERGENCY MEDICINE	2001	10.24	2002	2012	
COMPUTER SCIENCE, INFORMATION SYSTEMS	2001	5.18	2002	2005	
GASTROENTEROLOGY & HEPATOLOGY	2001	4.71	2002	2004	
TROPICAL MEDICINE	2001	4.4	2002	2004	
BEHAVIORAL SCIENCES	2001	6.49	2003	2012	
PSYCHOLOGY, SOCIAL	2001	5.36	2003	2011	
PSYCHOLOGY, APPLIED	2001	3.45	2003	2008	
INTEGRATIVE & COMPLEMENTARY MEDICINE	2001	7.19	2004	2010	
ECONOMICS	2001	3.97	2008	2011	
NEUROSCIENCES	2001	7.01	2011	2013	
INFECTIOUS DISEASES	2001	4.94	2011	2012	
EDUCATION, SCIENTIFIC DISCIPLINES	2001	8.4	2012	2015	
ORTHOPEDICS	2001	8.05	2012	2014	
MULTIDISCIPLINARY SCIENCES	2001	4.31	2013	2015	
INFORMATION SCIENCE & LIBRARY SCIENCE	2001	10.44	2014	2016	
UROLOGY & NEPHROLOGY	2001	5.51	2014	2015	
FAMILY STUDIES	2001	5.68	2017	2018	
SPORT SCIENCES	2001	3.51	2017	2020	

图 2-9 卫生服务利用行为相关研究分类词突现

通过对学科关键词（Keywords）进行突现分析，得到了卫生服务利用行为研究领域 2001—2020 年分类词突现的情况。共得到突现关键词 43 个（图 2-10）。其中最早出现的关键词包括 predictor（预测，2001—2012 年）、physician（医生，2001—2004 年）等，最新出现突现的关键词包括 knowledge（知识，2018—2020 年）、anxiety（焦虑，2017—2018 年）等。其中，突现度最高的关键词包括 predictor（预测，2001—2012 年）、pattern（模式，2003—2009 年）等。

Keywords	Year	Strength	Begin	End	2001 — 2020
predictor	2001	26.76	2001	2012	
physician	2001	21.11	2001	2004	
socioeconomic status	2001	20.85	2001	2011	
medical care	2001	14.75	2001	2003	
african american	2001	14.54	2001	2005	
perception	2001	13.66	2001	2004	
health promotion	2001	13.33	2001	2005	
coronary heart disease	2001	11.12	2001	2010	
hypertension	2001	10.96	2001	2008	
men	2001	10.52	2001	2002	
performance	2001	10.52	2001	2002	
access	2001	9.31	2001	2003	
smoking cessation	2001	8.55	2001	2002	
health status	2001	8.33	2001	2003	
efficacy	2001	7.86	2001	2005	
stress	2001	7.19	2001	2008	
attitude	2001	5.31	2001	2002	
quality	2001	5.16	2001	2002	
asthma	2001	24.48	2002	2009	
therapy	2001	23.94	2002	2010	
follow up	2001	14.94	2002	2005	
race	2001	10.52	2002	2003	
questionnaire	2001	9.49	2002	2009	
women	2001	3.98	2002	2004	
pattern	2001	26.48	2003	2009	
infection	2001	12.87	2003	2008	
breast cancer	2001	12.84	2003	2005	
managed care	2001	9.63	2003	2005	
social support	2001	20.78	2004	2008	
determinant	2001	10.47	2004	2009	
smoking	2001	9.38	2005	2014	
overweight	2001	19.3	2009	2010	
cancer	2001	13.83	2009	2010	
reliability	2001	4.79	2010	2011	
disability	2001	17.82	2011	2013	
community	2001	19.01	2012	2013	
randomized controlled trial	2001	9.61	2012	2018	
cardiovascular disease	2001	23.04	2013	2014	
symptom	2001	13.86	2014	2015	
adherence	2001	3.27	2015	2017	
disparity	2001	23.71	2016	2017	
anxiety	2001	10.76	2017	2018	
knowledge	2001	25.67	2018	2020	

图 2-10　卫生服务利用行为相关研究关键词突现

（三）学科发展趋势分析

绘制被引文献知识图谱，通过文献耦合、被引文献突现分析等方法，可以更加明确地观察到文献间的内在联系和学科知识发展脉络。通过被引文献聚类，明确近 20 年来卫生服务利用行为研究领域的主要知识族群及其演化时间和主要内容；对代表性的文献进行梳理并提炼其关键信息，以明确学科发展的历程和方向。

采用被引文献知识图谱分析，time slicing 选定 from 2001 to 2020 year per slice 1，term sources 选定 title，abstract，author keywords，keywords plus，note types 选择 ,cited reference，selection criteria 选择 TOP 50。选择每一年知识网络内被引次数排名前五十的被引文献。共提取 1445 条高被引文献绘制知识图谱，共建立联系 3543 个。可视化运行结果显示，研究的分布较为集中，学科知识发展的层次脉络清晰（图 2-11）。

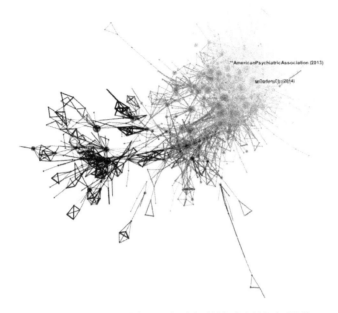

图 2-11 卫生服务利用行为相关被引文献知识图谱

对文献进行聚类分析，结果共形成 16 个知识族群（图 2-12、图 2-13）。聚类的平均 Q 值（聚类模块值）为 0.67，S 值（聚类平均轮廓值）为 0.87，可以认为聚类是可信和显著的。

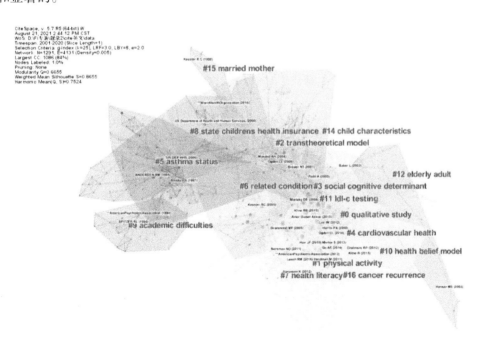

图 2-12 卫生服务利用行为相关文献聚类分析

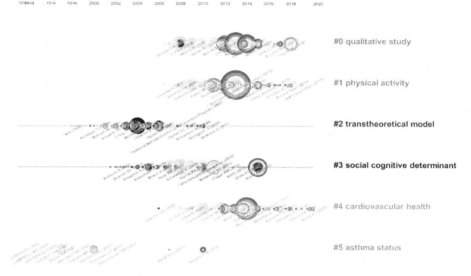

图 2-13　基于时间轴的卫生服务利用行为相关文献知识图谱

此处介绍聚类效果最明显的前 6 个知识族群（表 2-4）。其中，#0 组被标记为 qualitative study，是聚焦于应用包括互联网技术、移动网络技术等来进行健康行为干预的定性研究；#1 组被标记为 physical activity，是有关卫生服务利用行为的干预研究；#2 组被标记为 transtheoretical model，是关于卫生服务利用理论模型的运用和探索；#3 被标记为 social cognition determinant，是关于健康咨询和依从性与健康行为改变的关系的研究；#4 组被标记为 cardiovascular health，是有关心血管健康的研究；#5 被标记为 asthma status，关注呼吸系统疾病患者等人群的卫生服务利用行为干预。

表 2-4　聚类规模排名前六的知识族群

编号	大小	轮廓	平均年份	标签
0	150	0.841	2012	qualitative study（2824.67, 1.0E-4）；behavior change technique（2037.02, 1.0E-4）；controlled trial（1780.57, 1.0E-4）；smartphone app（1089.99, 1.0E-4）
1	140	0.789	2012	physical activity（2709.96, 1.0E-4）；integrating behavioral health（1868.67, 1.0E-4）；behavioral health（1713.07, 1.0E-4）；patient-centered medical home（1547.44, 1.0E-4）
2	140	0.839	2004	transtheoretical model（1460.77, 1.0E-4）；fat intake（1223.08, 1.0E-4）；common measure（785.59, 1.0E-4）；planning health behavior change intervention（594.43, 1.0E-4）
3	134	0.793	2007	social cognitive determinant（1479.22, 1.0E-4）；wearable monitor（1133.63, 1.0E-4）；social support（1128.83, 1.0E-4）；tilburg frailty indicator（1106.19, 1.0E-4）

编号	大小	轮廓	平均年份	标签
4	108	0.791	2014	cardiovascular health（3765.14, 1.0E−4）; ideal cardiovascular health（2192.09, 1.0E−4）; population−based study（1189.15, 1.0E−4）; self−rated health（955.93, 1.0E−4）
5	93	0.978	1997	asthma status（617.46, 1.0E−4）; physical activity research（562.84, 1.0E−4）; rhode islander（408.22, 1.0E−4）; translating theory（408.22, 1.0E−4）

从卫生服务利用行为领域研究的知识聚类来看，#1、#2、#3 等群组都与本研究具有一定相关性，可以从这些群组的文献中寻找相关度较高的卫生服务利用行为影响因素和理论假设，用于本研究监测框架的构建及评价指标的选择和方案的制定，来为本研究提供借鉴。

（四）关键结点文献阅读

对文献计量分析中得到的相关度较高的高质量文献进行了整理。基于文献阅读的结果发现，干预研究是目前卫生服务利用行为的主要研究热点。我国对于居民卫生服务利用行为进行干预的实验较少，一部分原因是没有实际的证据证明通过哪种方式干预对于合理引导居民卫生服务利用行为具有良好的效果。因此，本研究通过动态分析居民卫生服务利用行为特征及影响因素，为构建我国居民卫生服务利用行为干预模型提供依据。美国对于居民卫生服务利用行为的研究较早也较为成熟。安德森卫生服务利用行为模型（Anderson's Behavioral Model）和健康信念模型（Health Belief Model）是研究居民卫生服务利用行为应用比较广泛、发展较为成熟的概念模型（表 2-5），可以在优化后应用于本研究概念模型的构建。

表 2-5　相关度较高的部分文献

作者	年份	标题
Higgins J P, Green S[1]	2010	Cochrane handbook for systematic reviews of interventions
Craig P, Dieppe P, Macintyre S, et al.[2]	2008	Developing and evaluating complex interventions: the new medical research council guidance
Jaime C J, Eddy D M, Kan H, et al.[3]	2014	Questionnaire to assess relevance and credibility of modeling studies for informing health care decision making: an ISPOR−AMCP−NPC good practice task force report
Weinstein N D, Lyon J E, Sandman P M, et al.[4]	1998	Experimental evidence for stages of health behavior change: the precaution adoption process model applied to home radon testing

作者	年份	标题
Schoen C, Osborn R, Huynh P T, et al.[5]	2004	Primary care and health system performance: adults' experiences in five countries
Leigh J P[6]	2011	Economic burden of occupational injury and illness in the United States
Wesson H K H, Boikhutso N, Bachani A M, et al.[7]	2014	The cost of injury and trauma care in low- and middle-income countries: a review of economic evidence
Abrahim O, Linnander E, Mohammed H, et al.[8]	2014	A patient-centered understanding of the referral system in ethiopian primary health care units
Babitsch B, Gohl D, von Lengerke T[9]	2012	Re-revisiting andersen's behavioral model of health services use: a systematic review of studies from 1998 - 2011
Jahangir E, Irazola V, Rubinstein A[10]	2012	Need, enabling, predisposing, and behavioral determinants of access to preventative care in Argentina: analysis of the national survey of risk factors
Jones C L, Jensen J D, Scherr C L[11]	2015	The health belief model as an explanatory framework in communication research: exploring parallel, serial, and moderated mediation
Thalacker K M[12]	2010	Hypertension and the Hmong community: using the health belief model for health promotion

三、中英文文献计量结果对比

对中英文文献计量结果进行对比，了解国内外当前卫生服务利用行为研究的异同点，综合分析后进行研究框架设计。由于中文文献计量分析受到题录格式和分析软件的限制，此处从文献数量增长趋势、研究内容几个方面进行对比。

（一）文献数量增长趋势

从文献数量增长上来看，1997—2016 年这 20 年间英文文献数量逐年稳定增长，增长趋势波动较小，说明卫生服务利用行为研究的热度持续上涨；中文文献增长趋势相对于英文文献波动更大，2017 年前整体呈上升趋势但存在一定幅度的波动，2017 年后呈下降趋势，说明近年来卫生服务利用行为的相关研究热度有所下降。

（二）研究内容

根据文献计量的结果，将中英文文献研究内容对比整理在图 2-14 中。英文研究整体较为注重微观层面，以服务利用者为主体开展；中文文献立足于卫生服务利用水平的提高，更加关注于宏观层面的研究。相比于中文文献，英文文献的研究内容更加深入。

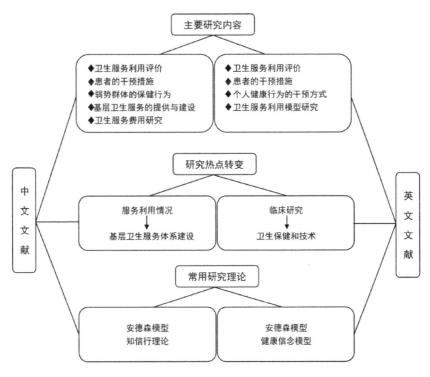

图 2-14　中英文文献研究内容对比

第二节　卫生服务利用行为的理论研究

经过文献计量学研究和相关资料查阅发现，安德森卫生服务利用行为模型与健康信念模型是研究居民卫生服务利用行为的最具权威性的理论基础。本节通过回顾两种模型的内容及特点为确定居民卫生服务利用行为的概念框架打下基础。

（一）安德森卫生服务利用行为模型（Anderson's Behavioral Model）

1973 年，美国社会学家安德森（Anderson）在其一篇名为《卫生服务利用的研究框

架与综述》的文章中第一次提出研究卫生服务利用行为的经典范式^[13]。经典范式将社会
文化、人口社会学、社会心理学、组织学及社会系统等运用于卫生服务利用行为研究的
过程中。经过理论与实证研究的不断发展，安德森又分别提出了"卫生服务利用影响因
素"模型与"卫生服务利用行为"模型。在"卫生服务利用影响因素"模型中，他将卫
生服务利用的影响因素分为社会和个人两个维度。在"卫生服务利用行为"模型中，安
德森将影响因素模型融入其中，构建出衡量个体卫生服务利用行为的理论模型"环境—
人口学特征—健康行为—产出与结果"^[14]（图 2-15）。

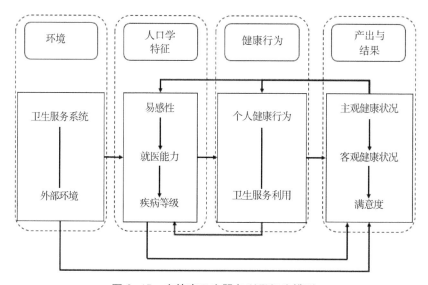

图 2-15 安德森卫生服务利用行为模型

安德森在"卫生服务利用影响因素"模型中，提出社会因素包括科技与规范等，
个人因素包括人群易感性（Predisposing）、就医能力（Enabling）与疾病等级（Illness
Level）3 个子维度：人群易感性是指运用人口学特征（年龄、性别等）、社会特征（宗
教、种族等）与健康意识（态度、价值观与健康知识等）表现人群需要进行卫生服务利
用的维度；就医能力是指从家庭与环境两个角度表现群体水平的卫生服务利用指标；疾
病等级主要包括患者主观感知疾病情况与专业医师或医疗团队诊断并给予的客观评估，
主观感知疾病情况是居民发生实际卫生服务利用的基础之一，只有存在居民主观认为要
进行卫生服务利用，居民才有可能求医问药，才有可能进行实际的卫生服务利用，这是
美国居民进行卫生服务利用的另一个影响因素（图 2-16）。

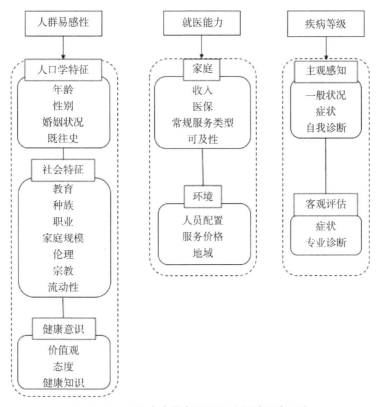

图 2-16　卫生个人服务利用行为影响因素研究

（二）健康信念模型（Health Belief Model）

健康信念模型是一种被广泛应用的研究卫生服务利用行为的概念框架。从 20 世纪 50 年代开始，这一模式被广泛应用于避孕套推广、医疗服务依从性及健康体检等行为领域[15]。

健康信念模型有助于更好地理解一个人是否会采取某种健康行为，如使用避孕套。该模型认为一个人遇到下述情况时他 / 她就会采取这种行为：①感到消极的健康状态（如艾滋病）可以被避免；②采取积极的被建议的行为，他 / 她将避免一个消极的健康状态（如使用安全套将可以有效避免艾滋病）；③相信他 / 她可以成功采取被建议的健康措施（如他 / 她可以积极使用避孕套）。

健康信念是激励人们采取积极的健康行为的内在因素，它将人们期望避免消极的健康结果作为服务利用行为的主要动机。例如，艾滋病是一个消极的健康结果，人们避免被艾滋病感染的渴望可以作为激励那些性活跃人群采用安全性行为的因素；同理，心脏病突发的自感威胁也可被用于激励高血压个体更加重视锻炼身体。

健康信念模型作为一个有效的概念框架可以被应用于健康教育策略研究中。曾有学者借助于文献报道，回顾总结了 1974—1984 年有关健康信念模型的 46 项研究，发现这些研究多聚焦于各种健康行为。大量的 Meta 分析结果已经为健康信念模型的有效性提供了有力的证据[16]。

本研究对于健康信念模型的相关概念及理论框架进行归纳（表 2-6、图 2-17）。患者在发生自行服药、自行购药及就诊等服务利用行为时，由于其对于疾病的严重程度认知不同，利益认知不同，因而在选择服务利用种类上也有所不同。同样，患者在选择医疗机构时，也会考虑不同层级医疗机构对于其疾病控制的效果，进而选择其最为信任的医疗机构进行治疗。同时，从该模型中我们也获得启发，可以从如何识别并消除患者的认知障碍、提高患者的防治意识及自我效能等几个方面提出合理引导患者就医行为的建议。

表 2-6　健康信念模型的相关概念

概念	定义	应用
易感性认知	一个人相信获得一种状态的可能性	定义人群风险及风险级别； 识别基于个人特点和行为的个体风险； 提高较低的易感性认知
严重程度认知	一个人相信其疾病的严重性	具体化并描述风险和病情的结果
利益认知	一个人是否相信被建议的行为可以有效减少危险及其影响的严重性	规定如何采取行为，在哪儿采取行为及何时采取行为； 识别期望的积极影响效应； 描述有效性的证据
障碍认知	一个人对于被建议行为的预期成本（包括有形成本与心理成本）	通过再确认的方式识别并减少障碍，对个体的障碍提供激励与帮助
行为的线索	激发个体采取行动的提示因素或诱因	提供信息； 促进意识； 提供提醒服务
自我效能	个人行动力的信心	提供培训、引导及强化引导

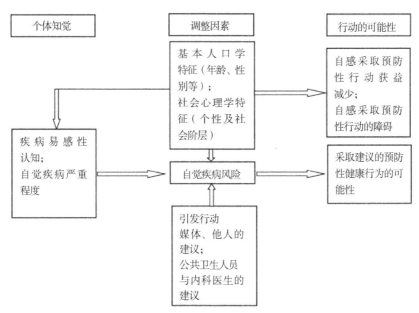

图 2-17 健康信念模型的理论框架

第三节 概念模型的构建

基于前述理论分析和文献研究的成果，考虑到本研究的主要目的，研究设计了图 2-18 所示的居民卫生服务利用监测概念模型。

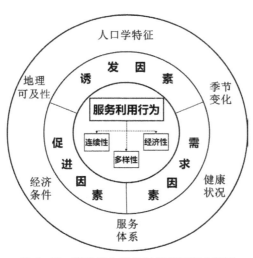

图 2-18 居民卫生服务利用监测概念模型

居民患病以后,是否利用医疗卫生服务及利用什么样的卫生服务受多种因素的影响。这些因素包括人口学特征、地理可及性、经济条件、服务体系、健康状况、季节变化等。Anderson 在进行卫生服务利用行为模型的研究中,曾经提出不同的因素对居民卫生服务利用的作用不一样,并根据这些因素的影响效果将其划分为三大类:诱发因素、促进因素和需求因素。

其中,诱发因素又称之为前置因素,包括个人、社会学、心理学和环境等多个层面,个人因素主要包括地理人口学特征,如年龄、性别这些生物学诱导因素;社会学因素包括教育、职业、宗教及社会关系(如家庭状态等);心理学因素包括健康认知(如态度、价值观、健康和与卫生服务相关的健康知识);环境因素促使个体使用卫生服务,包括社区的地理与社会构成要素及整体的、组织的价值观、文化准则与政治视角。

促进因素可分为经济因素和组织因素。经济因素包括收入、个人可支出在卫生服务利用上的费用及由个人医疗保险状态与费用分摊的制度决定的有效医疗服务价格,如人均社区收入、财富及医疗保险覆盖情况,物品和服务的相对价值,报销办法及医疗花费等;组织因素即个体是否有一个固定的医疗服务提供来源和这一资源的性质,包括到达医疗机构所采用的交通方式、经历的时间及医疗服务等待的时间,医生及医院的分布密度、门诊时间,医疗服务的监督管理质量与宣传教育项目等因素。

需求因素包括个人层面和环境层面。个人层面包括感知需求(居民根据总体健康情况及疾病症状来判断)和评估需求(患者的健康状态及医疗服务需求的专业测量与评估)。环境层面,又分为环境需求特点和人群健康指标。环境需求反映了与健康相关的环境状态(职业和交通及犯罪伤害和死亡率)。人群健康指标是社区健康的整体测量方式,包括死亡率、发病率和伤残率的流行病特点。

居民的卫生服务利用行为是多种因素综合作用的结果。这种行为具有一系列的特点。基于前人的研究基础,以及我们的监测目的,本研究重点围绕着卫生服务利用的连续性、多样性和经济性 3 个维度,来分析居民卫生服务利用的基本特征。

第四节　遴选评价指标

基于 Pen-3 法则在干预实验中的应用,本研究在文献研究、多轮专家咨询所确定的评价指标的基础上,通过现场调研、访谈的方式不断优化监测指标。与一般横断面调查不同,监测调查的主要目的在于反映一次性横断面调查无法反映的居民卫生服务利用现状,因此将有纵向监测价值的关键指标也纳入研究。基于前文中的文献和理论研究,模型从 3 个维度来评价居民卫生服务利用特征,并研究其影响因素,如表 2-7 所示。

表 2-7 居民卫生服务利用行为监测指标

维度	一级指标	二级指标
连续性	就诊间隔	首次不适到首次就诊的时间间隔
	首诊选择	基层医疗机构、非基层医疗机构
	机构连续性	机构就诊密度（就诊于同一机构）
	人际连续性	医生就诊密度（就诊于同一医生）
	机构路径的依赖性	多层级就诊的分布情况
多样性	服务种类	未治疗、服药、购药、中医、其他自我医疗、门诊、住院的发生率；一次疾病周期服务种类
	服务时间	就诊率、购药率：工作日/周末；上午/下午/晚上；月份/季节；农忙/农闲
	服务路径	一次疾病周期内门诊、住院服务路径分布特征
经济性	就诊费用动态分布	门诊、住院总费用与自付费用
	费用结构	高、中、低医疗支出
	费用的聚集性	基尼系数
	灾难性卫生支出	高医疗支出、灾难性卫生支出的集中指数

不同于连续性基本概念的认识，本研究从患方卫生服务利用行为的连续性进行描述，将患者从首次不适到首次就诊的时间间隔定义为就诊间隔，从而根据其长短描述患者就诊的及时性，也就是治疗疾病的时间的连续性。在研究机构连续性和人际连续性时，考虑首诊机构的特征及不同患者的选择偏好，并与监测期间患者最常用的服务机构进行比较。在此技术上，进一步研究患者就诊于同一个医生的连续性情况。

多样性是指患者治疗方式的多样性、就诊时间的多样性及就诊路径的多样性，进而说明多样性中不同种类的服务类型的影响因素分别是哪些。其中，患者的治疗措施包含未采取任何医疗措施、采取一种到四种不等的医疗措施这两大类。

经济性是将患者个体、家庭、疾病类型作为考虑，观察不同人群利用不同的服务。与传统的经济性调查不同，本研究选取基尼系数、集中指数对居民卫生服务利用行为的聚集性进行探究。

参考文献

［1］HIGGINS J P， GREEN S. Cochrane handbook for systematic reviews of interventions[J]. Naunyn-schmiedebergs archiv für experimentelle pathologie and pharmakologie， 2010， 2011 （14）：S38.

［2］CRAIG P， DIEPPE P， MACINTYRE S， et al. Developing and evaluating complex interventions：the new medical research council guidance[J]. BMJ， 2008， 337（5）：587-592.

［3］JAIME C J， EDDY D M， KAN H， et al. Questionnaire to assess relevance and credibility of modeling studies for informing health care decision making： an ISPOR-AMCP-NPC good practice task force report[J]. Value in health the journal of the international society for pharmacoeconomics & outcomes research， 2014， 17（2）：174-182.

［4］WEINSTEIN N D， LYON J E， SANDMAN P M， et al. Experimental evidence for stages of health behavior change： the precaution adoption process model applied to home radon testing[J]. Health psychology official journal of the division of health psychology American psychological association， 1998， 17（5）：445-453.

［5］SCHOEN C， OSBORN R， HUYNH P T， et al. Primary care and health system performance：adults' experiences in five countries[J]. Health affairs， 2004：W4-487-503.

［6］LEIGH J P. Economic burden of occupational injury and illness in the United States[J]. The milbank quarterly， 2011， 89（4）：728-772.

［7］WESSON H K H， BOIKHUTSO N， BACHANI A M， et al. The cost of injury and trauma care in low-and middle-income countries： a review of economic evidence[J]. Health policy and planning， 2014， 29（6）：795-808.

［8］ABRAHIM O， LINNANDER E， MOHAMMED H， et al. A patient-centered understanding of the referral system in ethiopian primary health care units[J]. PLoS One， 2014， 10（10）：e139024.

［9］BABITSCH B， GOHL D， von LENGERKE T. Re-revisiting andersen's behavioral model of health services use： a systematic review of studies from 1998—2011[J]. Psychosoc med， 2012， 9：11.

［10］JAHANGIR E， IRAZOLA V， RUBINSTEIN A. Need， enabling， predisposing， and behavioral determinants of access to preventative care in argentina： analysis of the national survey of risk factors[J]. PLoS One， 2012， 7（9）：e45053.

［11］JONES C L， JENSEN J D， SCHERR C L， et al. The health belief model as an explanatory framework in communication research： exploring parallel， serial， and moderated mediation[J]. Health commun， 2015， 30（6）：566-576.

［12］THALACKER K M. Hypertension and the Hmong community： using the health belief model for health promotion[J]. Health promotion practice， 2010， 12（4）：538-543.

［13］ANDERSON J G， BARTKUS D E. Choice of medical care： a behavioral model of health and illness behavior[J]. journal of health & social behavior， 1973， 14（4）：348-362.

［14］张云霞，李梅，刘中雨，等 . 山西省卫生资源配置公平性研究：基于洛伦兹曲线与基尼系数方法 [J]. 卫生经济研究，2011（9）：33-35.

［15］曾平 . 零过多计数资料回归模型及其医学应用 [D]. 太原：山西医科大学，2009.

［16］JANZ N K，BECKER M H. The health belief model：a decade later[J]. Health education & behavior，1984，11（1）：1-47.

第三章　卫生服务利用行为研究和用药行为研究的方法

根据方法论的不同，社会科学研究可分为定性研究和定量研究。定性研究通过自然情境下研究者和研究对象之间的系统互动进行，是一种能够广泛深入探索社会现象的研究方法。它强调文字性的阐述，侧重于构建特定应用情境下的社会科学理论。定量研究是与定性研究相对的研究方法。它强调数据的采集与分析，侧重于揭示数据体现的本质问题。定性研究和定量研究的特点如表 3-1 所示。

表 3-1　定性研究与定量研究的比较

项目名称	定性研究	定量研究
哲学基础	人文主义	实证研究
研究范式	自然范式	科学范式
逻辑过程	归纳推理	演绎推理
理论模式	理论建构	理论检验
主要目标	深入理解社会现象	确定相关关系和因果联系
资料收集方法	实地研究	试验、调查
资料收集技术	参与观察、深度访谈等	量表、问卷等
资料分析方法	文字描述	统计分析
研究特征	主观	客观
常见类型	扎根理论、现象学、民族志等	横断面研究、面板数据研究等

本章概述了本书中卫生服务利用行为研究和用药行为研究使用的定性与定量研究方法，并对使用了相应方法的研究就研究对象选择、资料收集和资料分析的方法展开介绍，以期为开展其他相关研究提供思路借鉴。

第一节 定性研究方法的应用

本节首先概述了扎根理论法和解释结构模型法的起源、含义和工作步骤，然后介绍了用药行为研究中，基于扎根理论法和解释结构模型的定性研究——"慢性病患者多重用药风险感知与用药决策行为影响因素的定性研究"的研究对象选择方法、资料收集方法和资料分析方法。

一、方法概述

（一）扎根理论法

扎根理论（Grounded Theory）起源于 20 世纪 60 年代，由美国社会学家格拉斯（Glaser）和斯特劳斯（Strauss）两人通过实地观察医务工作者处理即将去世的患者的方法、过程及患者状态变化等情况总结出来的，两位学者将其描述为"从数据中发现理论的方法论"。

扎根理论是一种自下而上建立理论的方法，研究者在研究开始前一般没有理论假设，直接实地观察收集原始资料，随后对资料进行逐级编码和总结归纳，最后上升到系统的理论，其不仅是一种研究方法，同时也代表一种研究过程。在扎根理论的发展过程中主要存在 3 个版本：其一为格拉斯和斯特劳斯率先提出的经典扎根理论，主旨为不预设过多的程序，允许数据于社会规律里自然存在；其二为斯特劳斯和科宾（Corbin）提出的程序化扎根理论，该理论总结出主轴编码等定义，是如今应用最广泛的一种；其三为查美斯（Charmaz）提出的构建型扎根理论。由于不同的社会科学研究存在差异，目前学术界在扎根理论版本选择的问题上尚未统一定论。

扎根理论是一个需不断进行资料比较和研究方案调整的动态研究过程。斯特劳斯和科宾的程序化扎根理论应用较多，其研究过程可总结为以下 4 个步骤。

①产生研究问题。研究者于研究的开始阶段通过阅读相关文献对问题产生大概的认识，将其代入实际情境中，通过预调研方式获得第一手资料，随着概念的逐渐形成进而缩小研究范围，并最终提出正式的研究问题。

②收集研究资料。研究问题产生后需规划研究方案并在此基础上进行研究样本的确定，即目的性抽样。挑选合适的研究样本，通过调研、深度访谈等方式进行资料的收集。在数据收集之后，研究人员要做好数据的整理与保存，访谈资料将作为研究的重要原始数据。

③分析研究资料。将收集到的访谈资料逐级进行 3 次编码，即开放性编码、主轴编

码和选择性编码。开放性编码的过程为对资料逐行编码，通过不断比较提炼概念；主轴编码的目的为厘清各概念及其相互关系，通过比较形成概念类属，将概念整合成更高抽象层次的范畴；选择性编码的任务为系统处理范畴间的关系，确立核心范畴，形成以范畴关系为基础的扎根理论。

④构建研究理论。按照在编码过程中依次形成的概念、次范畴、主范畴及其之间隐含的相互关系构建理论模型，并进行饱和度和信效度检验。

（二）解释结构模型法

解释结构模型法（Interpretative Structural Modeling Method，ISM 方法）是美国学者John Warfield 于 1973 年为分析复杂的社会经济系统问题提出的一种定性研究方法。它是一种结构模型化技术，通过把复杂的系统分解为若干子系统或要素，利用人们的实践经验和知识，以计算机为辅助工具，最终构造一个多级递阶的结构模型，可以将模糊不清的思想和看法转化为直观且良好的结构关系。

解释结构模型法的工作步骤可分为 7 步。

①组成解释结构模型法实施工作小组。工作小组成员通常包含方法技术的实施专家、协调人员、参与者。

②产生待解释的核心问题。

③选择构成系统和核心问题的影响因素。

④列出各影响因素之间的相关性。

⑤根据各影响因素的相关性，构建邻接矩阵和可达矩阵。

⑥分解可达矩阵，建立结构模型。

⑦依据结构模型构建解释结构模型。

二、慢性病患者多重用药风险感知与用药决策行为影响因素的定性研究

为了解慢性病患者服药行为的影响因素，揭示多重用药现象发生的深层次原因，探讨多重用药风险感知的形成规律及风险感知如何影响用药决策，本研究采用定性研究方法：通过与患者和医生进行半结构化访谈收集研究数据，使用扎根理论法来细化影响因素，然后利用解释结构模型法来分析这些因素之间的相互作用。

（一）研究对象选择

该研究在中国湖北省的省会武汉进行。在两所医院（武汉科技大学附属天佑医院、

联合江北医院）、两所社区医院（韩家墩街道社区卫生服务中心、白沙洲街道社区卫生服务中心）、两所敬老院（堤东社区中泰敬老院、康健敬老院）和两个社区（韩家墩街道社区、白沙洲街道社区）有目的地选择满足研究要求的 29 名参与者。

（二）资料收集方法

研究资料是 2019 年 10 —12 月使用半结构化的面对面访谈和现场笔记收集的。访谈在参与者同意的地点进行，如他们的住所、患者的疗养院或医生的医院，参与者能够就他们的经历与采访者进行舒适的互动。同时，采访者确认环境是否合理，以保障受访者的隐私。采访开始前，采访者提出录音要求，经受访者知情同意后，采访正式开始并录音。采访者提前准备了分别针对患者和医生的两个访谈提纲用于引导访谈。这些访谈提纲是根据文献和以往所做的与多重用药相关的工作制定的，并由本研究的研究人员在一些相关专家的支持下进行了微调。访谈提纲中的问题均设置为开放式问题，可根据实际情况灵活调整，鼓励参与者表达真实想法。所收集资料的 80% 用于分析，另外 20% 用于饱和度测试。当数据饱和（访谈内容中新信息没有出现）时，访谈程度被认为是充足的。

（三）资料分析方法

基于扎根理论法和解释结构模型法进行资料分析。本研究采用定性资料分析软件（NVivo 11）用于访谈资料分析。访谈结束后，所有录音都被逐字转录并经过多次审查。访谈材料中与研究对象相关的原始句子被识别为意义单元。这些意义单元被编码为基于其隐藏内容的概念。具有相似内容的代码被进一步整合到更高级别的子类别中。最后，通过比较子类别并反复斟酌其潜在含义来确定最高级类别。将影响因素提炼并整合到合适的数量后，邀请相关领域的 10 位专家组成小组，分析这些影响因素之间的相互关系，不同专家存在争议的部分采用"少数服从多数"的原则。在本研究中，如果有 8 个及以上专家同意，则确定因素之间的相互关系。随后，利用计算工具（MATLAB R2017a），根据布尔规则，将专家的意见结果转化为邻接矩阵和可达矩阵。

第二节 定量研究方法的应用

本节首先概述了横断面研究和面板数据研究的内涵、应用场景和特点；然后介绍了卫生服务利用行为研究中"我国中老年人卫生服务利用行为的横断面研究""湖北省居民卫生服务利用行为的连续监测研究"和用药行为研究中"慢性病患者多重用药一般影响因素的横断面研究""慢性病患者多重用药风险感知影响因素的横断面研究""慢性病患者多重用药决策行为及其影响因素的横断面研究"的样本选择方法、资料收集方法和资料分析方法。

一、方法概述

（一）横断面研究

横断面研究（Cross-sectional Study）是在某一人群中采用普查（Census）或抽样调查（Sampling Survey）的方法收集特定时间内人群的基本特征和疾病状况（如疾病的分布、发病与患病情况），观察人群特征与疾病之间的关系。普查是对特定时间和范围内的全部人群进行调查，以了解某种疾病的患病状况、流行特征与人群健康水平，主要用于疾病的早期发现和诊断、搜寻某种疾病的全部病例、疾病患病率及流行病特征、人群的健康水平、设定生理指标的正常值等。抽样调查是通过抽取特定时间和范围内人群的一个代表性样本，以样本的统计量估算总体参数的所在范围，即依据代表性样本的情况推断样本所在总体的情况，主要用于描述疾病在时间、空间和人群特征上的分布及影响分布的因素，以衡量群体的健康水平，检查与衡量资料的质量，研究卫生措施与医疗预防措施及其效果等。

抽样调查的优点在于节省人力物力，调查范围小所以工作更容易细致；缺点在于设计、实施与资料分析较复杂，重复或遗漏不易被发现，不适用于需要普查普治的情况。然而，对于患病率太低的疾病，小样本不能满足调查需求。在多数情况下，抽样调查比普查更具优越性，抽样调查是横断面研究中最常用的方法。

（二）面板数据研究

面板数据（Panel Data）是指在时间序列上取多个截面，在这些截面上同时选取样本观测值所构成的样本数据。面板数据研究即通过对样本中个体进行反复多次观察来描述总体中的个体在一段时间内的情况 [1-2]，在国际上医疗服务领域内的追踪研究中应用较多，主要用于慢性病患者自我管理的血压、血糖家庭实时监测。研究表明，定期监测血压、血糖有助于降低患者的慢性病发病率，发达国家在慢性病管理的工作中取得了一定成就 [3-4]。目前，Meta 分析的结果显示，实施慢性病健康监测是一种前瞻性行为，有利于改善人群生命质量并减少医疗花费 [5-6]。然而，这些研究多侧重于疾病的研究，对于患者医疗行为的研究并不多见。

有研究发现，结构方程模型被认为是分析面板数据的有利方法 [7]。近年来，有国内学者构建结构方程模型并将其应用于生命质量 [8] 及心理学领域的研究 [9-10]，但在国内的应用并不广泛。然而在过去的 20 年，国外面板数据研究的数量增长非常迅速，相关现代分析方法如个体成长模型、广义线性混合模型、时间序列分析、潜变量增长模型等在国外的发展已经日趋成熟[11]。

相较于横断面研究，面板数据的分析方法可以控制某些因素对结果的作用及因素间的相互作用对结果的影响，因此面板数据研究显得尤为重要[12]。因为面板数据是对同一对象在不同时间点的多次重复测量，所以对于每个观察对象来说，都能得到一个响应变量。在面板数据研究方法中，广义线性混合模型（Generalized Linear Mixed Models，GLMM）可考虑响应变量数据间的相关性和簇群聚集特征对模型拟合的影响，弥补传统模型的不足，提高流行病学数据分析的质量[13-14]。

二、我国中老年人卫生服务利用行为的横断面研究

北京大学国家发展研究院主导的 CHARLS（China Health and Retirement Longitudinal Study）全国基线调查于 2011 年开展，并分别于 2013 年、2015 年和 2018 年进行了追踪访问。经历过几轮的实地调查，CHARLS 积累了丰富的横断面研究经验，使用的问卷结构更加合理，收集的数据更加准确。因此，基于对数据质量和时效性的考虑，本研究选用 CHARLS 最新一期 2018 年的数据，对我国中老年人的卫生服务利用行为进行横断面研究，旨在反映当前我国中老年居民的卫生服务利用情况。

（一）样本选择

CHARLS 的调查针对 45 岁及以上的中老年人，从县（区）、村庄、家庭和个人 4 个层次逐步开展。在县（区）和村一级采用了概率比例规模抽样（PPS 抽样）方法，收集了全国 28 个省，150 个县（区），450 个村 / 街道，约 1 万户家庭中的 1.7 万人的数据。在家庭一级，CHARLS 率先开发了电子地图软件技术，使用地图绘制村庄采样框。

（二）资料收集方法

CHARLS 采用入户面对面访谈的形式对样本人员展开调查，其调查问卷的设计借鉴了许多国际经验，包括美国健康与退休研究（HRS）、英国纵向老龄化研究（ELSA）和欧洲老年人健康与退休调查（SHARE），最终结合中国国情设计而成，它是我国比较权威的有关中老年人健康状况方面的微观调查数据，具有很好的全国代表性。CHARLS 问卷内容主要包括 7 个部分：①受访者及其家庭成员的基本信息；②健康状况与医疗服务利用；③认知功能与抑郁情况评估；④医疗保险、养老保险及其他保险利用情况；⑤工作与退休；⑥收入、消费与资产；⑦住房特征和社区基本情况及访员观察。

（三）资料分析方法

1. 被解释变量的选择

（1）医疗卫生服务利用行为指标

①门诊服务利用。依据问卷中 ED001 问题"过去一个月里，您是否去医疗机构看过门诊或者接受过上门医疗服务？"进行分类，是 =1，否 =0，设置为虚拟变量。

②住院服务利用。依据问卷中 EE003 问题"过去一年内，您住过院吗？"进行分类，是 =1，否 =0，设置为虚拟变量。

③自我药疗行为。依据问卷中 EF001_W4 问题"过去一个月，您是否自己买药吃（注意：此处不包括凭处方取药的情况）？"进行分类，是 =1，否 =0，设置为虚拟变量。

（2）医疗费用指标

①门诊费用。依据问卷中 ED006_W4 问题"您过去一个月去上述医疗机构看病的总费用大概是多少？"计算受访者的月门诊费用。因为问卷中部分受访者记忆不清晰或拒绝回答，所以答案形式为一个上下限确定的区间。为减少样本损失，将上下限的均值记为该样本的医疗支出，并将上下限不完整的样本与其他缺失样本一同删去，其他费用的处理方式均按上述方法进行。

②门诊自付费用，即患者自己支付的实际费用。依据问卷中 ED007 问题"自付费用，其中自己花了多少钱？"计算受访者的月门诊自付费用，并将"没有付任何钱"的回答记为 0 元。

③住院费用。依据问卷中 EE005_W4 问题"过去一年住院的总费用大概是多少？包括自付和报销部分的总费用"计算受访者的年住院费用。

④住院自付费用。依据问卷中 EE006 问题"自付费用，其中自己花了多少钱？"计算受访者的年住院自付费用，并将"没有付任何钱"的回答记为 0 元。

⑤自购药品费用。依据问卷中 EF002_W4 问题"过去一个月，自己买药的花费大概是多少？（包括自付和报销部分的总花费）"计算受访者的自购药品费用。

⑥自购药品自付费用。依据问卷中 EF003 问题"除了报销的部分，您自己支付了多少？"计算受访者的自购药品自付费用，并将"没有付任何钱"的回答记为 0 元。

2. 解释变量的选择

基于 Andersen 卫生服务利用模型，将其他解释变量归纳为倾向特征、使能资源和需求 3 个维度。

（1）倾向特征

①年龄。依据问卷中的出生日期计算年龄，并将年龄划分为 45～55 岁、55～65

岁、65 岁及以上 3 组。②性别。依据问卷中的性别问题，将男性记为 0，女性记为 1。③文化程度。本研究依据问卷中的最高教育水平（仅考虑全日制教育水平），将"文盲""未读完小学""私塾毕业""小学毕业"划分为"小学及以下"，用 0 表示；其他文化程度为"初中及以上"，用 1 表示。④婚姻状况。依据问卷中 BE001 和 BE002 这两个问题，将受访者的婚姻状况划分为"有配偶"或"无配偶"两类。其中，"有配偶"包括"已婚、与配偶一同居住"、"已婚，但因为工作等原因暂时没有跟配偶在一起居住"及"同居"，用 1 表示；"无配偶"包括"离异""丧偶""从未结婚"3 种情况，用 0 表示。⑤家庭规模。依据数据集中的家庭成员个数变量与配偶信息，计算受访者家庭规模。为探讨独居对于患者医疗费用的影响，将受访者家庭规模划分为"1 人""2 人""≥ 3 人"。

（2）使能资源

1）城乡划分

依据问卷中关于居住地类型的问题，参考其他研究中的处理方式[15]，将"城或镇中心区""城乡或镇乡结合区""特殊区域"三者划分为"非农村"，用 1 表示；其他划分为"农村"，用 0 表示。

2）东部、中部、西部区划

依据问卷编码规则，从样本的 Community ID 中提取出相应的省份信息，并依照《中国卫生统计年鉴》的分类方法，将样本划分为东部、中部、西部 3 个地区。

3）家庭收入水平

CHARLS 数据中关于家庭收入的统计设有多个问题，但存在大量缺失值，直接相加得出的家庭收入水平会有较大的偏误。同时，根据我国仍处于发展中国家的国情，支出往往比收入更能代表居民的社会经济地位和消费意愿[16]。因此，采用年度家庭人均支出来衡量样本的社会经济地位，并将年度家庭人均支出排序后等额划分为 4 组。

4）医保的参保情况

本研究主要考察城镇职工医疗保险、城镇居民医疗保险、新型农村合作医疗保险三者对于样本卫生服务利用和医疗费用的影响，因此将其他保险类型归纳为一种进行讨论。

（3）需求

①自我评价的健康状况。依据问卷中 DA002 问题，即受访者对自己健康状况的评价，来衡量样本发生就医行为的个人感知需要。②慢性病患病种类数。依据问卷中关于受访者慢性病患病情况的问题，统计样本的慢性病患病种类数，用来衡量样本发生就医行为的评估需要。

（4）健康行为

①抽烟行为。依据问卷中关于受访者抽烟行为的问题，结合已发表文献中的分类方

式[17]，将受访人群划分为"吸烟""戒烟""从未吸过烟"3类；②饮酒行为。依据问卷中关于受访者饮酒行为及饮酒频率的问题，将受访人群划分为"经常饮酒""偶尔饮酒""从不饮酒"3类。

3. 本研究后续研究方向的资料分析方法

在卫生服务利用行为研究的连续性研究中，本研究结合 CHARLS 调查问卷设置，描述性分析我国中老年人体检服务利用的时间间隔。

在卫生服务利用行为研究的多样性研究中，本研究就中老年人卫生服务多样性方面的门诊、住院、自我治疗的人群特征进行分析，并通过卡方检验提炼影响卫生服务利用的人群因素；对我国中老年慢性病患者中医药服务利用人群进行描述性统计，同时构建 Logistic 模型探究影响中老年人中医药服务利用的因素。

在卫生服务利用行为研究的经济性研究中，基于 CHARLS 数据库，本研究从门诊、住院、自我药疗 3 个方面对中老年人的医疗费用进行描述性统计，同时分析中老年人的医疗费用结构及支付主体；采用两部分模型，测算自我药疗对于中老年人门诊、住院费用及总费用的影响，并对内在原因进行研究。

三、湖北省居民卫生服务利用行为的连续监测研究

本研究是面板数据研究，采用横断面研究中的抽样调查获取样本截面数据，重复追踪样本获取时间序列数据。考虑到成本效益最优，即如何在较短的时间、有限的样本中发现较为丰富的居民卫生服务利用行为的动态性特点，本研究最终选择慢性病家庭所有成员作为连续监测对象。这主要是由于慢性病家庭发生卫生服务利用行为较一般家庭（非慢性病家庭）多，这也说明了慢性病家庭的居民卫生服务利用行为更加值得研究者的关注。

本研究监测目标如下。

总目标：探索和描述湖北省居民卫生服务利用的行为特征及其形成机制。

分目标1：通过文献研究，探索居民卫生服务利用行为监测的概念框架。

分目标2：描述湖北省居民卫生服务利用的行为特征。

分目标3：挖掘影响居民卫生服务利用行为的关键因素。

分目标4：揭示关键影响因素对居民卫生服务利用行为的作用机制。

（一）样本选择

（1）样本点的选择

研究选择具有丰富卫生服务调查经验且配合积极性高的地区作为调查样本点。本监

测研究的样本点抽样是在 2013 年第五次国家卫生服务总调查样本框架内完成，每个样本县、区的样本乡镇 / 行政村和街道 / 居委会仍为原国家卫生服务调查点。

本研究为长期追踪研究，需要被调查者较高的信任度与长期配合意愿。为增加受访家庭的信任度和长期配合意愿，需要在第一次入户前对受访家庭的基本情况较为了解；因此本研究拟选择曾经参加过类似调查的家庭作为研究对象。

同时，考虑到样本点的配合程度及工作开展的难易程度，在国家卫生健康委统计信息中心和湖北省卫生健康委统计信息中心的统一协调下，本研究城市地区的样本点为武汉市青山区的 5 个社区，包括红钢城社区、红卫路社区、武东西社区、武东东社区及工人村社区。农村地区的样本点为黄冈市麻城市的 5 个乡镇，包括黄土岗乡、顺河乡、闫河乡、白果乡及南湖乡。

（2）确定研究对象

1）抽样过程

考虑到着重监测卫生服务需要、需求较高的家庭，拟从第五次国家卫生服务调查样本户中抽取有慢性病患者的家庭作为本次监测的样本户；为防止在长期监测过程中，由于失访、配合度低等造成的样本户数量不足，将初始监测样本户总体数量定为 500 户。

随机抽取样本户方法：①将样本村 / 居委会内原样本户中有慢性病患者的住户按名单顺序编号；②根据样本村 / 居委会应抽取的样本户数确定抽样间隔：样本点抽样间隔 = 样本村 / 居委会内慢性病患者户数 ÷20（四舍五入，取整数）。抽取 20 户后，按照上述方法，再在每个样本村 / 居委会抽取 5 户作为备用样本户。具体如表 3-2 所示。

表 3-2　样本户抽样方案

	监测样户	备用样户
青山区（城市）	5 个街道，每个街道对应 2 个居委会，共计 10 个居委会。从每个居委会抽取 20 户，共计 10×20 户 =200 户	5 个街道，每个街道对应 2 个居委会，共计 10 个居委会。从每个居委会抽取 5 户，共计 10×5 户 =50 户
麻城市（农村）	5 个乡镇，每个乡镇对应 2 个行政村，共计 10 个行政村。从每个行政村抽取 20 户，共计 10×20 户 =200 户	5 个乡镇，每个乡镇对应 2 个行政村，共计 10 个行政村。从每个行政村抽取 5 户，共计 10×5 户 =50 户

抽样实例：假设某样本村共有住户 207 户，从该村中抽取 20 个样本户。第一步将该样本村内 207 户依次编号 001 ~ 207 号；第二步确定抽样间隔，抽样间隔为：207/20=10.35 ≈ 10；第三步确定样本住户，随机抽取的人民币后 4 位数为 5942，5942/10=594，余数为 2，即 K=2。则编号为 2 的住户即为抽中的第一个样本住户。第二个样本住户的编号为 2+10=12，依次类推。则该村第 2、第 12、第 22、第 32、第 42、第

52，……，第 192 共 20 户为调查样本住户。备用样本住户作为候补，仍按上述规则抽取。如本例中，共有 207 户，第 21 个应抽家庭的序号为 202，207-202=5，则住户编号为 05 的住户即为第 21 个应抽家庭；5+10=15，15+10=25，即序号为 15、25 的住户即为第 22、第 23 个应抽住户。具体如表 3-3 所示。

表 3-3　样本户抽样方案

户主姓名	住户编号	抽样结果编号	户主姓名	住户编号	抽样结果编号
张 × ×	1		刘 × ×	108	
王 × ×	2	1	周 × ×	109	
李 × ×	3		杨 × ×	110	
赵 × ×	4		郑 × ×	111	
× ×	5	21（备用样本）	× ×	112	12
× ×	6		× ×	113	
× ×	7		× ×	114	
× ×	8		× ×	115	
× ×	9		……	……	
……	……		× ×	182	19
× ×	22	3	……	……	
……	……		× ×	192	20
× ×	25	23（备用样本）	……	……	
……	……		× ×	207	

样本户抽取完成后，调查人员于基线调查时进行样本户的确认。首先向住户清晰地解释本次调查的背景、目的、意义等，明确样本在监测项目实施期间享有的权利及承担的义务。双方根据实际情况，友好协商项目实施过程中的细节，如调查方式等。该住户表示愿意参加监测项目后，调查员在花名册登记该样本户基本信息，并签署知情同意书。

2）确定样本户的原则

对住户的确认以户籍资料为主要参照，与该户人口数量无关，数人一起居住生活可以作为一个住户，单身居住生活亦可以作为一个住户。原则上调查员不得因住户居住位置偏远、交通不便等原因而草率放弃该户，第一轮基线调查时 3 次上门未能与有能力参与本项目的户主或家庭成员取得联系并将其确认为样本户的，则可放弃该户，由备用样本户按顺序递补该户。监测过程中，若原户搬迁则该户剔除。当样本户在第一次监测即明确表示拒绝参与完成全部 6 次监测资料收集时，调查员应在花名册中详细记录拒访的原因。纳入样本户的人员：凡持续居住并生活在一起超过 3 个月的家庭成员、寄居亲属等；由婚嫁进入本户、新生儿纳入家庭成员。不纳入样本户的人员：外出求学、务工的本户人员不作为家庭成员；由婚嫁、婚姻关系破裂等脱离本户者不作为家庭成员；与本户已经济独立（已分家）或经济关系很微弱的子女不作为家庭成员；项目开始前已去世者不作为家庭成员。

（3）样本概况

本研究在 6 个月的监测项目期间，第一阶段监测的对象为 432 户慢性病家庭的所有成员，其中 415 户完成了 6 个月的监测，17 户仅完成了第一阶段监测。在监测的第二阶段，为进一步扩大样本量，两地按照第一阶段的抽样方式，分别新增 100 户监测家庭，其中慢性病家庭为 155 户。青山区家庭规模为每户 2.64 人，麻城市家庭规模为每户 3.25 人（表 3-4）。

表 3-4 慢性病家庭的抽样情况

分类	参加 6 个月			只参加第一阶段			只参加第二阶段		
	合计	青山区	麻城市	合计	青山区	麻城市	合计	青山区	麻城市
慢性病家庭 / 户	415	198	217	17	14	3	155	74	81
人数 / 人	1228	523	705	45	40	5	434	194	240
慢性病患者 / 人	728	330	398	27	23	4	220	94	126
非慢性病患者 / 人	500	193	307	18	17	1	214	100	114

（二）资料收集方法

1. 资料收集工具

本研究利用以下 7 种调研工具进行数据收集：监测样本户访问记录统计表；居民卫生服务利用行为监测基线调查表；月度基本信息监测表；两周病伤情况监测表；门急诊服务利用监测表；住院服务利用监测表；监测复核调查表。

2. 截面数据的收集

考虑到城乡及不同人群之间的差异，因地制宜，设计以下调查方式。①电话收集：主要适用于家庭责任人对家庭情况了解清晰，且表达清晰，一般为年龄低于 60 岁的家庭成员，若家庭责任人为年龄高于 60 岁的老年人，则应通过入户等其他方式解决；②入户收集：主要适用于 3 次打电话不接的家庭，家庭责任人为 60 岁以上老人的家庭；③召集：主要由调查员将家庭责任人召集在卫生室或社区服务站等机构进行资料收集，主要适用于患者就诊时，但应避免患者扎堆受访引起的信息干扰情况；④自报（电子问卷）：主要适用于有电子信息设备或手机移动设备的家庭，且家庭责任人有意愿并能熟练使用该信息平台收集家庭成员的卫生服务利用信息；⑤就诊时：样本户发生卫生服务利用行为（门诊 / 住院），家庭责任人应及时与调查员联系，协助完成该次医疗服务利用资料的收集。针对以上收集方式，本研究抽取不同资料收集方式的人群进行访谈，比较其选择资料收集方式的原因，从而确定不同资料收集方式的适用范围，如表 3-5 所示。

表 3-5　资料收集方式及适用条件

方式	适用条件
电话收集	家庭患病情况简单，20 分钟左右可以结束问询的情况
入户收集	家庭患病情况复杂、电话沟通不畅、赠送小礼品的情况
召集	在农村适用性好，村委会或村医的影响力较大的情况
自报（电子问卷）	家庭参与监测积极性较高，经培训后合格的情况
就诊时	患者在调查员工作的医疗机构就诊

依据本研究样本地区的实际情况，结合上述 5 种资料收集方式的优缺点，在监测过程中采用的资料调查方式如表 3-6 所示。

表 3-6　本研究资料调查的主要方式

地区	基线调查	监测表
青山区	入户	电话收集 / 入户收集 / 就诊时 / 自报
麻城市	入户	召集 / 就诊时

3. 时间序列数据的收集

由于横断面研究存在特定的研究时间点、持续性较差的问题，在居民卫生服务利用行为的动态变化研究和慢性病患者长期随访与管理等方面的弊端较为明显。本研究在横断面调查的基础上进行连续的、动态的专题监测研究，设计研究对象卫生服务利用行为监测方案，通过动态追踪研究对象的卫生服务利用行为，分析和预测其卫生服务利用行为的变化趋势。

本研究的监测周期分为两个阶段，每个阶段约为 3 个月，第一个阶段为 2015 年 4—7 月，第二个阶段为 9—12 月。监测过程包含对第一次受访家庭进行基线调查、对该家庭进行为期6个月的卫生服务利用行为的实时监测，以及后期对监测资料的收集和复核，如图3-1所示。

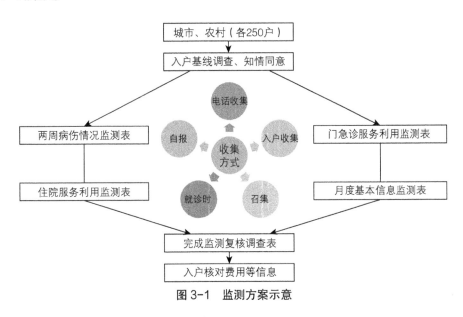

图 3-1　监测方案示意

本研究共进行 12 次监测调查，第 1 次监测为基线调查，在第 6 次和第 12 次随访调查中对票据的质量进行检查。每次监测的流程包括确定调查对象的住址和电话号码、安排路线和面访时间、入户调查等，如图 3-2 所示。

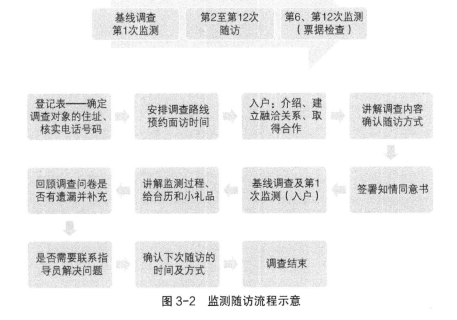

图 3-2　监测随访流程示意

4. 资料的收集原则

资料收集方式不要求统一，可由调查员根据受访对象的实际情况与受访者协商决定。主要遵循以下原则：

①以调动和维持受访者配合监测的积极性为前提；

②以受访者本人自报或自答为主，当受访者不具备自报或自答能力时，方可由对受访者卫生服务利用具体情况最为熟悉者代答；

③充分考虑受访者个体差异，多渠道获取监测资料，包括入户、电话、召集、问卷自报（纸质或电子版）等；

④问卷自报仅限于在基线调查时由调查员确定该样本户中有自报问卷能力者的家庭，调查员叮嘱其他家庭成员每次发生医疗服务利用后自行填调查表，并妥善保存至每个监测周期结束，由调查员上门收取；

⑤机构资料收集：各样本点卫生健康委定期提交本地区的医疗卫生及医保条例相关文件与机构医保数据，并实时报告医改动向。

特殊情况的处理方式：

①若本人与知情人均不在场，则由调查员在当日电话获取其监测信息；

②若卫生服务利用的费用需要报销而监测时尚未获得，则由本人或知情者在报销完成后告知调查员，调查员每隔一周电话询问；

③若存在被调查者记忆不清等情况，则由技术支持人员在每次监测资料收集完成后从城镇职工医保、城镇居民医保或新型农村合作医疗数据库中提取并核实相关信息。

5. 资料收集质量控制

在监测项目实施过程中，建立"调查员（一级质控）→复核员（二级质控）→区/县卫生健康委（三级质控）→调查指导员和技术支持人员（四级质控）"四级质量控制制度，质控的实施者及对应的质控级别如图3-3所示。

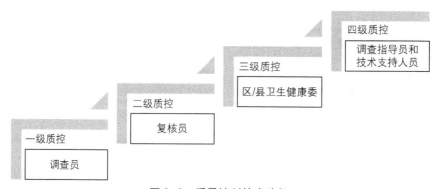

图3-3 质量控制技术路径

①一级质控：调查员收集到的资料现场复核，重点解决信息遗漏（空项）、逻辑错误等问题，完成一级质控的工作。除跳转外的问卷，所有问题都为必填题，若存在漏填则需在第一级质量控制过程中发现并解决；逻辑错误主要是指问卷前后患者回答存在互斥，调查员应现场发现并纠正。

②二级质控：二级质控要统计各地区患病率、就诊率、住院率的阳性率，并按监测户数15%的比例通过电话或入户等形式随机复核问卷质量，针对自报（电子问卷）收集方式的家庭，在此基础上还应复核其问卷填写的逻辑性、漏填情况。若阳性率到达理论值，且同户复查项目与原调查结果的符合率达到95%以上，即可填写《两周监测质量控制表》，并将问卷提交三级质控员；若阳性率低于理论值，则抽取未发生门诊服务利用的被监测户进行阳性率的复核工作。若符合率低于80%，应对全部调查户进行回访，重新调查。

③三级质控：三级质控员对二级质控员提交的《两周监测质量控制表》进行质量核查，并在核查完成后将调查表汇总，每两周向技术支持人员提交一次。

④四级质控：技术支持人员在问卷录入时对调查问卷进行四级质量控制，若发现任何质量问题，填写《两周监测质量控制表》中的四级质控部分，找出质量问卷的主要责任人，并将《两周监测质量控制表》同录入结果打包给调查指导员。调查指导员在接收问卷质量最终结果后，当日将质量复核结果反馈给各样本点并予以公示，并联系相关责任人。

6. 样本资料收集质量

（1）资料收集方式的统计结果

青山区采取电话为主、入户为辅、多种方式并行的资料收集模式，其中采取电话收集的家庭占比59%，29%的家庭选择入户的监测方式，7%的家庭选择就诊时主动上报自己的服务利用信息，5%的家庭选择自报问卷的方式；不同的是，麻城市以入户为主、电话为辅的方式收集，其中，入户调查占比39%，召集调查占比36%，而电话调查占比13%，就诊时调查占比12%。

（2）资料收集效果的统计结果

在6个月监测期间，调查人员共计回收各类问卷14 911份，其中有效问卷14 845份，占比99.56%。问卷整体填写质量较好，在监测初期对于监测问卷的漏填现象通过现场督导等方式进行了集中处理、一对一的专门培训，后期监测采取定期督导的方式进行。

1）新增、失访、拒访情况

样本增减的情况在追踪队列研究中较为多见，主要表现为监测过程中样本的增加、失访与拒访情况。通过每周期样本点提交的监测样本户花名册发现，本研究在调研过程中统计城市、农村地区的样本增减情况如下（表3-7、表3-8）。

表 3-7 监测期间青山区样本失访情况及原因

单位：人

原因	监测周期											
	1	2	3	4	5	6	7	8	9	10	11	12
外出	0	3	2	1	1	1	0	2	3	3	1	0
死亡	0	1	1	1	0	0	0	0	1	0	0	0
拒访	0	3	8	7	2	2	27	3	8	2	3	1

表 3-8 监测期间麻城市失访情况及原因

单位：人

原因	监测周期											
	1	2	3	4	5	6	7	8	9	10	11	12
外出	0	4	2	8	11	3	3	1	0	13	5	8
死亡	0	0	1	1	2	0	2	0	1	2	2	2
拒访	0	0	0	0	0	0	7	2	0	0	0	0

①外出原因：青山区最主要的失访原因为外出，其中第一阶段共计 11 人，第二阶段共计 9 人。外出主要是指被监测对象因各种原因离开该家庭，如外出打工、上学 6 个月以上，因此其自动退出监测样本。然而，相较于城市地区而言，农村地区的外出情况更为严重，其中第一阶段共计外出 28 人，第二阶段共计外出 30 人。这一现象也可以理解，主要是农村的人口流动性较大，外出务工、上学等机会较多。

②死亡原因：在监测过程中出现家庭成员过世，则自动退出监测样本。

③拒访情况：在监测过程中，统计样本部分家庭因不愿配合导致监测终止的情况相较其他原因较多，且城市地区与农村地区相比更为严重。这可能与城乡的文化风俗有关，城市地区因居民的自我保护意识较强，生活节奏较快，不愿意接受调查。

2）失访情况与调查方式的联系

调查发现，城市地区长期入户的方式可能导致患者的配合程度下降，同时由于城市地区居民居住方式的特点，电话的方式则有助于与被调查者保持较好的互动关系。然而农村地区更倾向于入户的方式，入户更有利于监测资料的有效收集，这可能主要是由于农村地区人与人之间涉及较长对话时更倾向于面对面的交流方式（表 3-9、表 3-10）。

表 3-9　青山区失访情况与调查方式的联系

单位：人

原因	监测周期											
	1	2	3	4	5	6	7	8	9	10	11	12
电话	0	4	6	7	2	1	20	5	6	6	6	6
入户	2	3	5	2	1	2	7	0	6	4	4	6
合计	2	7	11	9	3	3	27	5	12	10	10	12

表 3-10　麻城市失访情况与调查方式的联系

单位：人

原因	监测周期											
	1	2	3	4	5	6	7	8	9	10	11	12
电话	0	0	1	8	7	1	3	1	0	2	4	6
入户	0	4	2	1	6	2	2	2	1	13	3	4
合计	0	4	3	9	13	3	5	3	1	15	7	10

3）调查质量的统计结果

通过对青山区和麻城市调查人口年龄的统计分析，计算出青山区和麻城市的玛叶指数分别为 12.36 和 14.01，均小于 60，表明调查人口数据不存在严重的年龄偏好，收集的样本资料数据可以满足分析的需要（表 3-11、表 3-12）。

表 3-11　青山区玛叶指数

单位：人

年龄尾数	10～99 岁总人数	权重	20～99 岁总人数	权重	混合	百分比	与 10% 的离值
0	82	1	73	9	739	9.68%	0.32
1	85	2	74	8	762	9.98%	0.02
2	71	3	60	7	633	8.29%	1.71
3	80	4	69	6	734	9.62%	0.38
4	83	5	76	5	795	10.42%	0.42
5	80	6	71	4	764	10.01%	0.01
6	51	7	40	3	477	6.25%	3.75
7	94	8	82	2	916	12.00%	2.00
8	94	9	87	1	933	12.22%	2.22
9	88	10	75	0	880	11.53%	1.53
玛叶指数							12.36

表 3-12　麻城市玛叶指数

单位：人

年龄尾数	10～99岁总人数	权重	20～99岁总人数	权重	混合	百分比	与10%的离值
0	89	1	81	10	899	9.69%	0.31
1	111	2	103	9	1149	12.38%	2.38
2	100	3	91	8	1028	11.08%	1.08
3	113	4	101	7	1159	12.49%	2.49
4	76	5	73	6	818	8.81%	1.19
5	56	6	48	5	576	6.21%	3.79
6	72	7	71	4	788	8.49%	1.51
7	89	8	86	3	970	10.45%	0.45
8	84	9	77	2	910	9.80%	0.20
9	90	10	85	1	985	10.61%	0.61
玛叶指数							14.01

（三）资料分析方法

本研究主要运用的数据分析软件包括以下几类：利用 EpiData 3.2 完成数据录入整理；Microsoft Office 2013、IBM SPSS Statistics 22.0 数据库的清理与提取使用，利用编码技术筛选出每位患者的一次疾病周期；利用 Stata 软件构建零膨胀负二项回归，反映患者发生就诊延迟、延迟的时间长短的影响因素，进行多水平 Logistic 回归分析反映患者选择最常用服务提供者偏好及其影响因素，通过广义线性模型分析患者人际连续性得分的影响因素，并通过描述性分析及问卷回顾的方式对于患者的路径依从性进行探讨。

在本研究的连续性分析中，研究一次疾病周期内的患者的就诊间隔分布特征，通过构建零膨胀负二项回归模型探索居民就诊间隔的影响因素。当患者发生就诊行为后，探讨患者首诊机构选择及其影响因素，揭示影响患者首诊选择基层医疗机构的关键因素。对于发生多次就诊（就诊次数大于等于 2 次）的患者，为探索其行为是否具有连续性的特征，通过衡量患者就诊密度的指标 usual provider 的得分（UPC）评价患者的机构连续性、人际连续性，并通过广义线性模型探索影响其连续性得分的因素。最后，针对患者就诊机构路径的依赖性分析探讨影响居民卫生服务利用人际连续性得分的因素。

在本研究的多样性分析中，利用 R 软件中 GLMM 模型分析模块，假设不同人群的服务利用行为存在差异，根据急性病、慢性病（非高血压/糖尿病）、高血压/糖尿病患者卫生服务利用行为的多样性特征进行聚类，并挖掘其潜在影响因素；利用 Stata 软件对 3 种卫生服务利用形式的人群进行卡方检验；对中老年人的中医药服务决策情况进行 Logistic 回归分析。首先基于监测周期反映不同服务利用类型的两周利用率，如自购药、中医药、其他自我医疗、门诊、住院行为利用的动态趋势。按一次疾病周期统计患者在不同服务种类下所利用的服务内容有哪些，以及一次疾病周期内利用最多的服务种类有几种。通过居民卫生服务利用行为的动态趋势变化，分析影响患者居民卫生服务利用的季节因素、农忙因素、工作日/非工作日因素及日就诊时间的因素，揭示患者发生卫生服务利用的时间多样性特点。利用广义线性混合效应模型，将月份、季度作为混合效应，分析经济、月份、季节等动态因素对于居民卫生服务利用行为的影响。

在本研究的经济性分析中，利用 Excel 软件计算患者的聚集指数、集中指数。对不同医疗支出分组的人群特征中的有序变量采用 K-W 卡方检验，分组变量采取皮尔逊卡方检验；利用 Stata 软件构建两部分模型，探究自我药疗对于患者医疗费用的影响。按照 5%、6% ~ 30%、30% 以上将人群分为高医疗支出组、中等医疗支出组、低医疗支出组。对医疗支出的聚集性（基尼系数）与集中指数 CI 进行分析，通过单因素分析了解医疗支出的聚集性与所影响的主要人群，以及影响居民医疗支出的行为学因素。最终探索引起高医疗支出的行为流行病学因素。

四、慢性病患者多重用药一般影响因素的横断面研究

老年患者多重用药行为与其用药知识水平、年龄、用药依从性有关，多病共存、多科就诊、未能及时停药及"处方瀑布"也会导致患者多重用药。由于老年患者身体机能的退化，药物在体内的消化、吸收、代谢将受到影响，多重用药将影响药物的治疗效果及患者的生存质量，同时多重用药造成的药物不良反应频发、病死率增加、老年综合征发生率提升等危害，给个人、家庭、社会带来沉重的经济负担，严重浪费医疗资源。本研究通过探究影响老年患者多重用药的因素，提出针对老年患者多重用药的干预措施，为引导慢性病患者合理就医用药，开展慢性病患者安全管理提供参考。

本研究通过探究影响老年患者多重用药的因素，提出针对老年患者多重用药的干预措施，为引导慢性病患者合理就医用药，开展慢性病患者安全管理提供参考。

（一）样本选择方法

本研究采取整群抽样法，从武汉市的 13 个行政区中抽取 8 个行政区（包括江汉区、

江岸区、硚口区、洪山区、武昌区、汉阳区、蔡甸区、江夏区），再从中随机抽取 6 家三甲医院作为调查地点。对每一家机构以便利抽样的方式抽取 60～70 人作为样本。

样本人员纳入标准：符合高血压、糖尿病等慢性疾病的临床诊断标准的患者；因所患慢性病，服药时间在 3 个月及以上的长期服药患者；年龄 ≥ 60 岁的患者；意识清楚，能正确表达自己意愿的患者；无精神及心理疾病患者；知情并愿意配合本次研究的患者。样本人员排除标准：病情严重无法完成问卷者；不能有效沟通者；既往有精神病史者；不愿填写问卷者；急性并发症患者。

本次研究共收集问卷 400 份，其中有效问卷 388 份，有效应答率为 97.00%。

（二）资料收集方法

本研究通过前期文献分析和专家咨询，自行设计调查问卷，问卷内容包括患者的基本人口学信息及治疗基本信息两部分，基本人口学信息包括患者的年龄、性别、婚姻、教育程度、就业状况、医保类型、年收入、居住情况和子女每月探望天数。治疗基本信息包括疾病类型、近 3 个月因自身慢性疾病服药种类数、药龄、药品来源、药品信息来源、就诊机构、自感健康状况、自感疾病控制情况、是否发生不良反应、周围人群是否因多重用药发生不良反应及对医生的服务满意度等。问卷填写主要以面对面访谈方式进行，每份问卷留下患者的联系方式，方便在后续录入问卷数据有疑问时详查，以保证问卷数据的质量。在正式调查开展之前，进行为期 3 天的预调查，以修改和完善问卷信息。

（三）资料分析方法

调查收集的数据通过 EpiData3.1 录入，采用 SPSS21.0 进行单因素分析及二元 Logistic 回归分析，以探究影响老年慢性病患者多重用药的影响因素。

五、慢性病患者多重用药风险感知影响因素的横断面研究

风险作为一种普遍存在的现象，特别强调由不确定性因素导致的相关主体利益损失的可能性，风险感知则指人们对风险事物和风险特征的感受、认识和理解[18]。因患者个体间的差异性及医疗条件的局限性，医疗行为中同样存在风险，风险感知这一概念也被应用于医疗领域，称为医疗风险感知[19]。具体到慢性病患者的多重用药行为，其常常伴随着多种潜在风险，如不适当用药造成的身体风险、重复用药造成的时间风险、大量服药造成的经济风险等。通常情况下，人们对风险的感知，不仅与人们对风险本质的理解有关，还有可能受到社会文化因素和个人心理认知的影响[20]。多重用药行为的多种潜在

风险使得慢性病患者对其风险感知的形成规律较为复杂。本研究旨在通过分析慢性病患者的风险感知及其影响因素，探索慢性病患者多重用药的风险感知程度并识别出其具体来源，为医生的处方开具过程和患者合理用药水平的提升提供科学的理论依据。

（一）样本选择方法

本研究采取整群抽样的方式，于 2019 年 3—4 月在武汉市进行现场调查。将武汉市的每家三甲医院及养老院视为单个群体，从中抽取 6 家医院及 2 家养老院，对其中的高血压和糖尿病患者进行面对面的访谈，并剔除情绪不稳定、不能正常交流、无法自理由他人管理用药的患者。样本量要求和部分自变量的设置参照类似研究，如表 3-13 所示。本次研究共发放问卷并访谈 531 例患者，497 例患者的问卷成功回收并取得了有效数据，有效应答率为 93.60%。

表 3-13　被访者信息（ n=497 ）

变量		人数 / 人	占比
性别	男	192	38.63%
	女	305	61.37%
年龄 / 岁 [22]	≤ 55	51	10.34%
	56 ～ 70	168	34.08%
	71 ～ 85	192	38.95%
	≥ 86	82	16.63%
服药年数 / 年	≤ 5	146	33.64%
	6 ～ 10	103	23.73%
	11 ～ 20	100	23.04%
	>20	85	19.59%
服药数量 / 种	<5	204	46.05%
	≥ 5	239	53.95%
婚姻状况	未婚	11	2.22%
	已婚	312	62.90%
	离婚	8	1.61%
	丧偶	165	33.27%

变量		人数 / 人	占比
家庭人数 / 人 [23]	1	138	27.77%
	2	189	38.03%
	3 ～ 4	104	20.93%
	≥ 5	66	13.28%
教育程度	小学及以下	129	26.06%
	初中	144	29.09%
	高中 / 中专 / 技工学校	132	26.67%
	大专	41	8.28%
	本科及以上	49	9.90%
年收入 / 元 [24]	<36 000	107	22.43%
	36 000 ～ 54 000	120	25.16%
	54 000 ～ 72 000	121	25.37%
	>72 000	129	27.04%
医疗支付方式（多选变量）	城乡居民医保	91	18.31%
	其他	166	33.40%
	职工医保	337	67.81%
	公费医疗	49	9.86%
抑郁状况 [25]	不抑郁	423	85.11%
	轻度抑郁	53	10.66%
	中重度抑郁	21	4.23%

（二）资料收集方法

本研究基于文献研究及专家咨询方法，按照医疗风险感知的定义及其各维度的划分制定慢性病患者多重用药风险感知量表 [21]，以测量样本人员对多重用药行为潜在时间风险、经济风险、身体风险和社会心理风险的感知，根据李克特五分量表法对量表条目赋值并进行后续的量化分析评价。量表涉及的条目及对应内容如表 3-14 所示。由经过统一组织和培训的调研人员向样本人员发放问卷并协助他们填写。

表 3-14　多重用药风险感知量表条目及对应内容

条目	内容
慢性病患者购药及服药行为花费时间的风险	长期服用多种药物会占用我做其他事情的时间；服药数量较多，家人因帮助我购药而花费时间
购药行为加重经济的风险	服药数量较多，会加重我个人和家庭的经济负担；现在服用的药品，整体费用太高；花了钱却达不到预期的治疗效果
服药行为损害身体健康或引起药物不良反应的风险	服药数量较多会导致身体状况越来越差；服药数量较多更容易引发药物间的相互作用；服药数量较多更容易引起药物间不良反应
购药及服药行为不被人理解或加重心理负担的风险	服药数量较多时，担心朋友、家人无法理解自己；服药数量较多时，会对自己的健康越来越没有信心；将来会后悔选择了现在的用药方案

（三）资料分析方法

问卷访谈所得到的数据，经 Epidata 软件进行录入汇总后，使用 SPSS 软件进行单因素分析及多重线性回归分析。

六、慢性病患者多重用药决策行为及其影响因素的横断面研究

多重用药常见于慢性病共存人群，其中老年患者由于多病共存，在用药方案中往往需要多种药物联合使用的方法治疗与控制疾病的发生、发展，老年人也成为药品市场的最大消费人群 [26]。然而，由于老年患者生理、心理机能退化，部分患者服药依从性不佳，更容易出现不合理的用药现象，即不合理多重用药。不同的患者有不同的需求与偏好，其参与决策的方式和程度也因人而异，影响其决策参与的因素也不尽相同 [27-28]。并且，在临床决策中，由于医患信息不对称，患者往往处于弱势地位 [29]，患者参与医疗决策程度不高。因此，在上述背景下，本研究采取实地调研的方式从患者角度探索影响其参与决策的因素，为促进医患共同决策模式的建立提供参考。

（一）样本选择方法

由于多重用药常见于慢性病患者，而慢性病患者以老年人为主，因此本次研究主要调研对象为老年人，调研地点选取目标人群较为集中的医院与敬老院。本次研究采取整群抽样的方式，将武汉市的每家三甲医院及敬老院视为单个群体，从中抽取 6 家医院及

2家敬老院，对其中主要高血压、糖尿病患者进行面对面的访谈，本次研究中17个自变量采用非条件 Logistic 回归分析，故样本量必须为自变量个数的10倍及以上，即需要大于170份。

样本人员的纳入标准：纳入患2种慢性病及以上的高血压、糖尿病患者；神智清楚，能正常交流且配合程度较高的患者。样本人员的排除标准：配合意愿较低的患者；神志不清的患者、不能正常交流的患者和易出现生命危险的患者。

本次研究共发放问卷并访谈531例患者，497例患者的问卷成功回收并取得了有效数据，有效应答率为93.60%。

（二）资料收集方法

通过文献研究及专家咨询等方法，设计慢性病患者多重用药决策行为调查问卷，问卷由4个部分构成。

①受访者的基本人口学特征（年龄、性别、就业情况、教育程度、医保情况、婚姻情况等）。

②患者的治疗信息，包括得病种类、服药种类、服药种数（主要指患者口服治疗慢性疾病的药的种类数，含糖尿病患者皮下注射胰岛素，不含输液等治疗的药物）、是否出现不良反应、对医生服务的满意度等。

③患者参与决策量表，主要根据 Kriston 对 SDM-Q[30] 进行修正后的量表（SDM-Q-9）[31] 及陈英耀教授在患者参与医学新技术临床应用的决策[32] 中使用的量表相关条目来进行设计和实施的。包括9个条目，条目1：医护人员告诉过我可供选择的用药方案；条目2：我向医护人员询问过不同用药方案的优势与劣势；条目3：医护人员与我沟通了用药方案的所有相关信息（包括用法用量、时间和频率、副作用、不良反应）；条目4：医护人员询问过我，我更喜欢哪种用药方案；条目5：我与医护人员一起权衡过不同用药方案的利弊；条目6：我与医护人员共同决定了最终使用的用药方案；条目7：我与医护人员对具体如何应用哪种用药方案达成了共识；条目8：医护人员鼓励我参与用药方案的选择；条目9：在用药方案的选择过程中，我与医护人员有着充分的交流时间。9个条目均询问患者最近一次的购药行为中的情况，其克朗巴赫系数为0.847，KMO 值为0.892，通过了巴特利特球形检验，表明原始数据非常适合做因子分析，由表3-15旋转成分矩阵可知，每个问题只在某一个主成分上载荷大于0.6，即量表结构效度较好。

表 3-15 旋转成分分析

条目	成分	
	1	2
条目 4	0.807	
条目 1	0.764	
条目 6	0.753	
条目 5	0.745	
条目 2	0.711	
条目 8	0.660	
条目 7		0.756
条目 9		0.718
条目 3		0.614

④ CES-D 抑郁量表（Center for Epidemiologic Studies Depression Scale）[33]，共 10 个条目。抑郁使得副交感神经系统活动增强，其分泌 5- 羟色胺、γ - 氨基丁酸等异质性神经递质增多，导致机体情绪低落、优柔寡断，在制定决策中往往需要他人帮助 [34]，国外研究显示焦虑将会使得我们在日常生活中增加风险性小的行为次数，抑郁将会使得我们减少有回报性的行为，在本研究中，参与决策可能会获得更好的医疗体验可视为奖励性的结果，抑郁可能使得患者对于参与决策行为来获得更好的医疗体验无动于衷，因此本研究中加入了抑郁测量量表，对患者抑郁情况进行评估。

（三）资料分析方法

调查后的问卷通过 EpiData 3.1 录入，参考李克特五分量表法，对患者参与决策量表 9 个条目的 5 个选项从"非常同意"到"非常不同意"分别赋值 1 ~ 5 分，并计算总得分。采用 SPSS 21.0 软件对数据进行 K 均值聚类分析和二分类 Logistic 回归分析。

参考文献

[1] 唐文清，张敏强 . 加速追踪研究设计及其数据分析方法述评 [C]// 中国心理学会 . 第十五届全国心理学学术会议论文摘要集 . 广州：中国心理学会，2012: 117-118.

[2] 刘红云，孟庆茂 . 面板数据分析方法 [J]. 心理科学进展，2003, 11（5）:586-592.

[3] NICOLAS S, ZEYNEP O. Disparities in Regular Health Care Utilisation in Europe[J]. MEA

discussion paper series, 2010, 73（7）:680-685.

［4］TAYLOR J R, CAMPBELL K M. Home monitoring of glucose and blood pressure [J]. American family physician, 2007, 76（2）: 255-260.

［5］STEFANO O, GAZZOLA T, CARABELLI G, et al. Clinical usefulness and cost effectiveness of home blood pressure telemonitoring: meta-analysis of randomized controlled studies[J]. Journal of hypertension, 2013, 31（3）: 455-468.

［6］CHAUDHRY S I, MATTERA J A, CURTIS J P, et al. Telemonitoring in patients with heart failure [J]. New england journal of medicine, 2010, 363（24）: 2301-2309.

［7］陈琦，梁万年，孟群.结构方程模型及其应用 [J].中国卫生统计，2004, 21（2）:70-74.

［8］陈龙妹，冉孟冬，刘冰清，等.初发脑卒中幸存者长期生命质量变化趋势研究 [J].四川大学学报（医学版），2015, 46（2）:243-247.

［9］刘巧兰，何芙蓉，蒋敏，等.5·12地震灾区青少年心理弹性及其影响因素的纵向研究 [J].卫生研究，2013, 42（6）: 950-954, 959.

［10］王孟成，任芬，吴艳.青少年创伤后应激障碍的潜类别结构分析 [J].中华行为医学与脑科学杂志，2014, 23（9）:836-838.

［11］CARLA L, BURNS R J, SCHMITZ N. Exploring trajectories of diabetes distress in adults with type 2 diabetes; a latent class growth modeling approach [J]. Journal of affective disorders, 2015, 188: 160-166.

［12］KEN K. Generalized linear models and generalized linear mixed models for small - area surveillance[J]. Spatial and syndromic surveillance for public health, 2005: 77-94.

［13］尹文娇，赵守军，张勇.广义线性混合模型在传染病流行病学研究中的应用 [J].中国疫苗和免疫，2011, 17（4）:373-377.

［14］刘星星.广义线性混合模型在二分类面板数据中的探索研究 [D].上海：复旦大学，2014.

［15］JIANG Y, NI W. Association between supplemental private health insurance and burden of out-of-pocket healthcare expenditure in China: a novel approach to estimate two-part model with random effects using panel data[J]. Risk management and healthcare policy, 2020, 13:323-334.

［16］BLOUGH D K, MADDEN C W, HORNBROOK M C. Modeling risk using generalized linear models[J]. Journal of health economics, 1999, 18（2）:153-171.

［17］DIEHR P, YANEZ D, ASH A, et al. Methods for analyzing health care utilization and costs[J]. Annu Rev Public Health, 1999, 20（1）:125-144.

［18］SLOVIC P. Perception of risk [J]. Science, 1987, 236（4799）:280-285.

［19］曾智，项高悦，陈杏子.医疗风险感知的研究综述 [J].中国卫生事业管理，2018,35（6）:478-480.

［20］孟博，刘茂，李清水，等.风险感知理论模型及影响因子分析 [J].中国安全科学学报，2010,20（10）:59-66.

［21］方蕾.慢性病病人风险感知问卷的编制及其影响因素研究 [D].西安：第四军医大学，2015.

［22］夏丽娟.医疗风险决策的影响因素及其特征研究 [D].广州：暨南大学，2011.

［23］田丰. 中国当代家庭生命周期研究 [D]. 北京：中国社会科学院研究生院, 2011.

［24］白云, 刘广民, 王友民. 我国经济增长、居民收入对居民消费影响的实证分析：基于《4 中国统计年鉴（2016）》数据信息 [J]. 哈尔滨学院学报, 2018,39（7）:44-48.

［25］许明智, 李文波, 贾福军. 汉密顿抑郁量表的因素结构研究 [J]. 中国行为医学科学, 2006（3）:277-278.

［26］凌春燕, 管媛媛. 老年人药物不良反应及合理用药干预 [J]. 中国医院药学杂志, 2007, 27（7）: 942-943.

［27］缪爱云. 原发性肝癌患者参与治疗方式决策现状及影响因素的研究 [D]. 上海：第二军医大学, 2015.

［28］CHARLES C, WHELAN T, GAFNI A. What do we mean by partnership in making decisions about treatment[J].BMJ, 1999, 319（7212）: 780-782.

［29］刘金涛, 杜昕, 马长生, 等. 心血管疾病患者对医生信任程度对其临床决策倾向性的影响 [J]. 中国医药导报, 2014, 11（25）: 135-138.

［30］SIMON D, SCHORR G, WIRTZ M, et al. Development and first validation of the shared decision-making questionnaire（SDM-Q）[J]. Patient education and counseling, 2006, 63（3）:319-327.

［31］KRISTON L, SCHOLL I, HLZEL L P, et al. The 9-item shared decision making questionnaire（SDM-Q-9）. Development and psychometric properties in a primary care sample [J]. Patient education and counseling, 2009, 80（1）:94-99.

［32］明坚, 魏艳, 许艳, 等. 医学新技术临床应用患者参与决策及其影响因素分析 [J]. 中国医院管理, 2018, 38（3）: 15-18.

［33］RADLOFF L S . The CES-D scale a self-report depression scale for research in the general population [J]. Applied psychological measurement, 1977, 1（3）:385-401.

［34］庄丽萍, 许玉, 柯水燕, 等. 喉癌患者焦虑、抑郁情绪及其参与临床决策的状况分析 [J]. 现代临床护理, 2017, 16（2）: 22-26.

第四章　卫生服务利用行为的连续性分析

卫生服务的连续性一直是学界研究的热点话题，而卫生服务利用行为的连续性则是从需方视角体现患者利用行为的连续性。本章在介绍卫生服务利用行为连续性概念和内涵的同时，基于连续监测研究的追踪面板数据和 CHARLS 的中老年人横断面数据，从体检、就诊延迟、机构选择、就诊连续、路径选择等不同就医流程出发，反映居民的卫生服务利用行为连续性情况，为完善我国卫生服务体系提供借鉴。

第一节　卫生服务利用行为的连续性

卫生服务利用行为的连续性表现在患者自身卫生服务需求和卫生服务利用行为的一致性上，具体表现为患者是否及时地根据自身需要和医护人员建议接受检查或治疗等卫生服务，可以采用就诊延迟等指标来衡量卫生服务利用行为连续性。本章在对连续性的概念、内涵和研究现状进行介绍的基础上，对居民卫生服务利用行为连续性的特征进行了分析。

一、卫生服务利用行为连续性定义

20 世纪 60 年代，美国学者 Folsom 最先对卫生服务连续性进行了概念界定，他认为卫生服务连续性是指服务利用者能够最大限度地被同一个卫生服务提供者服务 [1]。该定义的总结和提出源自欧美国家家庭医生（family physician，FP）为其居民提供医疗服务的传统。随着卫生系统的改变、医疗技术的进步和居民需求层次的提高，患者很难固定地获得同一个卫生服务提供者的医疗服务。于是，研究者对卫生服务连续性的概念界定发生了很大的变化。1976 年，Shortell 指出卫生服务连续性是指感到身体不适的患者获得不同医疗单位提供的与需求相适应的一系列协调、不间断的服务 [2]。1996 年，Rogers 和 Curtis 将此概念进一步的延伸，提出"医疗服务的连续性是指在医疗机构提供服务的过程中所包含的多学科之间的连续、信息传递的连续及患者与医生人际关系的连续" [3]。

Haggerty 等在研究中发现，针对不同类型的卫生服务，连续性定义的侧重点有所不同[4]。例如，在初级卫生保健中，连续性更加强调服务提供者和利用者之间的相互关系。国内学者将卫生服务连续性定义为"从疾病发生、发展、转归到康复过程的医学干预连续性"[5]。

二、卫生服务利用行为连续性的国内外研究现状

卫生服务利用行为连续性的相关研究大多从卫生服务的供方角度进行，探究医疗机构或医护人员等卫生服务提供者能否为患者提供连续的卫生服务或与患者建立连续的医患人际关系。立足于需求方的卫生服务利用行为连续性研究相对较少，患者的就诊及时性是当前主要的研究主题。

目前，关于就诊时间连续性的相关研究较少，主要的研究方向集中于患者的就诊延迟及其影响因素的评价。患者就诊延迟属于时间连续性的研究范畴，国内有研究分别对患者就诊延迟天数及原因主次进行描述，发现初始症状较轻、无医疗保障、贫困户或低保户、家庭收入较低是发生就诊延迟的影响因素。同时，患者初始症状严重程度、到乡镇卫生院的时间、有无医疗保障、每周工作天数影响就诊延迟程度[6-8]。国外的就诊延迟研究主要针对某种疾病就诊延迟，如儿童疟疾发病超过 48 小时就诊影响因素[9-10]；Sreeramareddy 等人系统评价了肺结核诊断延迟的相关文献，发现肺结核病的平均就诊延迟天数为 31.5 天[11]。也有研究者从社会经济、性别、卫生服务利用角度阐述确诊延迟的决定因素，结果发现女性、受教育程度较低、与基层医疗机构医生缺乏整合的患者比较容易发生确诊延误[12]。Khraim 等人研究发现，肺结核患者就诊延迟的影响因素包括肺部其他疾病共存、受教育水平、疾病意识、病耻感及性别等[13]。Storla 等人在针对急性心脏病患者院前延误的研究中发现，院前延误会导致发病率、死亡率和治疗费用的提高[14]。Bai 等人研究发现，远离卫生机构、寻求民间治疗及人均收入较低等因素与农村患者的诊断延迟之间有密切联系[15]。通过对上述文献的归纳和总结，不难发现，国外有关时间连续性的研究多数从延迟就诊天数及其人口学、可及性、社会经济等常见影响因素来分析，并且未对不同人群、不同服务提供者、不同疾病严重程度的时间连续性进行比较。虽然国内卫生服务利用行为连续性的相关研究与国外相比更关注癌症等慢性病患者，但是国内研究主题同样大多是针对影响就诊延迟的因素，研究方法多为横断面研究，如吴晓丹等研究发现，症状隐匿、缺乏相关知识等是影响直肠癌患者就诊延误的主要原因[16]；周志坚等研究发现，精神分裂症患者的就诊延误与求助首选措施有关联[17]；有研究发现知识缺乏、交通不便、经济拮据、基层医生误诊及家属不重视等是影响深静脉血栓形成患者延误就诊的原因[18]。从当前已有的研究成果来看，不同疾病患者的平均就诊延误天数

不尽相同，且维持在 20～60 天，患者就诊延误的影响因素包括性别、收入、受教育水平等人口学因素，疾病严重程度、自身健康状况、是否存在共病等自身健康因素，以及交通便利情况、首诊情况、家庭支持情况等社会因素。

国内对于连续性行为的研究较少，评估框架及理论基础大多借鉴国外对连续性的研究框架及定义 [19]。有国内学者针对高血压的人际连续性行为进行了测量 [20]，也有研究者从连续性治疗 [21]、连续性护理 [22]、连续性用药的角度 [23] 对连续性行为进行了研究。目前，我国有研究者主要从医疗服务的提供者与利用者角度通过患者携带病历信息和医生利用病历信息的情况来反映信息连续性现状。已有研究者通过两级机构检查结果是否互认的角度评价我国县乡两级机构的服务连续性。研究发现，县乡两级检查结果互认的现状较差，服务的连续性不高。同时，中观层次纵向连续性的研究发现，将县医院作为最常用服务机构的患者最多，将村卫生室作为最常用服务机构的次之，在乡县村三级医疗机构就诊不固定的患者存在地区差异 [24]。

虽然我国已经具备了卫生服务连续性的研究基础，但是连续性行为的研究范畴仍存在一定局限性，主要体现在以下几个方面。首先，针对最常用服务提供者（Usual Provider）的研究局限于现状研究，并未考察最常用服务提供者的差异对于居民卫生服务利用行为的影响；其次，国内虽有研究者利用最常用服务提供者进行服务连续性的评价，然而其研究仅聚焦在机构的连续性上，对于人际连续性中更深层次的部分，即因同一种疾病就诊于同一个医生的连续性特征及影响因素没有进行较好的揭示；再次，针对患者连续性行为的研究并未从服务路径的依赖性角度分析，即患者在一次疾病周期内机构路径及服务路径的分布特征，并从中发掘患者是否存在路径的依赖性，即用所谓的治疗惯性来反映患者服务利用路径的连续性；最后，服务连续性研究中患者从发生身体不适到去医疗机构就诊之间的时间间隔属于时间维度的就诊连续性，但针对这些问题的研究并不多见。

第二节　体检时间间隔分析

体检服务利用作为预防保健服务利用的一种，常常成为卫生服务利用研究的考察对象。健康体检可以及时发现身体的潜在风险，及时改变不健康的生活方式，发现问题后可在疾病早期进行治疗，防止病情进一步恶化。因此，体检服务不仅可以帮助居民规避疾病风险，还可以缓解卫生服务系统和医保基金的运行压力。然而，在有效时间间隔内进行体检才能起到维护健康的作用。体检的时间间隔过长，难以及时检测出潜在的疾病风险。对于身体状况下滑较快的中老年人来说，一年一次体检是相对规范的健康体检时间间隔[25]。

时间间隔这一指标，不仅可以衡量体检对居民健康的保护作用，也可以评价这类长期健康管理服务的连续性。本节内容选取体检服务利用较为集中的中老年人作为研究对象，评估我国中老年人的体检服务利用情况，同时基于体检服务利用的时间跨度反映受访者体检服务利用的连续性。

CHARLS 医疗保健与保险问卷中通过"您最近一次常规体检是什么时候？（不包括 CHARLS 体检）"这一问题反映受访者的体检服务利用情况，本节内容基于 CHARLS 数据库 2018 年的调查结果，对我国中老年人体检服务利用的时间间隔进行分析。受访者距离上一次体检服务利用时间间隔分布如表 4-1 所示。

表 4-1 受访者距离上一次体检服务利用时间间隔分布

时间间隔	人数 / 人	比例	累计比例
1 个月内	945	9.73%	9.73%
1～3 个月	2254	23.20%	32.93%
3～6 个月	2462	25.34%	58.28%
6～12 个月	1223	12.59%	70.87%
1～3 年	2725	28.05%	98.92%
3 年以上	105	1.08%	100.00%

在 19 776 名受访者中，有 9714 例样本曾经产生过体检服务利用，且体检服务利用率为 49.12%，仍有大量中老年人从未进行过体检服务利用，体检管理模式仍需改进，健康宣传教育工作应加大力度。在服务利用连续性方面，CHARLS 数据库提供了访谈距上次体检的时间间隔信息，在发生过体检服务利用的中老年人群中，58.28% 的中老年人在近半年内完成过体检，70.87% 的中老年人在 1 年内完成过体检。受限于二手数据问题设置的局限性，CHARLS 数据库不能完整地反映我国中老年人健康管理服务的利用连续情况，但仍有 29.13% 的中老年人达不到每年体检的要求，服务利用的连续性存在缺陷。

第三节 就诊延迟分析

就诊延迟是患者在进行卫生服务利用时较为普遍的现象。国内外学者研究发现，影响患者发生就诊延迟的常见因素有健康控制观、健康促进能力、家庭支持、年龄、医院离家距离、经济状况、有无医保、初始症状严重程度、是否有时间及时就诊等。不同疾病的患者就诊延迟的平均天数也有所差异，相关研究表明肺结核患者的平均就诊延迟天数为 18 ~ 25 天，直肠癌的平均就诊延迟天数为 50 ~ 170 天，糖尿病的平均就诊延迟天数为 30 ~ 40 天。就诊间隔一般以延迟就诊天数作为评价指标，具体表现为从发病感到不适时到首次就诊时的时间间隔。

在本研究中，就诊延迟作为表征患者卫生服务利用行为指标之一，旨在反映患者在发生身体不适时是否及时做出就诊决策而利用卫生服务。通过询问患者在一次疾病周期内第一次因该疾病就诊（门诊 / 住院）的时间与患者第一次身体不适的发生时间，计算二者之差反映患者的就诊延迟。

一、就诊延迟的特征分析

通过对居民的就诊延迟绘制直方图（图 4-1）发现，1070 例患病人群的就诊延迟天数分布呈偏态分布，间隔时间为 0 ~ 28 天。就诊延迟为 0 天的占比为 54.49%，这意味着大部分患者未发生就诊延迟，发生就诊延迟的患者的间隔天数呈逐渐下降的趋势。

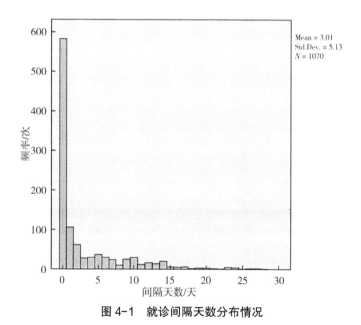

图 4-1 就诊间隔天数分布情况

二、就诊延迟的影响因素分析

针对就诊延迟分布，存在较多的 0 值，不服从正态分布，且对数转换后依然不服从正态分布的情况。考虑采用零膨胀负二项回归的方式构建就诊延迟影响因素模型。检验结果显示，若模型中 alpha 的置信区间不经过 0，那么表示可以使用零膨胀负二项回归。零膨胀负二项回归可拆成第一步逻辑回归与第二步负二项回归。逻辑回归的因变量为是否有就诊延迟，负二项回归的因变量为就诊延迟时间的长短。

表 4-2 列举了卫生服务利用行为连续性研究所需的变量。疾病类别的分类依据为首诊服务中疾病的所属系统，如表 4-3 所示，在调查的首诊服务中共有 18 种疾病，其中呼吸系统疾病最多，占到了 35.70%，其次是消化系统疾病和循环系统疾病，所占比例分别是 20.77% 和 17.92%。

表 4-2　居民连续性服务利用行为研究所需变量 *

变量	变量解释
性别	①男；②女
年龄	① 45 岁以下；② 45 ～ 55 岁；③ 55 岁以上
教育水平	①小学及以下；②初中及以上
地域	①城市；②农村
收入水平	指城市家庭月均可支配收入 / 农村家庭月均纯收入。按照收入三分位计算：①低收入人群；②中等收入人群；③高收入人群
医疗保险	①城镇职工基本医疗保险；②城乡居民基本医疗保险，包括城镇居民基本医疗保险和新型农村合作医疗保险；③其他，没有参加上述两种保险的人群
最常用服务提供者	①基层；②高层级医疗机构；③不固定
首诊疾病严重程度	根据患者发生首诊时自感疾病严重程度划分：①轻度；②中度；③重度
自评健康状况	①＜ 60；② 60 ～ 80；③＞ 80
到基层医疗机构的距离	①＜ 2 km；②＞ 2 km；
疾病类别	①呼吸系统；②消化系统；③循环系统；④其他
个人慢性病分组	① 0 种；② 1 种；③ 2 种及以上

注：* 变量解释适用于本章其他研究。

表 4-3　首诊服务中疾病系统类别分布

排名	系统类别	频数 / 次	百分比	累计百分比
1	呼吸系统疾病	251	35.70%	35.70%
2	消化系统疾病	146	20.77%	56.47%
3	循环系统疾病	126	17.92%	74.40%
4	肌肉、骨骼系统和结缔组织疾病	50	7.11%	81.51%
5	泌尿生殖系统疾病	29	4.13%	85.63%
6	损伤和中毒	23	3.27%	88.90%
7	内分泌、营养和代谢疾病及免疫疾病	19	2.70%	91.61%
8	眼及附器疾病	16	2.28%	93.88%
9	皮肤和皮下组织疾病	11	1.56%	95.45%
10	恶性肿瘤	9	1.28%	96.73%
11	神经系病	6	0.85%	97.58%
12	传染病	5	0.71%	98.29%
13	其他	4	0.57%	98.86%
14	精神病	4	0.57%	99.43%
15	寄生虫病	1	0.14%	99.57%
16	起源于围产期的情况	1	0.14%	99.72%
17	耳和乳突疾病	1	0.14%	99.86%
18	血液和造血器官疾病	1	0.14%	100.00%
	合计	703	100.00%	100.00%

注：分类标准来源于国家卫生服务调查的疾病系统分类指南。

　　如表 4-4 所示，由零膨胀负二项回归中的第一部分的"计数过程"结果可以看出地域、疾病类别、个人慢性病分组、最常用服务提供者、医疗保险对于患者发生就诊延迟的天数长短有着显著影响。从需求因素来看，消化系统疾病、循环系统疾病、其他疾病的患者发生就诊延迟的长度分别是患呼吸系统疾病患者的 1.52 倍、1.58 倍和 1.54 倍（系数求 Exp 所得）。可以看出，呼吸系统疾病更加倾向于及时就诊，这可能是由于呼吸系统疾病大多是急性病。针对个人慢性病分组情况，非慢性病人群更倾向于在疾病发作时直接到医疗机构就诊，患有 1 种、2 种及以上慢性病的患者或其家庭成员就诊延迟的时间长于非慢性病人群，延迟就诊的天数分别是非慢性病人群的 2.34 倍和 2.26 倍（系数求

Exp 所得）。这可能是由于慢性病患者多对自己的患病情况有一定的了解，在长期的自我管理过程中具备一定的应对疾病的能力，因此不会选择立即就诊。而对于非慢性病人群而言，其发生身体不适后，很难判断疾病的种类及其严重程度，所以大多数人会更倾向于选择直接到医疗机构就诊。从促进因素的角度来看，参加城乡居民医保发生就诊延迟的天数是参加城镇职工医保人群的 4.19 倍（系数求 Exp 所得），这可能是由于城镇职工医保的保障水平较高，患者更倾向于寻求及时的医疗服务，而城乡居民医保和其他医保的保障水平较低，患者容易拖延较长时间。最常用服务提供者不固定的人群相对于最常用服务提供者固定在基层医疗机构的人群就诊延迟较长，这可能是由于患者没有和一家医疗机构保持紧密的关系，容易发生就诊延迟。

由第二部分"0 过程"回归分析结果可以看出，首诊疾病的严重程度、疾病类别、年龄对于就诊间隔时间的长短有着显著影响。从需求因素的角度看，首诊疾病严重的患者相比于症状较轻的患者更倾向于及时就诊。可以理解为首诊疾病较为严重的患者往往需要及时接受医疗机构的治疗，患者也会为了避免病情拖延带来的健康风险选择及时治疗。从诱发因素角度来看，相较于 45 岁以下患者，45 岁以上患者就诊更及时，可以说明 45 岁以上的人群对于其疾病的重视程度高于 45 岁以下患者。

表 4-4　就诊间隔零膨胀负二项回归模型

项目名称		系数	标准误	z 值	P 值	95% 置信区间	
计数过程							
首诊疾病的严重程度	轻						
	中度	0.033	0.144	0.23	0.819	−0.250	0.316
	严重	0.183	0.169	1.08	0.279	−0.149	0.515
地域	城市						
	农村	−0.685	0.365	−1.88	0.061	−1.400	0.030
疾病类别	呼吸系统疾病						
	消化系统疾病	0.422	0.165	2.56	0.010*	0.099	0.744
	循环系统疾病	0.455	0.170	2.68	0.007**	0.122	0.787
	其他	0.432	0.161	2.69	0.007**	0.117	0.747
个人慢性病分组	0						
	1 种	0.848	0.238	3.57	0.000***	0.382	1.314
	2 种及以上	0.814	0.260	3.14	0.002**	0.305	1.323

续表

项目名称		系数	标准误	z 值	P 值	95% 置信区间	
最常用服务提供者	基层机构						
	高层级机构	−0.262	0.182	−1.44	0.150	−0.618	0.094
	不固定	0.436	0.186	2.34	0.019*	0.071	0.802
年龄	45 岁以下						
	45～65 岁	0.191	0.264	0.72	0.469	−0.327	0.710
	65 以上	0.118	0.269	0.44	0.662	−0.409	0.645
医疗保险	城镇职工医保						
	城乡居民医保	1.433	0.361	3.97	< 0.000***	0.725	2.141
	其他	1.116	0.223	5.02	< 0.000***	0.680	1.552
过程							
首诊疾病的严重程度	轻度						
	中度	−0.368	0.243	−1.52	0.129	−0.844	0.108
	严重	−1.334	0.437	−3.05	0.002**	−2.190	−0.478
地域	城市						
	农村	0.372	0.331	1.12	0.261	−0.277	1.020
疾病类别	呼吸系统疾病						
	消化系统疾病	−0.116	0.283	−0.41	0.682	−0.670	0.439
	循环系统疾病	−1.452	0.412	−3.52	< 0.000**	−2.260	−0.644
	其他	−0.222	0.277	−0.80	0.424	−0.766	0.322
年龄	45 岁以下						
	45～65 岁	−0.617	0.293	−2.10	0.035*	−1.192	−0.042
	65 岁以上	−0.939	0.362	−2.59	0.010**	−1.649	−0.229
	_cons	0.933	0.390	2.40	0.017*	0.170	1.697
	/lnalpha	−0.243	0.210	−1.16	0.247	−0.656	0.169
	alpha	0.784	0.165			0.519	1.184

注：①模型的拟合优度为 −1541.601，$P >$ chibar^2，chibar$^2 < 0.001$。

②* 为 $P < 0.05$，** 为 $P < 0.01$，*** 为 $P < 0.001$。下同。

第四节 首诊偏好分析

居民的首诊选择是其卫生服务利用行为的开端，因此，居民的首诊偏好可能对其卫生服务利用行为的效果产生影响。以往关于居民首诊医疗机构选择的研究表明，影响居民选择首诊医疗机构的常见因素有文化程度、职业、上年平均收入、自评健康状况、上年医疗费用、是否患慢性病、是否知晓分级诊疗制度等。而对于基层医疗机构而言，由于其医疗资源配置和医保引导作用未发挥等原因，并没有被居民充分利用，也没有发挥到最大价值。高层次医疗机构则与之相反，存在供不应求的现象，并且存在需求与服务提供不匹配的现象，高层次医院的资源设备用于诊断一些常见或轻微的疾病，在一定程度上造成了医疗资源浪费。

基于前期研究构建的服务行为评价概念框架，本研究从一次疾病周期数据库中选取了 867 例可判定首诊机构的调查样本作为研究对象来分析居民的首诊偏好。首先描述居民首诊选择的特征，通过单因素分析确定影响患者首诊选择基层医疗机构的因素，再基于行为学概念框架，通过 3 个回归模型逐步拟合的方式对影响患者首诊机构选择的因素进行研究。

一、首诊机构的偏好特征分析

通过对监测数据的统计分析发现（表 4-5）：城乡居民对首诊机构的选择具有显著性差异。城市患者的首诊机构更多是市级及以上医疗机构，占比为 59.1%。而农村患者的首诊机构最多的是村卫生室，占比为 52.3%。城乡居民首诊选择二级医疗机构的差异性并不显著，占比分别为 32.9% 与 30.8%。

表 4-5 城乡居民就诊机构选择偏好特征

单位：次

分类	机构级别	城市	农村	卡方值	P 值
基层	一级机构 [a]	26（7.9%）	282（52.3%）	224.210	< 0.001***
	二级机构 [b]	108（32.9%）	166（30.8%）		
非基层	三级及以上机构 [c]	194（59.1%）	91（16.9%）		

注：a 为村卫生室 / 社区卫生服务站；b 为乡镇卫生院 / 社区卫生服务中心；c 为县医院 / 市级及以上医院。

为了进一步研究监测对象对就诊机构的选择偏好，我们对拥有不同首诊偏好的患者经常利用的医疗机构类型进行了统计分析，具体如表 4-6 所示。由表中结果可知：选择一级医疗机构作为首诊机构的患者可能会更多地选择基层医疗机构作为其服务的主要提供者，选择二级医疗机构作为首诊机构的患者中也有 90.5% 的患者经常选择基层医疗机构就诊。而选择三级及以上医疗机构作为首诊机构的患者更加倾向于选择非基层医疗机构作为其服务的主要提供者，占比为 62.1%。由此可以推测：居民的就诊偏好会影响到服务的连续性。

表 4-6　首诊偏好对患者最常用服务提供者的影响

单位：次

首诊机构		最常用服务提供者			卡方值	P 值
		基层	非基层	不固定		
基层	一级机构 [a]	26（86.9%）	8（2.6%）	32（10.5%）	512.647	< 0.001***
	二级机构 [b]	24（90.5%）	7（2.6%）	19（6.9%）		
非基层	三级及以上 [c]	37（13.0%）	177（62.1%）	71（24.9%）		

注：a 为村卫生室 / 社区卫生服务站；b 为乡镇卫生院 / 社区卫生服务中心；c 为县医院 / 市级及以上医院。

二、影响首诊偏好的单因素分析

对监测数据的单因素分析结果显示：影响居民首诊选择的因素分别有年龄、地域、医疗保险、首诊疾病严重程度、到基层医疗机构的距离、疾病系统类别分类和所患慢性病数量。其中，性别、教育水平、收入水平对于患者是否选择首诊在基层没有显著性影响，具体如表 4-7 所示。由表中结果可以看出：选择基层医疗机构首诊的患者年龄大部分在 65 岁以下，选择非基层医疗机构首诊的 65 岁以上患者占到了 47.72%。选择非基层医疗机构首诊的患者主要居住于城市，占比为 70.18%。参加城乡居民医保的居民总体相较于参加城镇职工医保的居民更倾向于首诊在基层，选择基层医疗机构首诊的城乡居民医保患者占到了 75.60%。疾病严重程度高的患者更倾向于就诊于非基层医疗机构，疾病严重程度一般或较轻的患者更愿意前往基层医疗机构首诊。到基层医疗机构的距离 > 2 km 可能会减少居民对首诊在基层的选择，到基层医疗机构的距离不同导致患者首诊机构选择上的差异，且差异具有显著性。相较于其他系统疾病，呼吸系统疾病更倾向于在基层医疗机构首诊。此外，所患慢性病数量越多的患者，由于患病情况较为复杂，对医疗技术水平的要求较高，越倾向于在高层级医疗机构就诊。

表 4-7　影响首诊选择的单因素分析

单位：次

基本特征	总人群	基层	非基层	P 值
	867（100.00%）	582（67.13%）	285（32.87%）	
性别				
男	429（49.48%）	277（47.59%）	152（53.33%）	0.129
女	438（50.52%）	305（52.41%）	133（46.67%）	
年龄				
< 45 岁	237（27.34%）	171（29.38%）	66（23.16%）	< 0.001***
45 ～ 65 岁	329（37.94%）	246（42.27%）	83（29.12%）	
> 65 岁	301（34.72%）	165（28.35%）	136（47.72%）	
教育水平				
小学及以下	420（48.44%）	309（53.09%）	111（38.95%）	< 0.001***
初中及以上	447（51.56%）	273（46.91%）	174（61.05%）	
地域				
城市	539（62.17%）	128（21.99%）	200（70.18%）	< 0.001***
农村	328（37.83%）	454（78.01%）	85（29.82%）	
收入水平				
低	214（24.68%）	143（24.57%）	71（24.91%）	0.126
中	321（37.02%）	228（39.18%）	93（32.63%）	
高	332（38.29%）	211（36.25%）	121（42.46%）	
医疗保险				
城镇职工医保	267（30.80%）	110（18.90%）	157（55.09%）	< 0.001***
城乡居民医保	547（63.09%）	440（75.60%）	107（37.54%）	
其他	53（6.11%）	32（5.50%）	21（7.37%）	
最常用服务提供者				
基层	550（63.44%）	512（87.97%）	38（13.33%）	< 0.001***
非基层	192（22.15%）	15（2.58%）	177（62.11%）	
不固定	125（14.42%）	55（9.45%）	70（24.56%）	

续表

基本特征	总人群	基层	非基层	P 值
	867（100.00%）	582（67.13%）	285（32.87%）	
首诊疾病严重程度				
轻	285（32.87%）	203（34.88%）	82（28.77%）	< 0.001***
中	470（54.21%）	343（58.93%）	127（44.56%）	
重	112（12.92%）	36（6.19%）	76（26.67%）	
自评健康状况				
< 60 分	148（17.07%）	93（15.98%）	55（19.30%）	0.382
60～80 分	488（56.29%）	328（56.36%）	160（56.14%）	
> 80 分	231（26.64%）	161（27.66%）	70（24.56%）	
到基层医疗机构的距离				
< 2 km	686（79.12%）	493（84.71%）	193（67.72%）	< 0.001***
> 2 km	181（20.88%）	89（15.29%）	92（32.28%）	
疾病系统类别分类				
呼吸系统疾病	280（32.30%）	224（38.49%）	55（19.30%）	< 0.001***
其他系统疾病	168（19.38%）	125（21.48%）	43（15.09%）	
消化系统疾病	179（20.65%）	113（19.42%）	66（23.16%）	
循环系统疾病	240（27.68%）	120（20.62%）	121（42.46%）	
慢性病数量				
0 种	199（22.95%）	149（25.60%）	50（17.54%）	< 0.001***
1 种	266（30.68%）	194（33.33%）	72（25.26%）	
≥ 2 种	402（46.37%）	239（41.07%）	163（57.19%）	

注：* 为 $P < 0.05$，** 为 $P < 0.01$，*** 为 $P < 0.001$。

三、影响首诊偏好的 Logistic 回归模型

根据前期研究建立的概念模型，回归模型 1 主要纳入诱发因素，包括性别、年龄、教育水平；回归模型 2 新增促进因素，包括收入水平、地域、医疗保险、到基层医疗机构的距离；回归模型 3 新增需求因素，包括首诊疾病严重程度、疾病系统类别分类、所

患慢性病数量。回归模型的构建具体如下所述，最终将表 4-8 所呈现的影响因素纳入二分类 Logistic 回归模型。

表 4-8　首诊选择的模型构建

模型	决定因素
模型 1	性别、年龄、教育水平
模型 2	性别、年龄、教育水平、地域、收入水平、医疗保险、到基层医疗机构的距离
模型 3	性别、年龄、教育水平、地域、收入水平、医疗保险、到基层医疗机构的距离、首诊疾病严重程度、疾病系统类别分类、所患慢性病数量

从回归结果可以发现，模型 1 中年龄大于 > 65 岁（OR=2.59，95% CI：1.53~4.39）的人群更倾向于选择到非基层医疗机构进行首诊，其原因可能与老年人所患疾病病情一般比较严重、症状也较为复杂有关，也可能与年龄较大的人多居于城市、有城镇职工医疗保险等其他因素有关。在模型 2 中，年龄在选择首诊机构上的优势消失，同时显现不同地域即城乡之间在选择首诊机构中的差异，即农村居民相较于城市居民更倾向于选择基层医疗机构作为首诊机构（OR=10.44，95% CI：3.71~29.36），这主要由于城市的卫生资源较为集中，居民的就医选择较多。同时，模型发现，人群中的高收入人群更倾向于首诊机构选择非基层医疗机构（OR=2.02，95% CI：1.07~3.79），且是低收入人群的 2.02 倍。

在模型 3 中发现，除了地域、收入水平对首诊机构选择的影响外，首诊疾病程度中自感疾病程度严重的患者更倾向于选择到高层级医疗机构进行首诊（OR=5.44，95% CI：2.40~12.33），也就是自感疾病严重的患者选择高层级医疗机构的可能性是自感疾病程度较轻的患者的 5.44 倍。同时，在模型中发现，不同疾病对于患者选择首诊机构也存在一定影响（OR=3.10，95% CI：1.55~6.21），相较于呼吸系统疾病，除了消化系统及循环系统外的其他疾病更倾向于首诊在高层级医疗机构。首诊选择影响因素的 Logistic 回归分析的模型最终结果如表 4-9 所示。

表 4-9　首诊选择的影响因素的 Logistic 回归分析

变量	优势比（95% 置信区间）		
	模型 1	模型 2	模型 3
性别			
男	1.00	1.00	1.00
女	0.89（0.66，1.20）	0.81（0.58，1.13）	0.77（0.53，1.11）

变量	优势比（95% 置信区间）		
	模型 1	模型 2	模型 3
年龄			
＜ 45 岁	1.00	1.00	1.00
45 ～ 65 岁	0.77（0.52，1.13）	0.78（0.50，1.23）	0.48**（0.28，0.81）
＞ 65 岁	2.15***（1.48，3.13）	0.95（0.58，1.53）	0.59（0.33，1.05）
教育水平			
小学及以下	1.00	1.00	1.00
初中及以上	1.96***（1.44，2.65）	1.01（0.68，1.50）	0.87（0.56，1.34）
地域			
农村		1.00	1.00
城市		0.11***（0.06，0.20）	0.08***（0.04，0.15）
收入			
低		1.00	1.00
中		1.00（0.64，1.56）	0.99（0.60，1.62）
高		1.79*（1.15，2.79）	2.05**（1.28，3.30）
医疗保险			
城镇职工医保		1.00	1.00
城镇居民医保		1.15（0.58，2.29）	1.39（0.66，2.92）
其他		1.53（0.62，3.77）	1.13（0.40，3.21）
到基层医疗机构的距离			
＜ 2 km		1.00	1.00
＞ 2 km		2.55***（1.66，3.90）	2.42***（1.52，3.86）
首诊疾病严重程度			
轻			1.00
中			1.14（0.76，1.73）
重			7.01***（3.84，12.77）

变量	优势比（95% 置信区间）		
	模型 1	模型 2	模型 3
疾病严重程度分类			
呼吸系统疾病			1.00
消化系统疾病			1.42（0.80，2.55）
循环系统疾病			0.97（0.55，1.71）
其他系统疾病			2.84***（1.72，4.69）
慢性病数量			
0 种			1.00
1 种			1.10（0.61，1.98）
≥ 2 种			1.81（0.99，3.29）

注：* 为 $P < 0.05$，** 为 $P < 0.01$，*** 为 $P < 0.001$。

第五节　患者选择的连续性研究

一、机构的连续性

在研究患者半年内的机构连续性、人际连续性、服务利用连续性时，本研究借鉴了国际上研究人际连续性的最常用服务提供者的计算方法。通过调查患者是否长期就诊于同一个医疗机构，来评价患者所获得的机构服务的连续性，并基于该概念探索不同机构作为最常用服务提供者对于患者服务利用行为的影响。在此基础上对就诊于同一个医生的连续性进行评价。由于我国还未实现真正意义上的家庭医生制度，因此本研究用"患者就诊后是否记住该医生"和"是否连续就诊于同一名医生"来评估患者的人际连续性。最后，从规律性服务利用行为角度研究服务的连续性，调查规律性服务利用现状及人群特征[26]。

最常用服务提供者（Usual Provider of Care）是指当患者感到身体不适寻求医疗服务时，患者经常就诊的医疗单位的总称[27]。作为一种日常医疗资源（Usual Source of Care），患者可以通过最常用服务提供者在服务连续性提供上的优势进而获得医疗质量好、患者满意度高及疾病得到良好控制的诸多益处。在美国，最常用服务提供者的贡献已经得到广泛报道，研究者还进一步讨论了哪些因素是影响患者能否获得最常用服务提供者的关键点，并针对如何使更多患者拥有最常用服务提供者提出若干建议。

本研究分析患者 6 个月内所利用机构的连续性的主要目的是判定患者在特定时间段内长期就诊于哪一级服务机构，从而揭示患者的机构连续性偏好。选择经常服务提供者作为连续性的测量指标。UPC 比率（Usual Provider Continuity Ratio）是测量就诊连续性指标中使用较多的一种，用于反映患者与卫生服务提供者之间关系的紧密程度。本研究利用 UPC 的计算思想，分析了 588 例患者的最常就诊机构构成（表 4-10），以及每个患者在最常就诊机构的就诊比例。该比例低，说明就诊连续性低，该比例高，说明就诊的连续性程度高。

表 4-10　不同层级医疗机构中最常用服务提供者的构成情况

单位：人

	基层	非基层	不固定	合计
青山	71（28.74%）	150（60.73%）	26（10.53%）	247（100.00%）
麻城	247（72.43%）	51（14.96%）	43（12.61%）	341（100.00%）
合计	318（54.08%）	201（34.18%）	69（11.73%）	588（100.00%）

基于国际上计算 UPC 的通行做法，本研究选择半年内患者就诊选择次数最多的医疗机构作为其最常就诊机构。UPC 的计算方法如下所述。

UPC 得分为患者在最常就诊的医疗机构就诊次数与患者就诊总次数的比值，其中，UPC 的分值在 0~1 分，越接近于 0 说明患者就诊越不集中，分值为 1 说明患者就诊倾向于同一个医疗机构。

研究发现：监测对象将非基层医疗机构作为最常用服务提供者的最多，占到所有调查患者的 54.08%；将基层作为最常用服务提供者的次之，占 34.18%；在基层与非基层之间就诊不固定的，即在不同医疗机构之间就诊次数相同且共同位居第一，此类患者占 11.73%（表 4-10）。

调查结果显示：UPC 的分值不服从正态分布，表 4-11 给出了 UPC 的众数和四分位情况。从表中结果可以看出：城市地区的非基层医疗机构的连续性得分最高，为 0.94；农村地区患者将基层医疗机构作为最常用服务提供者的机构连续性得分最高，为 0.90。

表 4-11　机构连续性的 UPC 分值

	青山			麻城			合计 / 人
	基层	非基层	不固定	基层	非基层	不固定	
人数 / 人	71	150	26	247	51	43	588
均数	0.89	0.94	0.48	0.90	0.88	0.46	
中位数	1.00	1.00	0.50	1.00	1.00	0.50	
众数	1.00	1.00	0.50	1.00	1.00	0.50	
上四分位数	0.92	1.00	0.50	1.00	0.67	0.50	
下四分位数	1.00	1.00	0.50	1.00	1.00	0.50	

二、人际连续性

卫生服务中的人际连续性是指医患之间持续的治疗关系，这种关系建立在开放性、医患之间信任和良好交流的基础上，人际连续性也称关系连续性，其本质表现为一种隐性契约关系的信任和互惠，通常通过就医模式体现出来。人际连续性是初级保健和全科医学的核心特质，也是卫生服务连续性的中心维度之一。国内外相关领域的学者认为应该从 4 个维度衡量人际连续性，即持久度（Duration）、紧密度（Density）、分散度（Dispersion）和顺序性（Sequence）。从卫生服务的角度来讲，持久度是医患关系在研究对象与某一特定卫生服务提供者之间建立的时间长度，时间越长表示卫生服务需求方与医生关系持续时间越长，人际连续性越高；紧密度用于描述患者与特定医生建立医患关系的密切程度，可具体表现为测量期内在该医生处就诊次数或就诊次数占总就诊次数的比例，就诊次数或所占比例越高表示研究对象与特定医生的关系就越紧密，人际连续性越高，患者获得的服务连续性越大，常用于该维度的指标为最常用服务提供者比率（Usual Provider Continuity ratio）和临床医生指数（Clinician Index，CI）等；分散度评价的是患者在测量期内在不同医生或机构处多次看病的分布，如果患者看病时每次所看的医生大多数相同，则表明患者主要集中在同一个医生处就诊，服务的人际连续性较高，反映分散度最典型的指标为服务连续性指数（Continuity of Care，COC）；顺序性用于表示患者就医的有序程度，在测量期内，患者有多次看病经历，如果患者每次看病的医生或机构都与前一次不同，表明患者未注重连续两次就诊之间的关联性，总是在不停地、无序地变换医生或机构，人际连续性低。

本研究根据人际连续性的基本概念，探索在我国还未实现家庭医生签约的状况下，患者自主选择状态下潜在的人际连续性现状。在医疗机构是否有熟悉的医生是人际连续性实现的基础，本研究选择发生了就诊行为的831名患者，并根据其就诊经历匹配出每位患者就诊偏好，分为基层、非基层、不固定医疗机构3类（表4-12）。

表4-12　在医疗机构有熟悉的医生分布情况

	青山			麻城		
	基层	非基层	不固定	基层	非基层	不固定
有效值／人	97	154	25	445	64	46
均数	0.80	0.50	0.51	0.93	0.58	0.71
中位数	1.00	0.50	0.50	1.00	0.73	0.79
众数	1.00	1.00	0.50	1.00	1.00	1.00
上四分位数	0.71	0.00	0.33	1.00	0.00	0.50
下四分位数	1.00	1.00	0.71	1.00	1.00	1.00

熟悉程度计算方法为：

$$医生熟悉度 = 记住姓名的医生人数 / 总就诊次数。 \qquad (4-1)$$

研究发现，无论是城区还是农村常就诊于基层医疗机构的患者更容易记住医生的姓名，均数分别为0.80和0.93。常就诊于非基层医疗机构的患者对医生的熟悉度明显偏低，城区和农村的熟悉度得分分别为0.50和0.58。总体来看，将基层医疗机构作为服务的提供者有助于提升医患之间的熟悉程度，进而有助于提高人际连续性。

在熟悉医生的基础上，更深层次的患方主动的人际连续性是其是否到熟悉的医生那里再次就医，本文用UPC来表征这一特性，如表4-13所示。

$$UPC = 就诊同一医生的次数 / 总就诊次数[28]。 \qquad (4-2)$$

表4-13　不同层级机构人际连续性得分

单位：人

	青山			麻城		
	基层	非基层	不固定	基层	非基层	不固定
有效值	71	151	25	246	51	44
均值	0.67	0.68	0.38	0.79	0.66	0.50
中位数	0.63	0.60	0.33	1.00	0.50	0.50
众数	1.00	1.00	0.50	1.00	1.00	0.50
上四分位数	0.43	0.38	0.25	0.50	0.33	0.50
下四分位数	1.00	1.00	0.50	1.00	1.00	0.50

同时，在城市地区，最常用服务提供机构是非基层的患者的人际连续性得分为 0.68，略高于最常用服务提供机构是基层的患者人际连续性得分。可以说明城市地区患者更倾向于与非基层医疗机构内的医生保持稳定的关系。然而，对于农村地区而言，最常用服务提供者为基层医疗机构的人群的人际连续性得分高于最常用服务提供者为非基层的人群，可以说明农村地区患者更倾向于与基层医疗机构内的医生保持稳定的关系。

三、连续性的影响因素分析

（一）患者最常用服务提供机构的无序多分类回归分析

机构连续是服务连续的基础，为进一步分析哪些因素会影响到连续性，我们对影响机构连续性的因素进行了分析。将选择基层医疗机构作为经常服务提供者、非基层医疗机构作为经常服务提供者、最常用服务提供机构不固定 3 类作为结局变量。模型的参照类别为将基层医疗机构作为最常用服务提供机构，采用无序多分类 Logistic 回归分析，结果如下。

根据无序多分类回归结果，患者的自评健康状况、性别、年龄、文化程度、是否为高血压、糖尿病患者对患者选择基层还是非基层医疗机构作为最常用服务提供机构没有影响。而患者居住在城区还是农村、家庭收入、家到基层医疗机构的距离对患者选择基层医疗机构作为最常用服务提供机构的影响具有统计学意义，具体如表 4-14 所示。

表 4-14 显示：患者居住在城区还是农村对患者选择 usual provider 的影响最为显著。居住在城市地区的患者更倾向于选择非基层医疗机构作为其服务的主要提供者，其选择比例是农村地区的 9.24 倍。同时，与将经常就诊机构固定在基层医疗机构相比，城市地区的患者倾向于不固定医疗机构的比例是农村地区的 2.38 倍。

回归结果还显示：相较于 65 岁以上患者，45 ～ 64 岁患者倾向于到基层医疗机构就诊，选择比例是 65 岁以上患者的 1.85 倍 [1/Exp（B）=1/0.542=1.845]。

回归结果也提示家庭收入对患者选择经常就诊医疗机构也有一定作用。研究发现低收入家庭的患者更倾向于选择基层医疗机构作为其服务的主要提供者，选择比例是高收入家庭患者的 2.35 倍 [1/Exp（B）=1/0.425=2.353]。同时，低收入家庭更倾向于将就诊机构固定在基层医疗机构，占比是高收入家庭的 2.40 倍 [1/Exp（B）=1/0.417=2.398]。服务的可及性对于患者选择经常就诊机构的影响也比较显著。距离基层医疗机构的距离小于 2 km 公里的患者更倾向于将基层医疗机构作为其 usual provider，选择比例是距离在 2 km 或以上人群的 2.31 倍 [1/Exp（B）=1/0.433=2.309]。

表 4-14　影响患者 usual provider 选择的无序多分类 Logistic 回归模型

非基层 / 不固定 [a]		系数	标准误	Wald 值	P 值	优势比	95% 置信区间	
							上限	下限
非基层	截距	0.332	0.526	0.399	0.527			
	自评健康状况	−0.207	0.189	1.196	0.274	0.813	0.561	1.178
	地域							
	青山	2.223	0.259	73.734	< 0.001	9.238	5.561	15.345
	麻城 [b]							
	性别							
	男	−0.055	0.216	0.064	0.800	0.947	0.620	1.446
	女 [b]							
	年龄							
	0 ～ 14 岁	−0.249	0.339	0.540	0.462	0.779	0.401	1.515
	15 ～ 44 岁	0.186	0.393	0.223	0.637	1.204	0.557	2.600
	45 ～ 64 岁	−0.613	0.279	4.815	0.028	0.542	0.313	0.937
	65 岁以上 [b]							
	文化程度							
	小学	−0.267	0.247	1.171	0.279	0.766	0.472	1.242
	小学以上 [b]							
	家庭收入							
	低收入	−0.855	0.279	9.391	0.002	0.425	0.246	0.735
	中等收入	−0.400	0.252	2.521	0.112	0.670	0.409	1.098
	高收入 [b]							
	是否为高血压、糖尿病患者							
	否	−0.033	0.252	0.018	0.895	0.967	0.590	01.586
	是 [b]							
	到基层医疗机构的距离							
	< 2 km	−0.836	0.278	9.048	0.003	0.433	0.251	0.747
	≥ 2 km [b]							

续表

非基层 / 不固定 a		系数	标准误	*Wald* 值	*P* 值	优势比	95% 置信区间	
							上限	下限
不固定	截距	−1.175	0.691	2.896	0.089			
	自评健康状况	0.101	0.241	0.177	0.674	1.107	0.690	1.775
	地域							
	青山	0.866	0.338	6.589	0.010	2.378	1.227	4.608
	麻城 b							
	性别							
	男	−0.076	0.274	0.077	0.782	0.927	0.541	1.587
	女 b							
	年龄分组							
	0 ~ 14 岁	−0.440	0.460	0.913	0.339	0.644	0.261	1.588
	15 ~ 44 岁	−0.081	0.528	0.024	0.878	0.922	0.327	2.597
	45 ~ 64 岁	−0.081	0.353	0.053	0.818	0.922	0.462	1.840
	65 岁以上 b							
	文化程度							
	小学	0.392	0.319	1.513	0.219	1.480	0.792	2.764
	小学以上 b							
	收入水平							
	低收入	−0.874	0.359	5.944	0.015	0.417	0.207	0.842
	中等收入	−0.537	0.318	2.851	0.091	0.585	0.314	1.090
	高收入 b							
	是否为高血压 / 糖尿病患者							
	否	0.015	0.321	0.002	0.962	1.015	0.541	1.904
	是 b							
	到基层医疗机构的距离							
	< 2 km	−0.580	0.365	2.532	0.112	0.560	0.274	1.144
	≥ 2 km b							

注：① a 表示参考分类为基层；b 表示哑变量过程中的参照水平。

②总模型的似然比检验：*Deviance*=709.139，似然比 *Chi-Square*=179.328，*P* < 0.001。

③ *Wald* 值指沃尔德检验值。

（二）患者人际连续性得分的广义线性模型分析

经正态性检验发现人际连续性的得分分布不服从正态分布，如表4-15所示。因此使用广义线性模型进行分析。适合度检验结果显示 Deviance 值与 Person Chi-Square 值分别为 0.189、0.154，均大于 0.05，说明模型拟合效果较好，模型具有良好的可解释度，因此研究采用广义线性模型的分析方法。

表 4-15　单样本 Kolmogorov-Smirnov 检验

统计量		最常用服务提供者得分
数量 / 个		519
正态参数	均值	0.729
	标准差	0.285
最极端差别	绝对值	0.313
	正	0.184
	负	−0.313
检验统计量		0.313
渐进显著性（双侧）		< 0.001

选取最常用服务提供者中最常用服务提供者固定的人群进行研究，相较于最常用服务提供者为非基层医疗机构的人群，最常用服务提供者固定在基层医疗机构的患者更加倾向于获得较高的人际连续性得分，且差异具有显著性；相对于 65 岁以上人群，0 ~ 44 岁患者的人际连续性得分更高，且差异具有显著性；相较于慢性病患者，非慢性病患者的人际连续性较高，且差异具有显著性（表 4-16）。

表 4-16　人际连续性广义线性模型分析

个人特征	分组	系数	标准误	95% 置信区间		假设检验	
				上限	下限	卡方值	P 值
最常用服务提供者	基层	0.086	0.042	0.004	0.168	4.248	0.039[*]
	高层级	0[a]					
性别	男	−0.045	0.038	−0.119	0.029	1.411	0.235
	女	0[a]					
年龄	0 ~ 44 岁	0.215	0.061	0.096	0.334	12.599	< 0.001[***]

个人特征	分组	系数	标准误	95% 置信区间		假设检验	
				上限	下限	卡方值	P 值
年龄	45～54 岁	0.103	0.069	−0.033	0.238	2.215	0.137
	55～64 岁	0.028	0.047	−0.065	0.121	0.347	0.556
	65 岁以上	0[a]					
慢性病患者	是	−0.094	0.045	−0.183	−0.005	4.325	0.038[*]
	否	0[a]					
家庭年收入	低收入	0.073	0.049	−0.022	0.168	2.254	0.133
	中等收入	0.052	0.044	−0.034	0.138	1.388	0.239
	高收入	0[a]					
地域	城市	−0.017	0.041	−0.097	0.063	0.180	0.672
	农村	0[a]					
自评健康分组	＜60 分	0.106	0.067	−0.024	0.237	2.536	0.111
	60～80 分	0.084	0.053	−0.020	0.188	2.521	0.112
	＞80 分	0[a]					

注：① a 表示哑变量过程中的参照水平。

　　② 总模型的似然比检验值为 −90.146，Deviance 值为 0.189，大于 0.05，Pearson Chi-Square 值为 0.154，大于 0.05。

第六节　人群的连续性路径分析

"路径"在不同的领域有不同的含义。在网络中，路径指的是从起点到终点的全程路由。在日常生活中，路径在更多情况下指的是道路。总的来说，路径主要指从一个点到另外一个点或多个点的连线的总称。本研究中的路径主要指患者的服务利用路径，包括就诊机构路径、接受服务的路径等，在一次疾病周期内服务利用路径合理可以作为服务具有连续性的特征之一。在一次疾病周期内发生单次就诊的患者不纳入连续性路径分析，将发生两次或两次以上就诊的患者纳入连续性路径分析的框架。

一般情况下，慢性病患者的卫生服务利用行为与非慢性病患者的卫生服务利用行为存在着差异，特别是慢性病患者需要因为同一疾病反复就诊。为便于研究，本研究将监测过程中慢性病人群单独列为研究对象，观察其路径特点。对慢性病患者而言，久病不愈是其疾病的基本特征,故慢性病人群的服务利用路径主要根据监测的时间长短来决定。本研究还假设不适症状也会对慢性病人群的连续性路径产生影响,因此将研究对象分为有不适症状与无不适症状两类来观察其服务路径特征。

路径依赖(Path-Dependence)主要指人类社会中的技术演进或制度变迁均类似于物理学中的惯性,意味着个体一旦进入某一路径就可能对这种路径产生依赖,而不会轻易做出改变[29]。惯性的力量会使这一选择不断自我强化并不断延续。道格拉斯·诺斯把阿瑟关于技术演进过程中的自我强化现象的论证推广到制度变迁方面来,从而建立了制度变迁的路径依赖理论。他在《经济史中的结构与变迁》一文中首次提出了"路径依赖"一词,并在考察了西方近代经济史后使用"路径依赖"一词从制度的角度解释为什么所有的国家并没有走同样的发展道路,为什么有的国家长期陷入不发达,总是走不出经济落后的怪圈等问题。他认为一个国家在经济发展的历程中,制度变迁存在着"惯性",经济体制会沿着既定的方向不断得以自我强化。

"路径依赖"产生的主要原因是存在"沉没成本"。由于要考虑能得到的利益和所付出的成本,对于组织而言,制度形成之后便会出现既得利益集团,既得利益集团通过巩固强化现有制度来保障持续获得利益,即使存在对全局更有效的新制度他们也会阻止更改制度;对于个人而言,由于顾忌前期的成本投入被埋没,即使之后发现自己的路径选择不合适也不会轻易改变路径。路径依赖理论被广泛应用在选择和习惯的各个方面。在一定程度上,人们的一切选择都会受到路径依赖的影响,人们过去做出的选择决定了他们现在可能的选择,人们关于习惯的一切理论都可以用路径依赖来解释。

在卫生服务领域,路径依赖也是常见的现象。从宏观的角度来看,在卫生制度建设和改革的过程中,由于沿着原有制度变迁路径和进行既定方向改革总比另辟蹊径要容易一些,因此,初始制度的选择会提供强化现存体制的刺激和惯性,初始改革的方向有意无意地为下一步的改革指引了方向,如我国的新型农村合作医疗制度、医疗服务投入制度、公费医疗制度等。从微观的角度来看,就患者而言,改变就诊路径意味着需要放弃先前就诊经历中所投入的时间、金钱、精力及建立的医患人际关系,因此疾病刚开始时的就诊选择可能会决定患者之后的就诊路径,"好"的路径会使患者一直获得好的服务,"坏"的路径会使患者逐渐偏离寻求充分服务的目标。本研究引入路径依赖的概念用以评价患者的路径连续性。我们将患者一次疾病周期内多次接受服务而没有发生不合理越级转诊现象认为路径依赖性好。本研究发现,在一次疾病周期内,慢性病患者的路径依赖性优于非慢性病患者,而慢性病中有身体不适症状的患者的路径依赖性较差,无身体不适症状的患者的路径依赖性较好。

一、不适人群机构路径分析

本研究对筛选出的 999 条有效的一次疾病周期内的就诊路径进行了分析，其中慢性病疾病周期 513 例，非慢性病疾病周期 486 例。研究发现，慢性病人群中 65.11% 的就诊者为单机构就诊，非慢性病人群就诊时 83.33% 属于单机构就诊。且在一次疾病周期内，慢性病患者更易发生多次就诊行为，非慢性病患者则更易发生单次就诊（表 4-17）。

表 4-17　不适人群一次疾病周期内机构路径分布情况

单位：人

路径类型	路径	慢性病	非慢性病	卡方值	P 值
单次就诊 [d]	一级机构 [a]	116（22.61%）	197（40.53%）	70.599	< 0.001
	二级机构 [b]	103（20.08%）	129（26.54%）		
	三级机构 [c]	115（22.42%）	79（16.26%）		
多次多层级 [e]	基层之间	16（3.12%）	10（2.06%）		
	基层—高层级	36（7.02%）	11（2.26%）		
多次单层级 [f]	一级机构 [a]	31（6.04%）	21（4.32%）		
	二级机构 [b]	47（9.16%）	20（4.12%）		
	三级机构 [c]	49（9.55%）	19（3.91%）		

注：a 为村卫生室 / 社区卫生服务站；b 为乡镇卫生院 / 社区卫生服务中心；
　　c 为县医院 / 市级及以上医院；d 为单机构，一次疾病周期内发生单次就诊；
　　e 为多次多层级，一次疾病周期内，在不同层级医疗机构间发生多次就诊；
　　f 为多次单层级，一次疾病周期内，在相同层级医疗机构间发生多次就诊。

对于多次就诊的患者，就诊路径又可以分为多次多层级和多次单层级 2 种。其中，多次多层级路径包含"基层之间"、"基层—非基层" 2 种路径，多次单层级路径包含"一级机构""二级机构""三级机构"。相较于非慢性病患者，慢性病患者更倾向于发生多层级服务利用，且更倾向于发生"基层—非基层"路径，路径跨越幅度较大，对于路径的依赖性较低。然而，在发生多次单层级服务利用时，慢性病患者人数占比为 24.75%，非慢性病患者人数占比为 12.35%，慢性病患者的路径依赖优于非慢性病人群。研究发现，多次单层级服务路径的慢性病患者更加倾向于选择二级机构、三级机构，占比分别为 9.16%、9.55%。而非慢性病患者则更加倾向于选择一级机构与二级机构，占比分别为 4.32%、4.12%。为了更好地推测一次疾病周期内发生跨级服务利用的原因，我们将与该路径相对应的疾病类型及自感疾病严重程度进行了比较，结果发现出现跨级服务的患者多是自感疾病严重程度发生了变化。

二、无不适人群的机构路径分析

在一次疾病周期内没有出现不适症状的人群，城市有463例，农村地区有177例，其中17.03%的患者发生了就诊行为，这与我们预判的没有身体不适症状的慢性病患者服务利用可能会减少相吻合，如表4-18所示。研究发现，居住在城市地区的慢性病患者，即便没有不适症状，其规范就诊的情况要好于农村慢性病患者，这提示我们促进慢性病患者规范利用服务，增强疾病预防意识的工作重点应该放在农村。

表4-18　无不适人群一次疾病周期内就诊情况

单位：人

地域	就诊	未就诊	卡方值	P值
合计	109（17.03%）	531（82.97%）	6.865	0.009
城市	90（19.44%）	373（80.56%）		
农村	19（10.73%）	158（89.27%）		

研究发现，无不适症状的慢性病患者的服务利用路径相对比较稳定（表4-19）。在一次疾病周期内，大多数患者发生单次就诊，占比为53.21%，低于发生身体不适慢性病患者的单次就诊比例约10个百分点。针对多次服务利用人群而言，服务主要由同级机构提供，占比为42.20%，路径的依赖性好，高于有不适症状慢性病患者的多次单层级就诊约15个百分点。无不适症状的慢性病患者发生多次多层级卫生服务利用行为的情况较少，占比为3.67%，低于有不适症状的慢性病患者约6个百分点。这可能是由于对于有身体不适的患者而言，发生多层级服务利用的患者多是疾病严重程度变化导致；对于无不适症状的患者而言，身体状况相对稳定，发生服务多层级服务利用的可能性相对较小。值得注意的是，对于少数无不适症状，发生多层级服务利用的慢性病患者而言，利用的服务全部都是下转服务，没有上转情况。

表4-19　无不适人群一次疾病周期内机构路径分布情况

路径类型	路径	频数/次	占比/%
单次就诊[d]	一级机构[a]	6	5.50
	二级机构[b]	23	21.10
	三级机构[c]	29	26.61
多次多层级[e]	基层之间	1	0.92
	基层—高层级	4	3.67

路径类型	路径	频数/次	占比/%
多次单层级[f]	一级机构[a]	1	0.92
	二级机构[b]	26	23.85
	三级机构[c]	19	17.43

注：a 为村卫生室/社区卫生服务站；b 为乡镇卫生院/社区卫生服务中心；
　　c 为县医院/市级及以上医院；d 为单机构，一次疾病周期内，发生单次就诊；
　　e 为多次多层级，一次疾病周期内，在不同层级医疗机构间发生多次就诊；
　　f 为多次单层级，一次疾病周期内，在相同层级医疗机构间发生多次就诊。

　　在进行入户问卷调查时，在发生跨级服务利用的人群中发现 3 个具有代表性的下转案例（表 4-20）。其中，患者 A 到上级医疗机构就诊获得明确的诊断和治疗处方后，就近到基层医疗机构购药和进行复查，属于理性的卫生服务利用行为。患者 B 及患者 C 都有职工医疗保险且三级医疗机构是其医保定点单位，在定点医疗机构获得明确的诊断和治疗方案以后，因为天气和年龄原因，后续主要到离家较近的基层医疗机构就诊。这说明改革医保制度促进居民合理就诊很有必要。

表 4-20　多层级服务利用行为归因分析——定性分析

"高层级—基层"患者 A：	消化性溃疡患者，主要就诊单位为武东社区卫生服务中心，先到中南医院就诊的原因是技术好、设备先进，患者在中南医院做了多项检查并开药。患者选择社区卫生服务中心的原因是其为医保定点单位，没有做任何检查，主要是开药
"高层级—基层"患者 B：	高血压患者，主要就诊单位为普仁医院（三级），选择该机构的主要原因是技术好、设备先进。患者选择武东社区卫生服务中心的原因是由于距离近。值得注意的是患者居住地在武东社区，乘坐公交车到武东社区卫生服务中心要 20 分钟，到普仁医院乘坐公交车要 30 分钟
"高层级—基层"患者 C：	糖尿病患者，主要就诊单位为武钢医院，选择该机构的原因是医保定点单位，主要利用的服务项目是查血糖和购买药品。后期选择到五街社区卫生服务中心的原因是距离近，仅步行 5 分钟的距离，主要利用的服务项目也是查血糖和购买药品

第七节　针对居民卫生服务利用行为连续性的建议

　　连续性的服务利用行为有助于减少患者的住院率[28]，提高患者满意度[30]，以及增加患者服药、治疗的依从性[31-32]。因此，在进行居民卫生服务利用行为研究时，应注重把握居民连续性行为规律，从而引导患者进行合理的服务利用行为，并为我国分级诊疗制度的建设寻找新的突破口。

根据患者的服务利用过程构建连续性行为特征的研究主线，即"身体不适—就诊延迟—首诊选择—服务黏性—就诊路径"，基于本研究构建的监测概念框架，开展居民连续性行为的研究。在研究分析的基础上，构建了如图 4-2 所示的影响居民卫生服务利用行为连续性的因素框架。

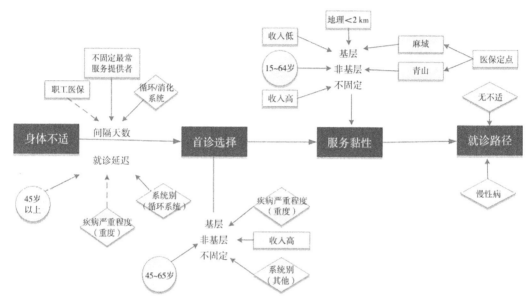

图 4-2 居民卫生服务利用行为连续性规律

研究发现，就诊延迟受到多种因素的影响。促进因素中最常用的服务提供者不固定会导致患者发生较长的就诊延迟。说明固定的服务机构有助于形成密切的医患关系，进而有助于改善患者的就诊延迟。从保障方式看，城镇职工医疗保险相对于其他医疗保障有助于缩短就诊延迟时间，反映出不同医疗保险制度对居民的健康保障力度存在差异。城镇职工医疗保险的筹资水平、保障力度均高于其他保险形式，而其他保险形式的保障力度已不能满足人群的有效需求，影响了患者主动、及时就医，容易发生就诊延迟。从家庭收入水平看，家庭收入高的患者更加倾向于选择非基层医疗机构作为最常用服务提供机构，直接到非基层医疗机构进行首诊。而家庭收入较低的患者更倾向于首诊在基层医疗机构。由此可见，经济状况依然是影响患者就医选择的关键因素。应通过提高医疗保险的参保率，提高保险的筹资水平及保障力度引导患者合理利用卫生服务。

在研究居民首诊选择时发现，首诊选择与最常用服务提供者之间有着密切的联系，一般情况下，患者的首诊机构往往是其最常用服务提供机构。通过计算患者的机构就诊密度与医生就诊密度发现，最常用的服务提供者为基层卫生机构的患者，其人际的连续性得分较高，这意味着患者习惯在基层就诊时与一个医生保持紧密、稳定的医患关系。

这一发现可为我国分级诊疗制度中的"基层首诊"提供证据。从研究结果看，农村地区的基层医疗机构的连续性得分最高，为 0.90，说明农村居民倾向于选择基层卫生机构作为其最常用的服务提供者 [24]。然而，在城市地区，选择非基层医疗机构作为最常用的服务提供者人数最多，且将非基层医疗机构作为最常用的服务提供者的连续性得分为 0.94，这说明城市患者对于非基层医疗机构的依赖程度高于基层医疗机构。对于这一现象我们可以从患者对机构信任度的角度来分析 [33-34]。武汉市作为华中地区的医疗中心，大医院云集并遍布武汉三镇。对于武汉市的大部分居民而言，大医院随手可及，加上相对于基层医疗机构，非基层医疗机构在服务提供过程中更加专业、有效 [34]，因此居民就医趋上的现象比较严重。这也与 Yuan Liang 等人于 2015 年发表在 *Health Policy and Planning* 杂志上的基于 1134 个城市居民所做的调查结果相吻合，该研究发现 26.10% 的受访对象认为城市基层医疗机构并没有什么作用，37.74% 的人群表示他们不想利用社区卫生服务中心的服务 [35]。

在研究路径的连续性时，我们发现慢性病患者具有路径依赖特征。主要表现在发生身体不适的慢性病患者多次单层级服务利用多于非慢性病人群。无身体不适的慢性病人群在发生多次服务利用时，主要是多次单层级服务利用，较少发生多层级服务利用。这可以说明应从慢性病人群入手引导患者连续性的利用卫生服务。

一、居民对城市地区基层医疗机构的信任度仍需改善

国外有研究证明，最常用的基层服务提供者（Usual Primary Care Provider）有助于改善健康不公平、提高服务可及性、降低医疗费用 [36]。因此，合理引导城市地区的居民就医流行，改变医疗卫生服务利用格局，使基层医疗卫生机构成为基本医疗服务的主要提供者，是改善城市地区人群健康、降低疾病负担的有效途径 [37]。基层医疗服务提供者一直被认为是医疗服务提供系统的守门人，它的角色对于整个医疗系统良好、有序的运转起着至关重要的作用。国际上已有多项研究表明，将基层作为人群最常用的服务提供者对于改善"看病难、看病贵"有着积极的作用。我国于 2015 年提出的深化医药卫生体制改革的重点目标就是在医疗系统内建立社区首诊、急慢分治的分级诊疗制度，其核心关键点之一就是将基层医疗服务作为人群医疗服务的最常用的提供者。

二、基层医疗机构的慢性病管理优势尚未得到充分展现

研究发现：是否患有高血压、糖尿病对于患者选择基层还是非基层医疗卫生机构作为最常用的服务提供者并无影响。这一结果应引起我们对基层机构开展慢性病管理的重

视。高血压、糖尿病患者近年来一直被列为基层慢性病管理的主要服务对象。针对高血压、糖尿病患者，基层医疗机构根据其血压、血糖值定期安排公共卫生人员开展入户随访[38]。我国最新的高血压防治指南指出，对于血压达标者（< 140/90 mmHg）每 3 个月随访 1 次，未达标者 2 ～ 4 周随访 1 次。同时，基层医疗机构需要对高血压患者和高危人群进行健康教育，预防高血压的发生，改善高血压患者降压治疗的依从性。对于糖尿病患者，在血糖不稳定情况下应每月检查一次，在血糖比较稳定情况下应每 2 个月随访一次，对于血糖稳定的糖尿病患者每 3 个月随访一次即可。按照工作要求，基层医疗机构理应与高血压、糖尿病患者建立起密切的互动关系。但本研究发现：基层医疗卫生机构慢性病管理的优势并没有体现，高血压、糖尿病患者的机构选择与其他疾病的患者并无显著性差异。国务院办公厅于 2015 年发布的《关于推荐分级诊疗支付建设的指导意见》指出，建立分级诊疗支付是合理配置医疗资源、促进基本医疗卫生服务均等化的重要举措。在这一大背景下，应该以高血压、糖尿病的健康管理作为落实分级诊疗工作的抓手，借助于防治结合、预防与医疗整合，充分发挥基层医疗机构在慢性病管理上的优势，形成"基层首诊、双向转诊、急慢分治、上下联动"的分级诊疗模式。

三、地理可及性因素可以影响患者对基层医疗机构的选择

本研究发现，地理可及性会影响患者是否将基层医疗机构作为其长期就诊单位。到基层医疗机构距离小于 2 km 的人群更倾向于选择基层医疗机构作为其服务的主要提供者。对某一次就诊而言，患者可能会考虑疾病的严重程度而选择直接到非基层医疗机构就诊，而对于慢性病患者对医疗卫生服务的重复利用而言，其服务利用行为必然会受到医疗机构的方便程度的影响。距离基层医疗机构的远近也成为患者是否将基层医疗机构作为其服务主要提供者的决策。

现有的研究多集中于分析地理可及性对于患者某次就诊行为的影响，然而并没有从纵向数据的角度分析地理可及性对于患者连续性行为的影响[39]。本研究以慢性病患者为监测对象，研究一定时期内监测对象的服务机构选择，从多次服务利用的记录中获知患者的服务机构利用偏好，并基于就诊偏好分析地理可及性对其机构偏好的影响，在现有研究的基础上有所突破。研究发现，地理可及性对于患者是否选择基层医疗机构为最常用服务提供者具有显著性的影响。提示我们在开展慢性病管理时及在乡村合理分工时，必须考虑地理可及性。

四、基层医疗机构有助于提高患者的人际连续性

最常用服务提供者是研究卫生服务连续性的关键指标，通过研究最常用服务提供者可以探索患者对于不同医疗机构或卫生服务人员的依赖性[24]。国际上已有研究指出，当最常用服务提供者是基层医疗单位时，患者更有机会获得可及性好、医疗费用低的医疗服务，有助于健康水平的改善和服务满意度的提高[40-41]。

本研究发现，麻城（农村）的患者将基层医疗机构作为最常用服务提供者的人数所占比例为72.43%，而青山（城市）患者将非基层医疗机构作为最常用服务提供者的人数所占比例为60.72%。城市患者对于基层医疗服务的利用率较农村地区低。5年前，叶婷等人在对农村地区卫生服务的连续性进行研究时发现：将县医院作为最常用服务提供者的患者占到被调查患者总数的34.52%，将基层医疗机构作为最常用服务提供者的患者占51.19%[24]。对比本研究的结果，可以发现随着最近几年基层卫生服务能力的提高，慢性病患者更多地利用农村基层医疗机构的趋势开始出现。

由于最常用服务机构是基层时，居民对服务提供者的熟悉程度，以及医患沟通的便利都会改善，居民再次找该医生看病的可能性就会有所提升。因此，将基层医疗机构作为最常用服务提供者有助于提高居民与医务人员之间的人际连续性。目前，国外对于医患人际连续性的报道并不多，主要原因可能和国外家庭医生比较普及有关。但在中国短期难以普及家庭医生制度的前提下，本研究有助于丰富人际连续性的相关研究。本研究发现，虽然青山区居民更倾向于选择非基层医疗机构就医，但居民对基层医疗机构的熟悉程度却高于非基层医疗机构，这在一定程度上说明基层医疗机构更容易保证患者与医生之间的人际连续性。

本研究就首诊延误进行调查发现，最常用服务提供者会影响患者是否发生就诊延迟。当最常用服务提供者不固定时，患者更容易发生就诊延误，从而影响及时治疗。因而，国家在短期内难以全面建立家庭医生制度的情况下，利用现有的基层卫生机构，依托基本公共卫生服务项目的实施，借助于签约服务开展慢性病的规范管理，将有助于居民更合理地利用医疗卫生服务。

五、经济因素仍是影响患者服务选择偏好的关键性因素

本研究还发现，参加职工医保的患者更加倾向于及时就医，这可能与职工医疗保险相对于其他医疗保险的保障水平更高有关，但也不可否认拥有职工医疗保险的患者多为企业职工，有基本的收入保障，相对于参加城乡居民医疗保险的居民经济条件一般更好。相比之下，参加城乡居民医疗保险的患者（含新型农村合作医疗）因保障水平和支付能

力，更容易发生疾病就诊延迟。因经济因素影响居民就医行为应该引起重视。

同时，研究发现城市患者就诊于非基层医疗机构的连续性得分高，农村患者就诊于基层医疗机构的连续性得分高。这主要是因为城市地区非基层医疗机构也是医保的定点机构，而农村医保的定点机构则为基层医疗机构。这一现象在一定程度上体现医保在引导患者就医流向上的关键作用。

参考文献

[1] W S J. Textbook of family medicine: defining and examining the discipline [M].New York: McGraw-Hill, 2000.

[2] SHORTELL S M. Continuity of medical care: conceptualization and measurement[J].Medical care, 1976, 14（5）：377-391.

[3] ROGERS J, CURTIS P. The achievement of continuity of care in a primary care training program[J]. American journal of public health, 1980, 70（5）：528-530.

[4] HAGGERTY, JEANNIE L, REID, et al. Continuity of care: a multidisciplinary review[J].BMJ: British medical journal（international edition）, 2003，327（7425）:1219-1221.

[5] 刘滨，张亮. 我国基本医疗连续性服务现状及影响因素分析 [J]. 中国卫生经济，2008（11）：12-15.

[6] 袁庆. 山东省流动人口肺结核病人就诊延迟及其影响因素分析 [D]. 济南：山东大学，2009.

[7] 王玉才, 周沐科, 王会, 等. 急性缺血性卒中的就诊延迟因素分析 [J]. 华西医学, 2010, 25（3）：449-451.

[8] 陈荣波, 许伟雄, 詹俊青, 等. 脑梗死患者就诊延迟的影响因素分析 [J]. 中国实用神经疾病杂志, 2013, 16（9）：1-3.

[9] AHORLU C K, KORAM K A, AHORLU C, et al. Socio-cultural determinants of treatment delay for childhood malaria in southern Ghana[J].Tropical medicine & international health, 2006, 11（7）：1022-1031.

[10] ACKUMEY M M, GYAPONG M, PAPPOE M, et al. Socio-cultural determinants of timely and delayed treatment of Buruli ulcer: implications for disease control[J].Infectious diseases of poverty, 2012, 1（1）：6.

[11] SREERAMAREDDY C T, PANDURU K V, MENTEN J, et al. Time delays in diagnosis of pulmonary tuberculosis: a systematic review of literature[J].BMC infectious diseases, 2009, 9：91.

[12] NEEDHAM D M, FOSTER S D, TOMLINSON G, et al. Socio-economic, gender and health services factors affecting diagnostic delay for tuberculosis patients in urban Zambia[J].Tropical medicine & international health, 2001, 6（4）：256-259.

[13] KHRAIM F M, CAREY M G. Predictors of pre-hospital delay among patients with acute myocardial infarction[J].Patient education and counseling, 2009, 75（2）：155-161.

［14］STORLA D G, YIMER S, BJUNE G A. A systematic review of delay in the diagnosis and treatment of tuberculosis[J].BMC public health, 2008, 8（15）.

［15］BAI L Q, XIAO S Y. Factors associated with diagnostic delay for patients with smear-positive pulmonary tuberculosis in rural Hunan, China[J].Zhonghua jiehe he huxi zazhi, 2004, 27（9）：617-620.

［16］吴晓丹，陈春燕，巢花香，等. 结直肠癌患者就诊延误现状及延误时间影响因素分析 [J]. 中国全科医学，2017, 20（33）：4109-4114.

［17］周志坚，刘铁榜，杨洪，等. 深圳社区精神分裂症患者就诊延误及其影响因素研究 [J]. 中国神经精神疾病杂志，2015, 41（1）：50-53.

［18］李会霞. 深静脉血栓形成患者延误就诊原因调查及护理对策 [J]. 护理学杂志，2005（24）：23-24.

［19］李伯阳，叶婷，孙学勤，等. 我国连续性卫生服务的概念框架探讨 [J]. 中国卫生经济，2011, 30（1）：8-10.

［20］叶婷，孙学勤，张亮，等. 老年高血压患者人际连续性现状及影响因素分析 [M]. 北京：清华大学出版社，2011: 368-376.

［21］戴宁军，邓素红，王维红，等. 连续性血液净化治疗重症脓毒血症的护理 [J]. 护士进修杂志，2012, 27（12）：1146-1147.

［22］姚立群，张敏，林朝芹，等. 糖尿病连续性护理的研究进展 [J]. 中华护理杂志，2012, 47（6）：568-570.

［23］MIGLIACCIO S, RESMINI G, BUFFA A, et al. Evaluation of persistence and adherence to teriparatide treatment in patients affected by severe osteoporosis（PATT）: a multicenter observational real life study[J].Clinical cases in mineral and bone metabolism : the official journal of the Italian Society of Osteoporosis, Mineral Metabolism, and Skeletal Diseases, 2013, 10（1）：56-60.

［24］叶婷. 农村三级医疗服务网络中的纵向医疗服务链现状及发展对策研究 [D]. 武汉：华中科技大学，2013.

［25］李敏，刘华富. 北京城乡中老年人健康体检当前行为与潜在需求研究 [J]. 人口与发展，2018, 24（2）：79-89.

［26］曾平. 零过多计数资料回归模型及其医学应用 [D]. 太原：山西医科大学，2009.

［27］AN A R, KIM K, LEE J H, et al. Having a usual source of care and its associated factors in Korean adults: a cross-sectional study of the 2012 Korea Health Panel Survey[J].BMC family practice, 2016, 17（1）：167.

［28］GILL J M, MAINOUS A G. The role of provider continuity in preventing hospitalizations[J].Archives of family medicine, 1998, 7（4）：352-357.

［29］ROSENHECK R, LAM J A. Individual and community-level variation in intensity and diversity of service utilization by homeless persons with serious mental illness[J].Journal of nervous & mental disease, 1997, 185（10）：633.

［30］SAULTZ J W, ALBEDAIWI W. Interpersonal continuity of care and patient satisfaction: a critical review[J].The annals of family medicine, 2004, 2（5）: 445-451.

［31］CHEN C C, TSENG C H, CHENG S H. Continuity of care, medication adherence, and health care outcomes among patients with newly diagnosed type 2 diabetes: a longitudinal analysis[J].Medical care, 2012, 51（3）: 231-237.

［32］HONG J S, KANG H C. Relationship between continuity of ambulatory care and medication adherence in adult patients with type 2 diabetes in Korea: a longitudinal analysis[J].Medical care, 2014, 52（5）: 446-453.

［33］FENG D, SERRANO R, YE T, et al. What contributes to the regularity of patients with hypertension or diabetes seeking health services？ a pilot follow-up, observational study in two sites in Hubei province, China[J].International journal of environmental research and public health, 2016, 13（12）: 1268.

［34］JANE D, KATE H, NEIL M, et al. Does distrust in providers affect health-care utilization in China？[J].Health policy & planning, 2016（8）: 1001-1009.

［35］BHATTACHARYYA O, DELU Y, WONG S T, et al. Evolution of primary care in China 1997—2009[J].Health policy, 2011, 100（2-3）: 174-180.

［36］SHI L. The impact of primary care: a focused review[J].Scientifica, 2012, 2012: 432892.

［37］STARFIELD B, SHI L, MACINKO J. Contribution of primary care to health systems and health[J].Milbank quarterly, 2005, 83（3）: 457-502.

［38］MARLEEN S, DAMAY V, AA L. Patient's knowledge of hypertension and their compliance for routine follow up in primary health care [J]. Indonesian society of hypertension, 2014.

［39］TIAN M, CHEN Y, RUI Z, et al. Chronic disease knowledge and its determinants among chronically ill adults in rural areas of Shanxi province in China: a cross-sectional study[J].BMC public health, 2011, 11: 948.

［40］JONES A L, COCHRAN S D, LEIBOWITZ A, et al. Usual primary care provider characteristics of a patient-centered medical home and mental health service use[J].Journal of general internal medicine, 2015, 30（12）: 1828-1836.

［41］IONESCU-ITTU R, M CC USKER J, CIAMPI A, et al. Continuity of primary care and emergency department utilization among elderly people[J].CMAJ, 2007, 177（11）: 1362.

第五章　卫生服务利用行为的多样性研究

国外关于服务利用种类的研究较少，多集中于研究某种服务行为及其影响因素。过往针对居民某一种卫生服务利用行为，如用药行为、购药行为、就诊行为、住院行为等开展的研究较多。对慢性病患者的用药、就诊行为研究较多，也较为成熟。在国外，有学者研究患者的就诊频率发现，患者门诊服务利用的频率随着年龄增加而升高，且主要分布在低收入和低教育水平的人群中。慢性病患者更倾向于使用更多的医疗服务，经常利用门诊服务的患者较其他患者就诊满意度更高[1]。有研究者从高血压、糖尿病患者角度反映影响其规律医疗服务利用的影响因素，包括慢性病数量、是否规律饮食、是否吸烟、是否饮酒、是否进行体育锻炼、是否肥胖[2]。患者所患慢性病数量与利用服务数量正相关[3]。一些研究从卫生政策角度分析患者的服务利用行为改变[4]。目前，国际上尚未有统一标准评判就诊频率的合理性，我国根据中国慢性病流行现状，针对不同慢性病制定了对应的服务管理指南[5-6]，根据不同疾病的严重程度对于合理的慢性病就医频率做出了界定。从研究内容上看，关于居民医疗服务的利用研究主要集中于医疗服务利用程度和利用过程中就医行为的选择。利用程度主要围绕使用医疗服务的多少、频率进行分析。研究结果显示，慢性病患者就诊率明显高于非慢性病患者；就医行为的选择研究主要针对不同级别的医疗机构，例如，有研究显示城市老年人趋向于到市级以上大医院就诊[7]，农村老年人多就诊于基层医疗机构[8-10]。国外分级诊疗制度较为完善，因此有很多研究从家庭医生、基层医疗机构的角度论述居民卫生服务利用现状[11]。这些研究虽然有必要，但是对于深入、全面地剖析居民卫生服务利用行为价值较小。国内现有的研究多是从某个角度来反映患者的服务利用特征，较少涉及患者个体在一次疾病周期内接受服务的综合性特征。因此，本研究在此基础上，提出了居民卫生服务利用行为的研究范式，从卫生服务利用行为的多样性入手，基于动态追踪研究资料剖析卫生服务利用的特点及潜在规律，弥补目前研究的空白。

第一节 卫生服务利用行为的多样性

基于个人对卫生服务的多样性需要，以及卫生服务利用内容和形式的多样性，卫生服务利用行为根据不同个体健康状况的卫生服务需求呈现出多样性的特点。特别是对于卫生服务需求大的老龄化人口，需要通过多元化的卫生服务利用来加强老龄人口的健康管理。

一、治疗方式的多样性

居民卫生服务利用体现出多样性的特点。居民在自身发生身体不适症状时可根据自己的就医意识和就医习惯选择不同的医疗手段，如未治疗、服药、购药、中医疗法、门诊、住院、其他自我疗法、健康体检、健康教育和指导。

服药：针对不同类型的疾病，患者的服药行为存在差异。例如，慢性病一般具有复杂性、长期性的特点，慢性病患者需要通过长期服药来控制病情、减少并发症；而急性病症具有突发性、病情变化快、症状较重的特点，患者的服药周期短，病情好转即可停止服药。

购药：对于不同的疾病类型，购药频率可能也存在一定差异。对于常见病，居民一般选择多次购买或者一次性储备足量常用药品；而对于慢性病，由于患者需要长期服用药物，每月甚至每一星期需要购买可供服用的所有药物。随着我国药品监督政策逐步放开，越来越多的医药企业正步入电商模式，近年来出现的线上购药及 24 小时送药上门等服务方式，使得居民足不出户也能立马购买所需的药物，但同时存在一定问题，如亟须解决各种安全问题来提高消费者对网购药的信任。

中医疗法：中医服务是独具中国特色的医疗服务行为，也是我国卫生服务体系的重要组成部分。中医服务是运用中医药理念、方法、技术维护来提高人民群众身心健康的活动，主要包括中医药养生、保健、医疗、康复服务、健康养老、中医药文化、健康旅游等相关服务。随着近年来"互联网＋药学服务"模式的兴起，中医服务从门诊、住院服务发展出许多线上模式，如中医药学微信咨询服务、中医药学科普短视频服务等[12]。

门诊：居民门诊服务利用具有明显的规律性。主要体现在门诊患者总量大，诊治时间较长，容易形成阶段性人流量拥挤。门诊工作量会随着季节性变动有明显的周期性和反复性，如慢性病患者需要定期复查身体状况，季节性高发疾病会增加门诊工作量，农闲时节农民的就诊率比例明显增加[13]。

住院：老年人群住院服务利用及影响因素的相关研究是目前居民住院行为的研究热

点，不同研究探索了不同疾病类型、医疗保障、政策背景、人口特征下住院服务利用的特点及差异，有研究者通过问卷方式调查住院患者对住院服务的满意度来分析住院服务利用的影响因素。也有研究者从住院比例分析医疗服务利用的公平效率，为区域卫生服务规划和合理配置卫生服务资源提供依据[14]。

其他自我疗法：其他自我疗法包括患病未治疗和自我药疗。医疗机构的距离、疾病的严重程度、患者对医生的信任程度、文化水平、收入等都会影响患者的卫生服务利用行为。距离医疗机构越远，患者就诊的意愿越低，有研究表明，国内与国外、经济发达与欠发达地区，医疗机构的距离都会直接影响患者的就诊和自我诊疗行为。如在一些偏僻的农村或郊区，卫生服务点距离较远且交通不便，患者倾向于进行自我诊疗。自感疾病较轻的患者大多会采取自我药疗甚至选择不治疗。一些患者因在院就诊或住院的救治效果不佳而不信任医生，因此会选择自我诊疗或者不采取任何治疗措施。文化水平越高或收入水平越高，居民越倾向于不进行自我诊疗。

购药：自我购药是指在没有医生或其他医务工作人员指导的情况下，恰当地使用非处方（OTC）药，用于缓解轻度和短期的症状或不适，或者用于治疗轻微的疾病。自我药疗是自我医疗的重要组成部分，是患者在自感不适后基于自己的医疗知识寻求药物治疗的过程。从消费者价值理论的观点出发，自我药疗是患者在比较各种治疗方式的成本与效用后的选择结果。消费者自我药疗行为在国内外均有很高的流行率，例如，中国第六次国家卫生服务调查分析报告显示，10.30%的两周患病者采取自我购药的方式进行治疗；雷晓盛等学者针对武汉居民的研究发现，47.70%的受访居民在自感不适的两周内选择自我购药进行治疗，这甚至高于选择"看医生"的受访居民的占比；法国的一项调查研究显示，84.10%的受访者称自己曾有过自我药疗行为；埃塞俄比亚针对城市居民的研究发现自我药疗的流行率达到27.16%。影响消费者发生自我购药行为的因素包括文化程度、家庭收入、医保类型、年龄、性别、是否患慢性病、病情严重程度、婚姻状况、自我药疗知识储备、家庭所在地、家庭自备药物情况等。

健康体检：2009年卫生部印发的《健康体检管理暂行规定》中提到，健康体检是指通过医学手段和方法对受检者进行身体检查，了解受检者健康状况、早期发现疾病线索和具有健康隐患的诊疗行为，是个体和群体健康状况评价与疾病风险预测、预警及早期筛查的一种医学行为、方法与过程。2014年中华医学会健康管理学分会发布的《健康体检基本项目专家共识》和卫生部的《健康体检管理暂行规定》中同时提到，其所定义的健康体检不包括职业健康检查，入职、入学、结婚等专项体检，这些专项体检遵循《职业健康检查管理办法》《中小学生健康体检管理办法》《公务员录用体检通用标准（试行）》等其他法规和标准。近些年，随着人民生活水平的提升，老百姓越来越关注自身的健康管理，健康体检的意识显著增强。健康体检大体上分为年度健康体检和预防性健康体检两种类型，目前发达国家逐步向个性化健康体检发展。年度健康体检更侧重于疾病的筛查与干预效果的评价，而较少强调年龄、性别及风险因素。在欧美和日本等发达国家，年度健康体检只是作为健康管理体检的一个辅助性手段。预防性健康体检着重强调健康体检的周期性，检后服务的频率和强度应该充分考虑不同年龄、性别、不同慢性非传染性疾病风险分层等因素，其目的是为了早期筛查疾病，为后续的分层管理提供依据。

二、服务人口的多样性

老年人：国家统计局发布的《中华人民共和国 2020 年国民经济和社会发展统计公报》数据显示，我国 60 岁及以上的老年人口达 2.54 亿人，占总人口的 18.10%，65 岁及以上的老年人口占 12.60%，我国老龄化发展进程加快。随着年龄增长，老年人的健康状况变差，老年人多病共患的情况较为普遍，对卫生服务需求量大，因此老年人的卫生服务利用率较高。有研究发现，大多数老年患者以利用基层医疗卫生机构为主，87.10% 的老年门诊患者、68.80% 的老年住院患者选择利用县级及以下的医疗卫生机构，贫困老年人口慢病患病率和患多种慢病率均高于非贫困老年人口，贫困老年人的就诊率、住院率、纯自我医疗的比例和未治疗的比例均高于非贫困老年人口[15]。

儿童：儿童是国家和民族的未来，是人类社会发展的希望。儿童的健康水平是衡量一个国家经济社会发展与文明进步的重要指标。世界卫生组织（World Health Organization，WHO）明确规定：儿童健康不但指没有疾病，还包括体格、生理、心理和社会适应能力的全面健康发展。儿童的健康成长离不开公共医疗卫生服务的支持。儿童卫生服务利用不仅是对儿童疾病的医疗服务，还涵盖儿童的预防接种、健康管理、早期发展、营养状况及心理健康教育服务，从多方面共同促进儿童身心和社会适应能力的全面发展[16]。

妇女：近几十年，中国妇幼卫生取得重要进展，中国女性健康状况逐渐改善。但妇女健康仍面临诸多困难，城乡和区域的差别、不同群体的收入差别，使妇女卫生服务的可及性、公平性仍然存在挑战。近年国家生育政策的变化，给医疗卫生服务资源带来一定的挑战，尤其给女性带来极大的压力。乳腺癌、宫颈癌、卵巢癌等女性特定的重大疾病已成为日益突出的公共卫生问题[17-18]。

三、服务机构的多样性

家庭：新医改以来，我国不断加强基层卫生服务能力建设，提出"以基层为重点"的新时期卫生与健康工作方针。家庭卫生服务是基础卫生服务的一个重要组成部分，我国在不断推进和加强家庭医生签约服务的发展。家庭式医疗对疾病早期控制起到至关重要的作用，自我保健、治疗手段与服务机构提供的医疗手段相对接也是目前国际上医疗发展的一个主要趋势，在慢性病领域的应用最为广泛。

药店：药店是一个重要的服务窗口，是与患者接触最多的一个部门。有研究者从服务利用的角度分析患者购药流向，观察患者购药服务的就诊偏好，目前城市居民较农村居民药店购药行为日渐增多。

社区卫生服务中心：当前，以社区卫生服务为基础的医药卫生体制改革已在全国广泛展开。社区卫生服务是实现人人享有初级卫生保健目标的基础环节，对于优化城市卫生服务结构、方便群众就医、减轻费用具有重要意义。随着"大病进医院，小病进社区"观念的逐步推广，社区卫生服务中心的患者量逐渐增加。在不同层级医疗机构，患者流向随着分级诊疗改革政策的部署成为人们关注的焦点问题，患者有序或无序在不同层级医疗机构、不同类型医疗机构的流动及其影响因素是居民医疗服务利用研究的一个重要领域。

互联网：随着互联网的迅速发展，互联网在医药领域的应用也越来越多，居民在医疗服务利用过程中逐渐开始利用互联网平台求医问药，主要体现在互联网挂号、问诊、购药等行为较以前逐渐增多，互联网的合理使用成为目前医疗领域的热点话题。

四、国外对于卫生服务利用行为多样性的研究

有研究对美国移民的卫生服务利用行为进行了相关调查，由于美国日益多样化的人口，美国医疗保障行业面临着许多挑战。移民的文化信仰、社会经济地位及向移民提供的卫生保障服务政策对移民的卫生服务利用行为产生了巨大影响。一些欧洲研究表明，与非移民相比，移民的全科医生使用率总体较高，虽然在出生国、年龄和性别方面存在差异，但是与健康和社会经济地位有关的因素解释了其中一些结果。例如，来自土耳其、摩洛哥和前荷兰殖民地的老年移民对全科医生的使用较高，这在很大程度上是由于自我报告健康较差，而较少解释为其不利的社会经济地位。相比之下，荷兰最近的另一项研究发现社会经济地位或健康状况未能解释利用模式的差异。瑞典的一项研究同样发现，来自智利、波兰、土耳其和伊朗的移民使用全科医生的情况较高，但其解释是，移民的自我报告健康状况较差，包括在出生国遭受有组织的暴力。在英国的一项研究中，身体健康状况较差也是对全科医生的使用程度较高的原因。一些研究也报告与其他移民群体和非移民之间的比较结果，在英国的中国人使用全科医生的程度较低。此外，荷兰的一项研究表明，移民与全科医生的接触率较高，并不是由于缺乏专门护理或较少使用专科护理而导致的替代者。荷兰的4项研究涉及门诊"专科护理"的利用，结果相互矛盾，

在调整了年龄、健康状况、性别和社会经济地位之后，1 项研究没有发现任何差异；另 1 项研究发现移民中使用专科护理的程度更高 [19~20]。

欧洲相关研究表明卫生服务利用行为的多样性源于移民问题，许多欧洲国家已成为种族文化多样化的国家，而国家的移民不属于现有的医疗卫生服务对象，且国家没有具体政策来解决移民和少数民族获得医疗卫生服务的问题。基于人口的文化多样化及保证卫生服务利用的公平性，许多国家为此开展健康卫生服务的研究。对于因语言沟通障碍引起的卫生服务挑战，德国对卫生服务人员进行相关跨文化交流能力的培训。挪威提供的多样性心理健康卫生服务主要以国家提供资助为基础，设立了 3 个国家能力中心：挪威少数民族健康研究中心、挪威暴力和创伤应激研究中心和塞米国家精神卫生中心。瑞典设立跨文化卫生服务中心，为专业卫生服务人员组织各项语言和文化等培训，并与专业卫生服务人员建立网络联系，以支持发展多样性的卫生护理以满足移民、难民和少数民族的卫生服务需要 [21]。

第二节　治疗方式的多样性分析

居民在出现身体不适症状后，个人是否接受治疗，以及如何治疗可以有多种选择，即具有多样性。这种多样性可能会受到个人、家庭及外部医疗环境等诸多因素的影响。从本研究的监测结果来看，样本户因同一种疾病所采取的措施包括未治疗、服药、购药、中医疗法、其他自我治疗、门诊和住院等。

一、治疗方式的动态变化分析

样本地区调查发现，调查对象患病后具体的治疗方式如图 5-1 所示。总体来看，麻城市被调查患者未采取任何治疗措施的比例高于青山区。即便采取了治疗措施，最多的仍是服药治疗。青山区采取药物治疗的比例较高，基本维持在 70% 以上，高于麻城市 10 个百分点。值得注意的是，在 12 次监测中，麻城市的第 3 至第 4 阶段与第 5 至第 6 阶段服药率比较低，主要原因可能是这一段时间正值夏、秋农忙季节，患者忙于农活而忘记服药。除服药治疗之外，患者更容易采取的治疗方式是购药和门诊治疗。麻城市在第 3 至第 4 阶段、第 5 至第 6 阶段的自行购药比例明显高于下半年，但其就诊比例却明显低于下半年，说明自行购药和到医疗机构就诊具有替代效应。特别是在 4～6 月的农忙季节，患者就诊行为减少，自行购药行为增加。就医疗服务而言，青山地区患者更倾向于利用中医药服务。

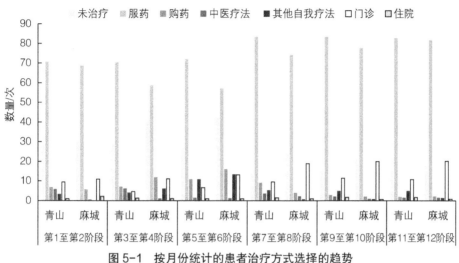

图 5-1　按月份统计的患者治疗方式选择的趋势

二、治疗方式的数量统计

将患者一次患病的整个过程作为一个分析单元，分析患者在一次疾病周期内，即从患者的首次身体不适症状开始到该症状结束为止，选择治疗方式的数量。为保证研究对象疾病周期的完整性，我们剔除了在监测开始之前就发生不适症状（无法判断首次不适症状开始时间），以及最后一次监测不适症状仍未消失的人群（无法判断不适症状结束时间）。统计结果如图 5-2 所示。由图可以看出：青山区和麻城市的患者在治疗方式数量的选择上并没有明显的差异，其中 1/3 以上的患者选择了一种治疗方式。

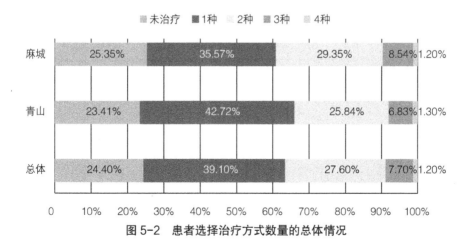

图 5-2　患者选择治疗方式数量的总体情况

对不同治疗种类数进行统计，具体结果如表 5-1 所示。从表中结果可以看出，相互之间存在着统计学差异，卡方值为 283.780，且 $P < 0.001$。从表中分析结果可以看出：

采取了 1 种和 2 种治疗类型的患者,治疗方式主要集中在服药和门诊;治疗类型达到 3 种的患者,服药和门诊就诊的比例下降,自购药和住院治疗的比例上升;治疗类型达到 4 种的患者,每种治疗方式的利用频率基本趋于均匀。

表 5-1　一次完整疾病周期内不同治疗方式的人数

单位:人

治疗种类数	服药	中医疗法	其他自我疗法	购药	门诊	住院	卡方值	P 值
1 种	882	7	349	0	71	9	283.780	< 0.001***
2 种	998	53	152	180	599	30		
3 种	329	74	87	225	240	35		
4 种	81	46	65	71	47	20		

注:*** 为 $P < 0.001$,下同。

三、治疗方式的疾病分类统计

将调查对象所患疾病分为慢性病和非慢性病两类,经过统计分析发现,两类不同疾病患者对治疗方式的选择存在差异,且有统计学意义($\chi^2 = 322.889$,$P < 0.001$)。其中,慢性病患者选择服药治疗的比例为 72.73%,非慢性病患者也达到了 69.93%。非慢性病患者选择门诊治疗的比例为 25.52%,明显高于慢性病患者(表 5-2)。

表 5-2　一次疾病周期患者就诊路径分布情况

单位:次

治疗方式	非慢性病		慢性病		χ^2 值	P 值
	频数	占比 /%	频数	占比 /%		
未治疗	733	26.09	2401	25.21	322.889	< 0.001***
服药	1487	69.93	4936	72.73		
购药	193	8.35	422	5.63		
中医疗法	26	1.13	199	2.67		
其他自我疗法	103	4.46	290	3.87		
门诊	590	25.52	741	9.89		
住院	42	1.82	72	10.96		

第三节　服务路径的多样性

在路径提取过程中，对于监测期内无法确定疾病周期起止节点的患者，暂不纳入研究，只纳入在监测阶段内有一次完整患病周期的人群为研究对象。从第一阶段监测到第二阶段监测共收集到拥有完整疾病周期的病例 613 个。其中，呼吸系统疾病、消化系统疾病、循环系统疾病为主要疾病类型，分别占到 35.70%、20.77%、17.92%，累计占比为 74.39%，其他疾病占比为 25.61%。

具体统计结果如表 5-3 所示。在保留的 613 个完整疾病周期中，服务路径为单次门诊的比例为 83.69%，其后依次是"门诊—门诊"和"住院"路径，占比分别为 6.36% 和 5.22%。由此可见，在一次疾病周期内，患者大多数利用门诊服务，少数利用住院服务。因为被调查人群主要是慢性病家庭，患者主要以慢性病为主，所以慢性病患者身体出现不适时多会选择门诊服务。

表 5-3　一次疾病周期内就诊路径分布情况

排名	服务路径	频数 / 次	占比 /%	累计频数 /%
1	门诊	513	83.69	83.69
2	门诊—门诊	39	6.36	90.05
3	住院	32	5.22	95.27
4	门诊—住院	22	3.59	98.86
5	门诊—门诊—门诊	4	0.65	99.51
6	住院	2	0.33	99.84
7	门诊—住院—门诊—门诊	1	0.16	100.00
合计		613	100.00	100.00

为研究自感疾病严重程度对其服务路径选择的影响，本研究将样本分为 2 组："单次门诊"及"其他"（包括"多次门诊"、"门诊＋住院"及"单次住院"情况）。经过单因素分析发现，不同的首诊自感疾病严重程度对于患者选择服务路径有显著性影响（$P <$ 0.001），自感疾病严重的患者更倾向于选择多次门诊、门诊住院或直接住院的路径（表 5-4）。

表 5-4 自感疾病严重程度与就诊路径的关系

单位：次

自感症状	路径			卡方值	P 值
	合计（占比 /%）	单次门诊（占比 /%）	其他（占比 /%）		
轻	208（33.90）	193（37.60）	15（15.00）	3	< 0.001***
中	319（52.00）	264（51.50）	55（55.00）		
重	86（14.00）	56（10.90）	30（30.00）		
合计	613（100.00）	513（83.70）	100（16.30）		

第四节　就诊时间的多样性

患者的就诊时间呈现多样性的特点。本研究从工作日与周末、日就诊时间、季节变化 3 个方面揭示患者就诊时间的多样性特征，并进行单因素、多因素分析，具体分析如下。

一、工作日与周末

将患者就诊时间分为工作日和周末两类，通过计算日均就诊量（工作日总就诊量 /5；周末总就诊量 /2）发现，城乡居民在就诊日的类型方面的差异具有显著性，青山患者更倾向于选择工作日就诊，占比为 66.22%，麻城患者周末就诊比例明显高于青山。然而，55 岁以上（假设 55 岁为一般退休年龄）患者更加倾向于在工作日就诊。对于小学及以下文化程度的人群而言，文化程度在小学以上的人群更倾向于在工作日就诊，且差异具有显著性。对于服务利用类型、是否为慢性病、性别而言，患者的就诊时间的偏好没有显著性差异，如表 5-5、表 5-6 所示。

表 5-5 纳入指标变量信息

变量	变量解释
地域	①城市；②农村
服务利用类型	①门诊；②住院
是否为慢性病	①是；②否
年龄	①≤ 55 岁；②> 55 岁
性别	①男；②女
文化程度	①小学及以下；②小学以上

表 5-6　影响就诊时间的单因素分析

单位：次

特征	分类	工作日		周末		卡方值	P 值
		N_1	占比 /%	N_2	占比 /%		
地域	麻城	160.60	51.29	152.50	48.71	10.865	0.001**
	青山	129.40	66.22	66.00	33.78		
服务利用类型	门诊	260.60	56.52	200.50	43.48	0.472	0.492
	住院	29.40	62.03	18.00	37.97		
是否为慢性病	否	107.40	54.00	91.50	46.00	1.370	0.242
	是	182.60	58.98	127.00	41.02		
年龄	≤ 55 岁	86.33	48.41	92.00	51.59	5.853	0.016*
	> 55 岁	155.33	55.12	126.50	44.88		
性别	男	117.17	53.10	103.50	46.90	0.001	0.975
	女	114.17	53.18	100.50	46.82		
文化程度	小学及以下	103.17	46.97	116.50	53.03	15.317	< 0.001***
	小学以上	138.50	57.59	102.00	42.41		

注：N 表示计算后的日均就诊量（N_1 为工作日总就诊量 /5；N_2 为周末总就诊量 /2）。占比（%）表示横向占比。

为了更好地说明患者选择不同就诊时间的人群特征，在进行单因素分析的基础上，对患者就诊时间偏好进行多因素分析。研究发现，在控制其他自变量的前提下，青山区患者更加倾向于工作日就诊，而文化程度在小学以上的人群更加倾向于在工作日就诊。进一步分析研究发现，青山区工作日就诊的以老年人为主，其中 60 岁以上人群占比为73.25%，高于麻城同类人群近 30 个百分点。同时，文化程度在小学及以上的人群中 60岁以上老年人占比为 71.10%，如表 5-7 所示。老年人相对于年轻人而言不受工作束缚，时间更加自由，因此工作日的就诊率相对较高。相对于周末而言，工作日的医生、专家也较多，因此患者更倾向于选择在工作日就诊。

表 5-7　影响就诊时间的二分类 Logistic 回归分析

变量	系数	标准误	P 值	95% 置信区间	
				上限	下限
路径（门诊）[a]	−0.112	0.204	0.583	0.599	1.334
慢性病（有）[a]	−0.012	0.125	0.922	0.773	1.262

变量	系数	标准误	P 值	95% 置信区间	
				上限	下限
地域（青山）[a]	0.490	0.140	0.003**	1.145	1.980
性别（男）[a]	−0.040	0.115	0.724	0.767	1.202
年龄（≤ 55 岁）[a]	−0.155	0.129	0.230	0.666	1.103
文化程度（小学及以下）[a]	−0.341	0.125	0.007**	0.556	0.909

注：a 表示哑变量过程中的参照水平。

二、日就诊时间

通过对监测周期内患者每一天的就诊时间偏好进行跟踪，发现更多患者倾向于上午就诊，占到 80% 以上，其次选择下午，也有少数人选择晚上，如表 5-8 所示。产生这种现象的原因可能是上午的专家门诊较多。值得注意的是，慢性病人群中选择上午就诊的比例为 90.29%，略高于非慢性病患者的 86.56%。可能是因为相对于慢性病治疗而言，非慢性病治疗大多可以在普通门诊解决，对于专家水平要求不高，所以就诊时间相对自由。

表 5-8　日就诊时间情况

特征		上午		下午		晚上	
		频数 / 次	占比 /%	频数 / 次	占比 /%	频数 / 次	占比 /%
服务利用类型	就诊	1516	88.81	161	9.43	30	1.76
地域	麻城	912	88.80	100	9.74	15	1.46
	青山	604	88.82	61	8.97	15	2.21
是否为慢性病	否	586	86.56	75	11.08	16	2.36
	是	930	90.29	86	8.35	14	1.36

三、季节变化

考虑到农业生产的季节性，且在"农忙"时期农民需要争分夺秒干农活，我们把麻城地区的监测时间分为农忙和非农忙时期，其中农忙时节为 5 月和 10 月左右，具体如图 5-3 所示。

从两个阶段的监测情况看，第 1 次监测到的就诊率在上半年最高，可能与 4 月处于季节变换，居民更容易发生身体不适有关。第 2 次监测（5 月上旬）居民就诊率明显降低。第 3 次监测（5 月下旬）就诊率也偏低，这可能是由于 5 月为农忙时节，农民忙于农事顾不上到医疗机构就诊。从第 4 次监测（6 月上旬）起，居民的就诊率虽然较低，但已经出现回升趋势。进入第 7 次监测（10 月上旬），患者就诊率偏低，可能与农忙有关。第 8 次（10 月下旬）、第 9 次监测（11 月上旬）发现居民就诊率增加，可能与季节变换容易引发身体不适有关。

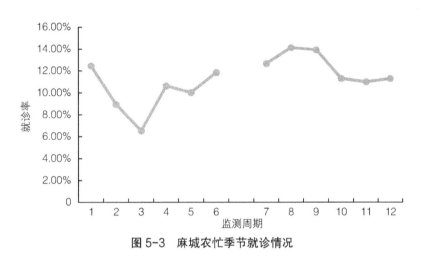

图 5-3　麻城农忙季节就诊情况

慢性病患者有长期购买药品的习惯。因此，通过了解慢性病患者的购药季节性特点有助于了解其行为利用的基本规律。总体看来，城市地区的自购药比例高于农村地区，城乡慢性病患者的购药时间存在差异，如图 5-4 所示。城市患者的购药时间主要集中于下半年，而农村患者的购药时间主要集中于上半年的 5—6 月。具体来看，城市地区购药率在 10 月上旬（第 7 次监测）达到一个高峰，可能与天气即将转冷，慢性病患者开始集中屯药有关。农村地区在 4—6 月上旬的购药率逐渐上升，可能是由于农忙季节，患者没有时间到医疗机构就诊，只能通过自购药的方式缓解症状。

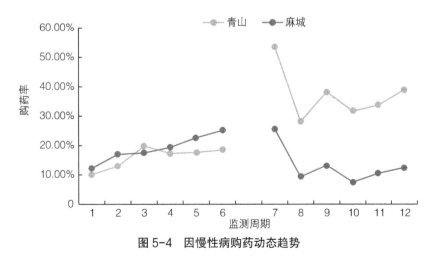

图 5-4　因慢性病购药动态趋势

第五节　卫生服务利用行为的混合效用模型分析

有研究报道，患有不同疾病人群的卫生服务利用行为可能存在差异。本研究为比较不同疾病人群在卫生服务利用行为上的差异，将监测对象的疾病分为急性病、高血压/糖尿病和其他慢性病（不包含高血压、糖尿病）。研究发现，3类患者的卫生服务利用行为存在差异。本研究假定急性病患者对身体不适的敏感性高于慢性病患者，更容易发生服务利用行为，而慢性病患者可能会根据自身情况产生不同的反应。

由于本研究的数据为面板数据，纳入模型的自变量、因变量伴随时间发生变化，存在月份、季节效应等诸多特点，因此确定本研究的回归模型为广义线性混合模型（General Linear Mixed Model，GLMM）。

本研究通过构建 GLMM 模型对居民在两周内是否服药、是否购药、是否就诊（门诊/住院）进行分析。具体分3步，首先进行一般的回归模型分析，然后纳入月份效应，最后纳入季度效应。

如表5-9所示，模型1为固定效应纳入因素，模型2、模型3为随机效应纳入因素。为精确测量因素，固定效应对于年龄、教育程度、收入、消费强度、疾病负担、距离、家庭慢性病患者数、个人慢性病数量、自评健康状况均做连续性变量处理。其他变量，如性别做分类变量处理。促进因素中，上月收入、上月消费强度、上月疾病负担均为动态监测的变量。本研究希望通过广义线性混合模型观察经济动态因素的动态变化对于居民卫生服务利用行为的影响。同时，是否有不适症状也是动态变化的，在模型中，是否有不适症状主要作为高血压、糖尿病与其他慢性病患者的控制变量出现。

表5-9　纳入模型变量

影响因素	模型1	模型2	模型3
诱发因素	性别：①男；②女 年龄：连续变量 教育程度：①学龄前儿童；②没有上过小学；③小学；④初中；⑤高中；⑥技工学校；⑦中专（中技）；⑧大专；⑨本科及以上		
促进因素	上月收入：连续变量（收入/1000） 上月消费强度：上月支出/上月收入 上月疾病负担：上月医疗支出/上月非食品性支出 医疗保险：①商业保险；②新型农村合作医疗保险；③城镇职工医疗保险；④城镇居民医疗保险 到最近医疗机构距离：①小于2 km；②2～5 km；③5～10 km；④10 km以上	月份： ①4月 ②5月 ③6月 ④10月 ⑤11月 ⑥12月	季节： ①春夏 ②秋冬

影响因素	模型1	模型2	模型3
促进因素	地域：①城市；②农村 家庭慢性病患者数：连续性变量		
需求因素	个人慢性病数量：连续性变量 自评健康状况：连续性变量 是否有不适症状：①是②否		

一、不同人群的服药行为

本研究的主要对象是慢性病患者，他们一般备有常用药物。由于"久病成医"，一部分患者出现身体不适时，会自行诊断并自行服药。不同人群因为自身条件和健康状况不一样，自行服药的行为也可能存在差异。由于慢性病患者与急性病患者的服药行为可能有所不同，高血压、糖尿病患者与其他慢性病患者也可能存在差异，因此本研究将从急性病人群、高血压/糖尿病人群、其他慢性病人群3类不同人群的角度分别分析患者的服药行为的影响因素。本研究将结局变量定义为患病人群是否服药。

（一）急性病人群

通过广义线性混合模型对急性病人群是否服药的影响因素进行分析发现，模型2与模型1之间存在差异，模型3与模型2之间也存在差异。因此，促进因素中的月份、季节对急性病人是否服药存在影响。在控制其他因素的前提下，从诱发因素角度看，年龄越大的急性病患者越倾向于通过服药来缓解急性病症状（系数 $B= -0.025$），如表5-10所示。

表5-10　急性病人群是否服药固定效应模型

指标	模型1	模型2	模型3
	一般回归	月份	季节
	系数（标准误）	系数（标准误）	系数（标准误）
收入	−0.020（0.030）	−0.013（0.031）	−0.013（0.031）
消费强度	−0.020（0.030）	−0.024（0.030）	−0.025（0.030）
疾病经济负担	0.481（0.336）	0.471（0.359）	0.460（0.358）
性别（女）[a]	0.231（0.144）	0.237（0.150）	0.236（0.150）
年龄	−0.023（0.005）[***]	−0.025（0.006）[***]	−0.025（0.006）[***]

指标	模型 1	模型 2	模型 3
	一般回归	月份	季节
	系数（标准误）	系数（标准误）	系数（标准误）
教育程度	−0.057（0.049）	−0.079（0.051）	−0.079（0.051）
距离	0.022（0.157）	−0.106（0.162）	−0.107（0.162）
地域（农村）[a]	0.326（0.597）	0.403（0.576）	0.402（0.577）
商业保险（无保险）[a]	11.497（325.023）	7.062（51.204）	7.419（114.594）
新型农村合作医疗保险（无保险）[a]	0.109（0.761）	−0.065（0.785）	−0.066（0.786）
城镇职工医疗保险（无保险）[a]	0.397（0.836）	0.222（0.826）	0.222（0.826）
城镇居民医疗保险（无保险）[a]	0.161（0.909）	−0.004（0.904）	−0.003（0.904）
个人慢性病数量	0.066（0.061）	−0.012（0.063）	−0.012（0.063）
家庭慢性病患者数	0.067（0.049）	0.052（0.051）	0.052（0.051）
自评健康状况	−0.005（0.005）	−0.004（0.005）	−0.004（0.005）
P		< 0.001***	0.011*

注：①a 表示哑变量过程中的参照水平。

②模型 2 的似然比为 −731.83，卡方值为 13.362，P=0.000 256 8，$P < 0.001$***。

③模型 3 的似然比为 −728.61，卡方值为 6.448，P=0.011，$P < 0.05$*。

④* 为 $P < 0.05$，** 为 $P < 0.01$，*** 为 $P < 0.001$。

（二）高血压、糖尿病人群

研究发现，促进因素中月份对于高血压、糖尿病患者存在影响，而季节则无（表5–11）。上月消费强度越强的患者更倾向于发生服药行为；上月疾病负担越重，即上月的医疗支出占上月的非食品性支出比例越高，患者越倾向于服药；家庭慢性病患者数越多的患者越倾向于服药。从诱发因素角度来看，年龄越大的患者不服药的概率越大 [Exp（0.016）=1.016]。距离基层机构较远的患者不服药的概率增加 [Exp（0.347）=1.415]。从需求因素角度来看，个人慢性病种类越多的患者越倾向于服药。自评健康状况越好的人群越倾向于不服药，而自感身体不适的患者更加倾向于发生服药行为。

表 5-11　高血压、糖尿病人群是否服药固定效应模型

指标	模型 1	模型 2	模型 3
	一般回归	月份	季节
	系数（标准误）	系数（标准误）	系数（标准误）
消费强度	−0.058（0.031）.	−0.067（0.030）*	−0.067（0.030）*
疾病经济负担	−0.110（0.054）*	−0.132（0.052）*	−0.132（0.052）*
性别（女）[a]	0.022（0.083）	−0.047（0.085）	−0.049（0.085）
年龄	0.013（0.003）***	0.016（0.003）***	0.016（0.003）***
教育程度	0.002（0.025）	0.004（0.026）	0.004（0.026）
距离	0.441（0.079）***	0.348（0.081）***	0.347（0.081）***
地域（农村）[a]	−0.048（0.282）	−0.009（0.289）	−0.009（0.289）
新型农村合作医疗保险（无保险）[a]	−0.656（0.460）	−0.909（0.476）.	−0.912（0.477）.
城镇职工医疗保险（无保险）[a]	0.117（0.487）	−0.059（0.502）	−0.060（0.503）
城镇居民医疗保险（无保险）[a]	0.502（0.529）	0.293（0.547）	0.290（0.548）
个人慢性病数量	−0.333（0.035）***	−0.347（0.036）***	−0.348（0.036）***
家庭慢性病患者数	−0.118（0.029）***	−0.128（0.030）***	−0.128（0.030）***
自评健康状况	0.011（0.003）***	0.011（0.003）***	0.011（0.003）***
自感身体不适（否）[a]	−4.023（0.206）***	−4.295（0.211）***	−4.297（0.211）***
P		< 0.001***	0.242

注：①a 表示哑变量过程中的参照水平。
②模型 2 的似然比是 −1895.50，卡方值为 115.070，$P < 0.001$***。
③模型 3 的似然比是 −1894.80，卡方值为 1.372，$P= 0.241$。
④·表示显著性在 0.1 水平上，下同。

（三）其他慢性病人群

其他慢性病人群在过去两周内是否服药在一定程度上体现了慢性病患者对药物治疗的依从性。研究发现月份、季节、受教育程度、到基层医疗机构的距离、地域、所患慢性病数量、家庭慢性病患者数、自评健康状况、是否自感身体不适对于其他慢性病患者是否采取服药治疗的方式均有显著性影响，而患者的性别、年龄、上月经济状况、拥有的医疗保险类型对患者是否服药影响不显著（表 5-12）。

其他慢性病患者的受教育程度越高、距离基层医疗机构越远、身处农村地区，其服药的依从性越差，系数分别为 0.066[Exp（0.066）=1.068]，0.261[Exp（0.261）=1.298] 与

0.834[Exp（0.834）=2.303]；与之相反，个人慢性病数量越多、家庭慢性病患者数越多、自评健康状况越好、有自感身体不适症状的患者发生服药行为的概率越高。

与高血压、糖尿病人群不同的是，上月消费强度对于其他慢性病患者服药行为无显著性影响。

表 5-12　其他慢性病人群是否服药固定效应模型

指标	模型 1	模型 2	模型 3
	一般回归	月份	季节
	系数（标准误）	系数（标准误）	系数（标准误）
消费强度	−0.021（0.022）	−0.034（0.022）	−0.034（0.022）
疾病经济负担	0.111（0.063）.	0.021（0.065）	0.02（0.065）
性别（女）[a]	0.063（0.09）	0.085（0.095）	0.085（0.095）
年龄	0.004（0.003）	0.004（0.003）	0.004（0.003）
教育程度	0.069（0.03）*	0.065（0.032）*	0.066（0.032）*
距离	0.406（0.088）***	0.263（0.095）**	0.261（0.095）**
地域（农村）[a]	0.479（0.297）	0.831（0.309）**	0.834（0.309）**
商业保险（无保险）[a]	−1.150（1.708）	−1.020（1.753）	−1.027（1.761）
新型农村合作医疗保险（无保险）[a]	0.670（0.542）	0.253（0.607）	0.245（0.608）
城镇职工医疗保险（无保险）[a]	0.595（0.531）	0.111（0.599）	0.102（0.6）
城镇居民医疗保险（无保险）[a]	0.947（0.551）.	0.392（0.620）	0.384（0.62）
个人慢性病数量	−0.024（0.035）	−0.090（0.037）*	−0.091（0.037）*
家庭慢性病患者数	−0.075（0.03）*	−0.085（0.031）**	−0.085（0.031）**
自评健康状况	−0.014（0.003）***	−0.013（0.003）***	−0.013（0.003）***
自感身体不适（否）[a]	−4.373（0.103）***	−5.078（0.131）***	−5.077（0.131）***
P		< 0.001***	0.065.

注：①a 表示哑变量过程中的参照水平。
②模型 2 的似然比为 −1663.90，卡方值为 309.830，$P < 0.001$***。
③模型 3 的似然比为 1662.20，卡方值为 3.413，$P = 0.065$。

二、不同人群的购药行为

自行购药行为实质上是对门诊服务的替代，相对于门诊服务比较便利，但也存在着风险。究竟哪些因素会影响人群两周内的购药行为？本研究将自行购药分为医疗机构购药与医疗机构外购药，并且都纳入分析。

（一）急性病人群

对于急性病人群模型存在月份、季节效应（表5-13）。从诱发因素角度来看，年龄每增加1岁，患者自行购药概率是不发生购药行为的1.013倍[1/Exp（-0.013）=1.013]。教育程度每提高一个等级，患者自行购药概率是不发生购药行为的1.044倍[1/Exp（-0.043）=1.044]。慢性病数量越多，越容易发生购药。家庭慢性病患者数越多，越不倾向于自行购药，自评健康状况越好，自行购药行为发生得越少。

表5-13 急性病人群是否购药固定效应模型

指标	模型1	模型2	模型3
	一般回归	月份	季节
	系数（标准误）	系数（标准误）	系数（标准误）
收入	0.006（0.014）	0.003（0.014）	0.004（1.004）
消费强度	-0.002（0.019）	0.008（0.020）	0.009（1.009）
疾病经济负担	0.042（0.063）	0.084（0.063）	0.090（1.094）
性别（女）[a]	-0.005（0.067）***	0.015（0.069）	0.016（1.016）
年龄	-0.012（0.002）.	-0.013（0.002）***	-0.013（0.987）***
教育程度	-0.040（0.022）.	-0.043（0.023）.	-0.043（0.958）.
距离	-0.141（0.075）	-0.047（0.077）	-0.046（0.955）
地域（农村）[a]	-0.176（0.264）	-0.150（0.268）	-0.156（0.856）
商业保险（无保险）[a]	-0.574（0.867）	-0.423（0.856）	-0.411（0.663）
新型农村合作医疗保险（无保险）[a]	-0.846（0.349）*	-0.728（0.355）*	-0.722（0.486）*
城镇职工医疗保险（无保险）[a]	-0.384（0.360）	-0.217（0.365）	-0.218（0.804）
城镇居民医疗保险（无保险）[a]	-0.036（0.393）	0.020（0.399）	0.029（1.030）
个人慢性病数量	-0.126（0.029）***	-0.085（0.030）**	-0.086（0.918）**
家庭慢性病患者数	0.059（0.022）**	0.077（0.023）***	0.078（1.081）***
自评健康状况	0.009（0.002）***	0.009（0.002）***	0.009（1.009）***
P		< 0.001***	0.014*

注：①a表示哑变量过程中的参照水平。

②模型2的似然比为-2639.50，卡方值为171.960，$P < 0.001$***。

③模型3的似然比为-2636.50，卡方值为6.053，$P = 0.014$。

（二）高血压、糖尿病人群

研究发现，高血压、糖尿病患者是否购药受月份和季节影响。从上月消费强度看，家庭上月消费强度越高，患者更倾向于不发生购药行为 [Exp（0.071）=1.074]。城市地区患者相对于农村地区患者更倾向于不发生购药行为，为 1.788 倍 [Exp（0.581）=1.788]，这可能是由于城市人群有囤药的习惯。从需求因素角度来看，个人慢性病种类数越多，发生购药行为概率越大 [1/Exp（–0.107）=1.113]。有自感不适症状的患者更倾向于发生购药行为（表 5–14）。

表 5-14　高血压、糖尿病人群是否购药固定效应模型

指标	模型 1	模型 2	模型 3
	一般回归	月份	季节
	系数（标准误）	系数（标准误）	系数（标准误）
消费强度	0.055（0.028）.	0.070（0.029）*	0.071（0.029）*
疾病经济负担	–0.094（0.097）	–0.087（0.109）	–0.082（0.109）
性别（女）[a]	–0.151（0.090）.	–0.085（0.092）	–0.083（0.092）
年龄	–0.001（0.003）	–0.004（0.003）	–0.004（0.003）
教育程度	0.034（0.027）	0.040（0.027）	0.039（0.027）
距离	–0.168（0.087）.	–0.015（0.089）	–0.008（0.088）
地域（农村）[a]	0.603（0.325）.	0.581（0.320）.	0.581（0.320）.
新型农村合作医疗保险（无保险）[a]	–0.921（0.387）.	–0.821（0.400）*	–0.818（0.401）*
城镇职工医疗保险（无保险）[a]	–0.762（0.420）.	–0.592（0.424）	–0.591（0.425）
城镇居民医疗保险（无保险）[a]	0.171（0.461）	0.432（0.467）	0.439（0.468）
个人慢性病数量	–0.106（0.04）**	–0.107（0.041）**	–0.107（0.041）**
家庭慢性病患者数	–0.026（0.031）	–0.020（0.032）	–0.02（0.032）
自评健康状况	–0.001（0.003）	–0.001（0.003）	–0.001（0.003）
自感身体不适（否）[a]	–1.208（0.089）***	–1.185（0.093）***	–1.184（0.091）***
P		< 0.001***	< 0.001***

注：① a 表示哑变量过程中的参照水平。

②模型 2 的似然比为 –1742.80，卡方值为 122.650，$P < 0.001$***。

③模型 3 的似然比为 –1736.20，卡方值为 13.362，$P < 0.001$***。

（三）其他慢性病人群

其他慢性病人群的购药行为与急性病人群存在差异。从促进因素角度看，月份和季度对于居民卫生服务利用行为存在影响，且家庭慢性病患者数每增加 1 人，患者不购药概率变为 1.111 倍 [Exp（0.105）=1.111]，这可能是因为在家庭中慢性病患者数较多的情况下，家庭具有囤积药物的习惯，同时患有同种慢性疾病的家庭成员可以共享药物，帮忙购药，因此患者的购药行为减少。从需求因素角度看，患者的自评健康状况越好越倾向于不发生购药行为，有不适症状的患者更加倾向于购买药物（表 5-15）。

表 5-15　其他慢性病人群是否购药固定效应模型

指标	模型 1 一般回归 系数（标准误）	模型 2 月份 系数（标准误）	模型 3 季节 系数（标准误）
消费强度	−0.003（0.023）	0.003（0.022）	0.003（0.022）
疾病经济负担	0.055（0.071）	0.087（0.072）	0.094（0.071）
性别（女）[a]	0.125（0.090）	0.138（0.091）	0.137（0.091）
年龄	−0.001（0.003）	−0.002（0.003）	−0.002（0.003）
教育程度	0.027（0.029）	0.027（0.029）	0.028（0.029）
距离	−0.223（0.105）[*]	−0.162（0.106）	−0.151（0.106）
地域（农村）[a]	0.412（0.337）	0.317（0.341）	0.319（0.341）
商业保险（无保险）[a]	0.049（1.366）	−0.007（1.362）	−0.010（1.360）
新型农村合作医疗保险（无保险）[a]	−0.647（0.475）	−0.554（0.475）	−0.529（0.474）
城镇职工医疗保险（无保险）[a]	−0.399（0.461）	−0.263（0.460）	−0.247（0.459）
城镇居民医疗保险（无保险）[a]	−0.365（0.503）	−0.265（0.503）	−0.244（0.502）
个人慢性病数量	−0.028（0.037）	0.005（0.038）	0.006（0.038）
家庭慢性病患者数	0.095（0.030）[**]	0.103（0.030）[***]	0.105（0.030）[***]
自评健康状况	0.007（0.003）[*]	0.007（0.003）[*]	0.007（0.003）[*]
自感身体不适（否）[a]	−2.862（0.116）[***]	−2.853（0.117）[***]	−2.857（0.117）[***]
P		< 0.001[***]	0.018[*]

注：①a 表示哑变量过程中的参照水平。
②模型 2 的似然比为 −1651.80，卡方值为 36.092，$P < 0.001$[***]。
③模型 3 的似然比为 −1649.00，卡方值为 5.645，$P = 0.018$，$P < 0.05$[*]。

三、不同人群的就诊行为

就诊行为是居民卫生服务利用行为较为常见的行为之一，在一次疾病周期内，就诊行为的发生概率仅次于服药行为。本研究将是否就诊作为结局变量，通过构建固定效应模型，在考虑月份、季节的随机效应的前提下揭示影响患者是否就诊的因素。

（一）急性病人群

由表 5-16 可知，从诱发因素角度看，年龄越大的急性病患者越倾向于发生就诊行为。从促进因素角度看，急性病人群受月份影响，不受季节影响。且上月家庭疾病经济负担越重，急性病患者不发生就诊行为的概率增大 [Exp（0.140）=1.150]，说明疾病负担可能导致急性病患者应就诊未就诊的概率增大。城市地区患者发生就诊行为是农村地区的 2.689 倍 [1/Exp（-0.989）=2.689]，说明城市患者在治疗急性病中比农村患者表现更加积极。从需求因素角度看，个人慢性病数量每增加一个，患者发生就诊行为概率增加 1.151 倍。自评健康状况越好的患者，越倾向于不发生就诊行为。

表 5-16 急性病人群是否就诊固定效应模型

指标	模型 1	模型 2	模型 3
	一般回归	月份	季节
	系数（标准误）	系数（标准误）	系数（标准误）
收入	0.003（0.017）	0.005（0.017）	0.004（0.017）
消费强度	0.014（0.020）	0.020（0.020）	0.020（0.020）
疾病经济负担	0.111（0.071）	0.140（0.069）*	0.142（0.069）*
性别（女）[a]	-0.010（0.082）	0.004（0.083）	0.005（0.083）
年龄	-0.010（0.002）***	-0.011（0.003）***	-0.011（0.003）***
教育程度	-0.017（0.028）	-0.021（0.028）	-0.020（0.028）
距离	-0.075（0.095）	-0.017（0.096）	-0.017（0.096）
地域（农村）[a]	-1.016（0.312）**	-0.989（0.313）**	-0.992（0.313）**
商业保险（无保险）[a]	-1.070（1.160）	-1.007（1.162）	-0.995（1.163）
新型农村合作医疗保险（无保险）[a]	-0.604（0.395）	-0.519（0.397）	-0.516（0.397）
城镇职工医疗保险（无保险）[a]	0.112（0.423）	0.228（0.422）	0.226（0.422）
城镇居民医疗保险（无保险）[a]	0.243（0.461）	0.274（0.461）	0.276（0.461）

指标	模型 1	模型 2	模型 3
	一般回归	月份	季节
	系数（标准误）	系数（标准误）	系数（标准误）
个人慢性病数量	−0.168（0.037）***	−0.141（0.038）***	−0.141（0.038）***
自感身体不适（否）[a]	0.007（0.003）**	0.007（0.003）*	0.007（0.003）*
P		< 0.001***	0.240

注：① a 表示哑变量过程中的参照水平。

②模型 2 似然比为 −1774.90，卡方值为 35.307，$P < 0.001$***。

③模型 3 似然比为 −1974.20，卡方值为 1.380，$P = 0.240$，$P > 0.1$。

（二）高血压、糖尿病人群

对于高血压、糖尿病患者而言，是否发生就诊行为的影响因素可能与其他慢性病患者不同。从诱发因素的角度看，年龄越大的患者更倾向于发生就诊行为。然而，教育程度越高的患者不发生就诊行为的概率增加 [Exp（0.103）=1.108]，这可能是由于教育程度较高的患者对于治疗疾病更加自信，对于医疗机构的依赖性不强，然而值得注意的并不是教育程度越高其健康素养越好，而是随着健康知识普及的渠道逐渐增多，教育程度较高的患者在获得大量健康知识的同时，也可能面临着在治疗疾病时盲目自信的困境，导致应就诊未就诊的情况增多。从促进因素的角度看，上月医疗支出强度越强的患者越倾向于不发生就诊行为。从需求因素的角度看，家庭慢性病患者数越多，患者越倾向于发生就诊行为（表 5-17）。

表 5-17　高血压、糖尿病人群是否就诊固定效应模型

指标	模型 1	模型 2	模型 3
	一般回归	月份	季节
	系数（标准误）	系数（标准误）	系数（标准误）
消费强度	0.066（0.031）*	0.079（0.031）*	0.079（0.031）*
疾病经济负担	−0.238（0.241）	−0.263（0.265）	−0.255（0.259）
性别（女）[a]	−0.178（0.136）	−0.135（0.137）	−0.131（0.137）
年龄	−0.013（0.005）**	−0.014（0.005）**	−0.014（0.005）**

指标	模型 1	模型 2	模型 3
	一般回归	月份	季节
	系数（标准误）	系数（标准误）	系数（标准误）
教育程度	0.101（0.040）*	0.103（0.040）*	0.103（0.040）*
距离	−0.341（0.146）*	−0.221（0.147）	−0.217（0.147）
地域（农村）[a]	−0.182（0.497）	−0.128（0.483）	−0.137（0.483）
新型农村合作医疗保险（无保险）[a]	0.331（0.762）	0.459（0.773）	0.466（0.773）
城镇职工医疗保险（无保险）[a]	0.775（0.797）	0.842（0.782）	0.874（0.782）
城镇居民医疗保险（无保险）[a]	1.107（0.867）	1.211（0.856）	1.233（0.855）
个人慢性病数量	−0.037（0.061）	−0.033（0.061）	−0.031（0.061）
家庭慢性病患者数	−0.098（0.048）*	−0.093（0.048）.	−0.094（0.048）.
自评健康状况	−0.003（0.005）	−0.003（0.005）	−0.003（0.005）
自感身体不适（否）[a]	−0.972（0.132）***	−0.883（0.135）***	−0.897（0.135）***
P		< 0.001***	0.051

注：① a 表示哑变量过程中的参照水平。
② 模型 2 的似然比为 −943.28，卡方值为 26.502，$P < 0.001$***。
③ 模型 3 的似然比为 −941.37，卡方值为 3.817，$P = 0.051$，$P < 0.1$。

（三）其他慢性病人群

慢性病人群的就诊行为与急性病人群存在一定差异。然而，从诱导因素的角度看，年龄越大的患者更倾向于发生就诊行为，这与患者在治疗急性病时的情况一致，可能是由于年龄越大，患者对于应就诊未就诊对自身健康影响的危害估计越大，也更加注重自身健康状况。从促进因素的角度看，家庭慢性病成员数量越多患者越倾向于不去就诊，这可能是由于同伴效应导致患者具有较高的疾病管理能力，对于医疗机构的依赖性减弱（表 5–18）。

表 5-18　其他慢性病人群是否就诊固定效应模型

指标	模型 1	模型 2	模型 3
	一般回归	月份	季节
	系数（标准误）	系数（标准误）	系数（标准误）
消费强度	0.007（0.025）	0.011（0.024）	0.011（0.024）
疾病经济负担	0.094（0.080）	0.112（0.079）	0.124（0.079）
性别（女）[a]	0.063（0.115）	0.068（0.115）	0.073（0.115）
年龄	−0.007（0.004）.	−0.008（0.004）[*]	−0.008（0.004）[*]
教育程度	0.055（0.037）	0.053（0.037）	0.055（0.037）
距离	−0.113（0.134）	−0.070（0.135）	−0.061（0.135）
地域（农村）[a]	−0.317（0.413）	−0.365（0.416）	−0.384（0.416）
商业保险（无保险）[a]	−11.440（327.461）	−11.670（600.394）	−12.656（45.980）
新型农村合作医疗保险（无保险）[a]	−0.373（0.606）	−0.317（0.604）	−0.289（0.604）
城镇职工医疗保险（无保险）[a]	0.258（0.605）	0.354（0.607）	0.368（0.607）
城镇居民医疗保险（无保险）[a]	−0.129（0.680）	−0.076（0.683）	−0.046（0.682）
个人慢性病数量	−0.062（0.049）	−0.038（0.049）	−0.037（0.049）
家庭慢性病患者数	0.103（0.037）[**]	0.109（0.037）[**]	0.112（0.037）[**]
自评健康状况	0.004（0.004）	0.004（0.004）	0.004（0.004）
自感身体不适（否）[a]	−2.788（0.165）[***]	−2.786（0.166）[***]	−2.774（0.165）[***]
P		0.006[**]	0.034[*]

注：① a 表示哑变量过程中的参照水平。
②模型 2 似然比为 −1126.60，卡方值为 7.64，P = 0.005 701，$P < 0.01$[**]。
③模型 3 似然比为 −1124.30，卡方值为 4.494，P = 0.034 01，$P < 0.05$[*]。

第六节　我国中老年人卫生服务利用行为的多样性

本节将从以下几个层面考虑我国中老年人卫生服务利用行为的影响，即人口社会学因素、经济相关因素、健康信息，每个层面包含的因素如表 5-19 所示。

表 5-19 影响我国中老年卫生服务利用行为的影响因素

影响因素	具体特征	
人口社会学因素	性别	男
		女
	年龄	45～54 岁
		55～64 岁
		65 岁及以上
	文化程度	小学及以下
		初中及以上
	婚姻状况	无配偶
		有配偶
	家庭规模	1 人
		2 人
		≥ 3 人
	城乡划分	农村
		非农村
	东中西区划	东部
		西部
		中部
经济相关因素	家庭人均支出	最低支出水平
		较低支出水平
		较高支出水平
		最高支出水平
	城镇职工医疗保险	无
		有
	城镇居民医疗保险	无
		有
	新型农村合作医疗保险	无
		有
	其他类型保险	无
		有

影响因素	具体特征	
健康信息	自我评价健康状况	很好
		好
		一般
		不好
		很不好
	吸烟行为	吸烟
		戒烟
		从未吸过烟
	饮酒行为	经常饮酒
		偶尔饮酒
		从不饮酒

一、中老年人门诊服务利用

门诊服务利用是卫生服务利用行为的基本形式之一，门诊服务涉及的医疗机构和患者群体范围更广。本研究共纳入样本 14 837 例，其中有 2318 例样本发生了门诊服务利用，我国中老年人月门诊服务利用率为 15.62%。我国中老年门诊服务利用人群的描述性统计如表 5-20 所示。

表 5-20　门诊服务利用人群描述性统计

特征		样本量/例	比例	门诊服务利用人数/人	比例	卡方值	P 值
性别	男	7150	48.19%	979	13.69%	39.028	< 0.001
	女	7687	51.81%	1339	17.42%		
年龄	45～54 岁	4583	30.89%	717	15.64%	0.206	0.902
	55～64 岁	5004	33.73%	773	15.45%		
	65 岁及以上	5250	35.38%	828	15.77%		
文化程度	小学及以下	9531	64.24%	1491	15.64%	0.009	0.926
	初中及以上	5306	35.76%	827	15.59%		

特征		样本量/例	比例	门诊服务利用人数/人	比例	卡方值	P值
婚姻状况	无配偶	1902	12.82%	305	16.04%	0.282	0.596
	有配偶	12 935	87.18%	2013	15.56%		
家庭规模	1人	1220	8.22%	184	15.08%	1.353	0.508
	2人	7642	51.51%	1176	15.39%		
	≥3人	5975	40.27%	958	16.03%		
城乡划分	农村	10 668	71.90%	1652	15.49%	0.545	0.460
	非农村	4169	28.10%	666	15.98%		
东中西区划	东部	4840	32.62%	719	14.86%	10.699	0.005
	西部	5060	34.10%	859	16.98%		
	中部	4937	33.27%	740	14.99%		
家庭人均支出	最低支出水平	3711	25.01%	505	13.61%	40.317	< 0.001
	较低支出水平	3709	25.00%	523	14.10%		
	较高支出水平	3709	25.00%	611	16.47%		
	最高支出水平	3708	24.99%	679	18.31%		
城镇职工医疗保险	无	12 777	86.12%	1977	15.47%	1.570	0.210
	有	2060	13.88%	341	16.55%		
城镇居民医疗保险	无	14 201	95.71%	2210	15.56%	0.930	0.335
	有	636	4.29%	108	16.98%		
新型农村合作医疗保险	无	5219	35.18%	831	15.92%	0.548	0.459
	有	9618	64.82%	1487	15.46%		
其他类型保险	无	11 669	78.65%	1824	15.63%	0.003	0.959
	有	3168	21.35%	494	15.59%		
自我评价健康状况	很好	1843	12.42%	97	5.26%	504.642	< 0.001
	好	1905	12.84%	166	8.71%		
	一般	7248	48.85%	1082	14.93%		
	不好	2954	19.91%	721	24.41%		
	很不好	887	5.98%	252	28.41%		

特征		样本量 / 例	比例	门诊服务利用人数 / 人	比例	卡方值	P 值
吸烟行为	吸烟	4121	27.78%	473	11.48%	81.348	< 0.001
	戒烟	2117	14.27%	404	19.08%		
	从未吸过烟	8599	57.96%	1441	16.76%		
饮酒行为	经常饮酒	4063	27.38%	503	12.38%	46.398	< 0.001
	偶尔饮酒	1105	7.45%	171	15.48%		
	从不饮酒	9669	65.17%	1644	17.00%		

观察各亚组的门诊利用率，可以发现各群体间门诊利用率较为相近，仅自评健康状况的不同亚组间存在较大的差异。进行单因素分析可以发现人口社会学因素、经济相关因素、健康信息等均对门诊利用有显著性影响。

（1）人口社会学因素

人口社会学因素中只有性别具有显著性影响。中老年女性的门诊服务利用率为17.42%，远高于中老年男性群体的13.69%，这部分差异体现了我国中老年群体卫生服务利用的性别异质性。有学者认为，受访的老年群体仍受"男尊女卑"观念影响，男性作为家庭的主要收入来源，其健康状况受到更多的关注和重视，因此年老后女性的整体身体状况不如男性；还有学者认为，女性比男性有着更强的健康意识，不会在轻度自感不适后拖延，因此门诊服务利用率较高[22]。

（2）经济相关因素

经济相关因素中家庭支出水平具有显著性影响。随着家庭支出水平增高，中老年人的门诊服务利用率从13.61%显著增高至18.31%。这也从侧面反映出了卫生服务的商品属性。社会经济地位越高的群体，消费意愿越明显，"怕看病花钱"这种现象出现的概率也随之降低。自身经济状况对于卫生服务利用的释放作用一直是一个不可忽视的问题。

（3）健康信息

健康信息中吸烟、饮酒对于门诊利用具有显著性影响。饮酒频率越高的群体门诊利用率越低、吸烟群体的门诊利用率低于从未吸过烟的群体，这看起来是一个有反常理的现象，然而我们观察戒烟群体的门诊利用率可以发现，戒烟群体的门诊服务利用率最高，由此可以推测，中老年人吸烟饮酒情况从一定程度上反映出了自身的健康状况，仍在吸烟饮酒的中老年人往往有着更好的身体素质，不吸烟、不喝酒可能是自身身体条件不允许，这类有趣的发现也得到了其他学者的印证[23]。除此之外，中老年人门诊服务利用率与自我评价的健康状况显著相关。自评健康状况可以有效地反映受访者的身体状况，健康状况越差的受访者卫生服务需求越大，卫生服务利用率越高。同时，自我评价的健康状况也反映了受访者的自我认知倾向，即在患者具备获取卫生服务的能力时，这一指标可以体现出受访者的支付意愿。自我评价的健康状况在安德森模型中从需求维度的"认知需要"方面影响患者的卫生服务利用。

二、中老年人住院服务利用

住院服务利用是卫生服务利用的另一种常见形式，选择住院服务利用的患者往往对应着更复杂、更严重的疾病。本研究共纳入样本 14 837 例，其中有 2394 例样本产生了住院服务利用，我国中老年人年住院服务利用率为 16.14%。我国中老年住院服务利用人群的描述性统计如表 5-21 所示。

表 5-21　住院服务利用人群描述性统计

特征		样本量 /例	比例	住院服务利用人数 / 人	比例	卡方值	P 值
性别	男	7150	48.19%	1176	16.45%	0.994	0.319
	女	7687	51.81%	1218	15.84%		
年龄	45 ~ 54 岁	4583	30.89%	484	10.56%	242.746	< 0.001
	55 ~ 64 岁	5004	33.73%	755	15.09%		
	65 岁及以上	5250	35.38%	1155	22.00%		
文化程度	小学及以下	9531	64.24%	1633	17.13%	19.625	< 0.001
	初中及以上	5306	35.76%	761	14.34%		
婚姻状况	无配偶	1902	12.82%	387	20.35%	28.598	< 0.001
	有配偶	12 935	87.18%	2007	15.52%		
家庭规模	1 人	1220	8.22%	233	19.10%	21.096	< 0.001
	2 人	7642	51.51%	1288	16.85%		
	≥ 3 人	5975	40.27%	873	14.61%		
城乡划分	农村	10 668	71.90%	1693	15.87%	1.977	0.160
	非农村	4169	28.10%	701	16.81%		

特征		样本量 /例	比例	住院服务利用人数 / 人	比例	卡方值	P 值
东中西区划	东部	4840	32.62%	591	12.21%	99.483	< 0.001
	西部	5060	34.10%	990	19.57%		
	中部	4937	33.27%	813	16.47%		
家庭人均支出	最低支出水平	3711	25.01%	518	13.96%	39.160	< 0.001
	较低支出水平	3709	25.00%	540	14.56%		
	较高支出水平	3709	25.00%	665	17.93%		
	最高支出水平	3708	24.99%	671	18.10%		
城镇职工医疗保险	无	12 777	86.12%	2000	15.65%	15.813	< 0.001
	有	2060	13.88%	394	19.13%		
城镇居民医疗保险	无	14 201	95.71%	2285	16.09%	0.494	0.482
	有	636	4.29%	109	17.14%		
新型农村合作医疗保险	无	5219	35.18%	861	16.50%	0.780	0.377
	有	9618	64.82%	1533	15.94%		
其他类型保险	无	11 669	78.65%	1930	16.54%	6.599	0.010
	有	3168	21.35%	464	14.65%		
自我评价健康状况	很好	1843	12.42%	103	5.59%	906.244	< 0.001
	好	1905	12.84%	154	8.08%		
	一般	7248	48.85%	968	13.36%		
	不好	2954	19.91%	837	28.33%		
	很不好	887	5.98%	332	37.43%		
吸烟行为	吸烟	4121	27.78%	514	12.47%	152.621	< 0.001
	戒烟	2117	14.27%	520	24.56%		
	从未吸过烟	8599	57.96%	1360	15.82%		
饮酒行为	经常饮酒	4063	27.38%	481	11.84%	85.056	< 0.001
	偶尔饮酒	1105	7.45%	162	14.66%		
	从不饮酒	9669	65.17%	1751	18.11%		

观察各亚组的住院服务利用率，可以发现不同亚组间的差异显著大于门诊服务利用。对不同人群进行单因素卡方分析可以得出，人口社会学因素、经济相关因素、健康信息等均对我国中老年人住院服务利用有显著性影响。

从单因素分析的结果可以看出，人口社会学因素中的年龄、文化程度、婚姻状况、家庭规模、东中西区划对我国中老年人住院服务利用有显著性影响。

随着年龄增长，中老年人住院服务的利用率快速上升，65 岁及以上老年人的住院服务利用率是 55 岁以下中年人的两倍之多，不同群组计算得到的卡方值高达 242.746，可见年龄对于中老年人住院服务利用的影响相当显著。对比门诊服务利用，年龄并没有显著性的影响。这也从侧面反映出门诊服务利用更加基础，各年龄段门诊服务需求类似；而住院服务利用对应情况更加复杂，随着年龄的增长、身体状况的下降变化较大。

小学及以下文化程度的群体住院服务利用率为 17.13%，显著高于初中及以上群体的 14.34%。文化程度既可以反映社会结构，也会影响健康信念，在安德森模型中，文化程度会通过倾向特征这一维度影响患者的卫生服务利用。在卫生服务需求研究中，学者们[24]发现居民两周患病率随着文化程度的提升而降低，因为文化程度较高的中老年人有着更好的健康知识获取能力，这些可以改善他们的生活方式，并提供更好的保养策略，从而降低疾病发生、发展的风险。卫生服务需求的减少带来了卫生服务利用的减少，因而文化程度较高的群体住院服务利用率较低。

无配偶的中老年人年住院服务利用率高达 20.35%，显著高于有配偶群体的住院服务利用率。随着家庭人口规模的扩大，样本的住院服务利用率逐渐下降。婚姻状况和家庭规模是患者社会支持的反映，虽然社会支持有助于中老年人卫生服务需要转化为卫生服务利用[25]，但独居、无配偶的老年人往往会因孤独产生焦虑、抑郁等负面的心理情绪，这对他们的身体状况产生了负向影响，进而提高了卫生服务利用率。

东部、中部、西部地区住院服务利用率分别为 12.21%、16.47%、19.57%，中老年人住院服务利用率与地区经济发展水平呈负相关。针对这一现象产生的原因，学者提出了不同的观点：一种是从健康状况出发，发达地区的中老年人往往经济条件优越，自身保养情况良好，患严重疾病的风险较小，因而住院服务利用率降低；另一种是从卫生服务可及性出发，经济欠发达地区的医疗条件较差，基础卫生设施不够健全，造成了住院服务利用较低。

经济相关因素中只有具有城镇职工医疗保险的人群相对于没有城镇职工医疗保险的人群对中老年居民卫生服务利用具有显著性差异，而其他经济相关因素如家庭人均支出、买了其他医疗保险的人群则没有显著性差异。

参保城镇职工医疗保险的中老年人年住院服务利用率为 19.13%，显著高于参保其他类型保险及未参保的群体。然而，医保的参保情况在门诊服务利用方面没有显著差异，这与城镇职工医疗保险的住院服务统筹支付比例较高有关。住院服务享有更高的报销比例，在降低参保者住院负担的同时，也会使部分理应归属于其他卫生服务利用形式的患者转为住院服务利用，在一定程度上造成了医疗资源的浪费，加剧了医疗供需的不平衡性。

第七节　针对居民卫生服务利用行为多样性的建议

随着居民生活条件的改善，居民卫生服务利用行为也呈现出多样性特征。本研究发现在一次疾病周期内，患者利用的卫生服务的种类最多达 4 种，其中最常使用的服务是自行服药，其次为就诊和自行购药。而且对各种服务的选择会伴随着时间的变化呈现差异。针对患者的就诊和自行购药行为进行监测，发现患者倾向于工作日及上午时段就诊。在农忙季节受农业劳动的影响，农村居民就诊率出现明显下降，但自行购药率反而上升，说明农忙季节自行购药和到门诊就诊出现了相互替代。调查还发现慢性病患者在 10 月自行购药比例上升，也有调查对象给调查员反映考虑到入冬气候变化购药备用，提示我们要重视自备药物的安全保管和合理使用。居民卫生服务的多样性需要规范引导，但也有一定的合理性。在配置医疗资源和安排服务提供时，应充分考虑居民卫生服务利用行为的多样性，在制度设计、提供方式中注意把握卫生服务利用多样性的规律，机构内、机构外服务并重，为患者提供更好的指导。

一、不同人群的服药行为规律

研究发现，对急性病患者而言，年龄较大的患者多自行服药治疗。其原因为：一方面急性病多是发病率较高的呼吸系统疾病，一般家庭都会自备针对感冒的常用药品；另一方面年龄较大的患者经历较多，加上省钱意识，认为感冒发烧吃点药就可以控制。但需要注意的是调查对象都是慢性病患者且年龄较大，多有基础性疾病，特别是高血压、冠心病，感冒发烧可以引起基础性疾病加重而带来风险。同时由于年纪较大身体抗风险能力也较差，必须考虑自行服药带来的风险。

对于高血压、糖尿病这一类慢性病而言，家庭上月消费强度越高、上月疾病经济负担越重，其下个月发生自行服药行为的可能性越大。部分原因是有些患者上个月住院治疗，出院后继续服药，这有其合理性。但也有部分患者家庭上个月有其他大额支出，影响到患者的正常服务利用，这一点应该引起重视。同时，研究发现基层医疗机构的可及性对高血压、糖尿病患者的服药依从性也有一定影响，主要是由于基层医疗机构对慢性病患者定期随访代替了患者到医院就诊。这也间接证明了规范的高血压、糖尿病管理的重要性。研究还发现，年龄较大的高血压、糖尿病患者的服药依从性差，一部分老年患者根据自身的感觉随意停药或减量，这必须引起重视，并将老年人作为规范用药教育的重点对象。研究还发现，家庭慢性病患者数越多，患者越依赖自行服用药物，这也许是同伴效应在发挥作用。

对其他慢性病患者，研究发现教育程度较高的患者重视一些治疗药物的替代。有国外研究者发现，互联网的使用与自我效能因素密切相关，如促进患者积极参与治疗决定，询问医生问题，分享看法等[26]。在实际生活中，有些高学历患者受报纸杂志、社交媒体的影响较大，这可能影响其对疾病治疗方式的判断[27]。监测中发现的 3 个典型案例如表 5-22 所示。受"是药三分毒"观念的影响，很多慢性病患者认为长期服用慢性病药物对身体有害，使得一些慢性病患者放弃正常的药物治疗[28]。有的患者在亲友建议及药品传销的影响下，改用所谓的保健品代替药物治疗。这提示我们要加大对医疗信息传递的规范管理，同时相关部门要注意健康产品流通市场的监管力度，卫生服务提供者也应加强对慢性病患者用药安全的教育。

表 5-22　3 个其他慢性病患者服用治疗药物替代品的典型案例

患者	学历	疾病	主诉
A	大专	慢性肝病	长期服药对于我的身体并没有明显的作用，有病友告诉我可能还有害处，几年前在网站上了解到孢子粉在治疗我的肝病与提高免疫力上效果较好，所以我就用了。而且我还可以将这个产品推销给其他人，达到一定数量，我就可以免费服用了
B	大专	心血管疾病	身边很多人说长期服用慢性病药物可能会对身体产生负面影响，因此我长期服用亲戚从国外带来的保健品
C	本科	恶性肿瘤	长期服药对于治疗疾病效果已经不大，还会引起不良反应。经熟人推荐，我开始通过服用保健品、食疗等方式控制病情发展

月份等时间因素对患者的服药行为也有影响。在不同月份，患者的服药率也会不同。气温变化较大的月份，患者的服药行为波动也较大，说明慢性病患者对于温度变化的敏感度较高。如心脑血管疾病患者在气温不稳定的月份中，其发病的概率较大。在对慢性病患者进行服药治疗的过程中，不规律的服药行为对于患者的身体损害更大，因此在没有变换医嘱的前提下，患者的服药行为应相对稳定。因此，慢性病管理一方面要重视把随访安排在温度变化较大的月份；另一方面要加强对慢性病患者合理用药的宣传力度，保证患者规范服药。

二、不同人群的购药行为规律

本研究发现年龄越大的急性病患者越倾向于发生自行购药，这也与前述这类人自行服药行为发生率高类似。研究还发现受教育程度较高的急性病患者更容易采取自我购药行为，也许是这类人掌握的信息较多，对自我治疗有足够的自信。患慢性病数量越多的患者自行购药的可能性越大，可能是患者患慢性病数量多，平时花费较大，又担心急性病对其身体影响大，为省钱而自行购药尝试自我治疗。对慢性病患者数较多家庭，患急性病自行购药的可能性较小，调查发现这类家庭因患者多且需长期治疗，养成了囤药的习惯，在发生身体不适时，特别是对于一些常见、多发的急性病引起的不适，这类家庭多自行服用已备药物进行治疗。

对高血压、糖尿病患者，家庭上月消费强度越高，下个月发生购药行为的可能性越小，也许是受家庭经济的影响。这可能说明上月家庭一般支出较多的情况下，可能会影响患者的购药行为。同时，研究发现农村患者相较于城市患者自行购药行为较少，而城乡间服药行为却不存在差异，原因可能是农村药店比较少，农村地区多采用机构内购药的方式。

三、不同人群的就诊行为规律

急性病患者患病后是否到医疗机构就诊受多种因素影响，其中上月家庭疾病经济负担越重，急性病患者越倾向于不去就诊。可见家庭大额支出给卫生服务利用带来了较大的影响。研究还发现年龄越大的患者，身体出现不适时越会利用就诊服务，说明年龄较大的急性病患者更加重视疾病的治疗。这也与服药、购药行为一致，年龄越大的患者治疗急性病的积极性越高。年龄大的高血压、糖尿病患者的就诊行为与此类似。

研究发现农村急性病患者更倾向于去医疗机构就诊，一方面是农村自行购药的便利性不如城市；另一方面是新型农村合作医疗保险仅报销发生在医疗机构内的费用，而城市地区药店购药也可以刷医保卡。由此可见，农村居民对医疗机构的依赖性更高，农村卫生服务网络的建设也更加重要。

四、经济动态因素对于慢性病患者的影响大于急性病患者

有研究已经证实，不同收入水平下居民是否利用卫生服务存在差异。低收入水平患者更加倾向于将不发生卫生服务利用行为归结为外部因素，如费用太高或缺乏可及性，而高收入人群则更加倾向于将其归结于个人选择[29]。研究发现，经济动态因素如家庭收

入升高对于患者的身体健康与农村老年人口的认知功能发挥着积极的作用[30]。家庭上月消费强度、上月疾病经济负担对于急性病患者服务利用行为的影响比对慢性病患者服务利用行为的影响小。对于急性病患者而言，上月消费强度和疾病经济负担越重，其发生就诊行为的可能性就越低，说明受上月支出的影响，急性病患者为节省费用更多地利用机构外服务进行自我医疗。对于慢性病患者，尤其是高血压、糖尿病患者而言，其上月的家庭消费强度可能会减少其购药与就诊行为，但对其服药行为则没有抑制作用。这说明应该重视急性病的门诊统筹，更好地保障居民健康。

参考文献

［1］BROEMELING A M, WATSON D E, PREBTANI F. Population patterns of chronic health conditions, co-morbidity and healthcare use in Canada: implications for policy and practice[J]. Healthcare quarterly（Toronto, Ont.）, 2008, 11（3）: 70.

［2］YOUNMI K, LEE K, SHIN E, et al. Evaluation of the hypertension disease management program in Korea[J]. Asia-pacific journal of public health, 2010, 22（3）: 365-374.

［3］杨乐，周春祥. 中医指导慢性病防治的思路与方法 [J]. 世界科学技术 – 中医药现代化，2013, 15（9）: 2037-2041.

［4］柴云. 成都市社区慢性病管理模式研究 [D]. 武汉：华中科技大学，2010.

［5］刘力生. 中国高血压防治指南 2010 [J]. 中国医学前沿杂志（电子版），2011（5）: 42-93.

［6］中国 2 型糖尿病防治指南（2013 年版）[J]. 中国糖尿病杂志，2014（8）: 2-42.

［7］胡宏伟，李杨，李玉骄. 城乡差异、富裕程度、制度公平与老年人卫生服务利用：基于老年人住院服务利用的比较分析 [J]. 广西经济管理干部学院学报，2011, 23（3）: 20-28.

［8］李昱，孟庆跃. 医改前后农村老年人住院服务利用状况分析 [J]. 中国卫生经济，2015, 34（1）: 47-49.

［9］李少兰，陈玉琼，陈瑞珍，等. 65 例高血压脑出血患者的术后护理 [J]. 现代临床护理，2008（8）: 43-46.

［10］徐融飞，梁烁，徐凌忠，等. 2010 年我国居民门诊和住院服务利用的省域特征分析 [J]. 中国卫生事业管理，2012, 29（11）: 809-812.

［11］CHAUDHRY S I, MATTERA J A, CURTIS J P, et al. Telemonitoring in patients with heart failure[J]. The New England journal of medicine, 2010, 363（24）: 2301-2309.

［12］汪江涛，丁伯平，范琳琳，等. 某中医院药学服务模式转变的实践与探索 [J]. 中国医药导刊，2021, 23（2）: 148-151.

［13］向前，谭剑，许军，等. 基于供给需求理论的老龄化人口卫生服务的探讨 [J]. 医学与哲学（A），2016, 37（9）: 61-63.

［14］杜本峰，韩筱，付淋淋，等. 流动人口医疗卫生服务需求、供给、利用与健康促进策略选择：基于医疗服务利用行为模型视角 [J]. 中国卫生政策研究，2018, 11（2）: 23-29.

［15］蔡敏，谢学勤，吴士勇.我国老年人口健康状况及卫生服务利用[J].中国卫生信息管理杂志，2021，18（1）：27-34.

［16］梁冰，冯文.2010—2015年我国妇幼卫生服务利用公平性分析[J].中国卫生产业，2018，15（15）：164-168.

［17］周俊，陈鸣声.江苏省卫生服务利用性别差异分析[J].中国卫生事业管理，2020，37（10）：743-746.

［18］张娜，程跃刚.苏北农村居民就医行为分析[J].江苏卫生保健，2007（2）：23-25.

［19］曹国颖，朱珠.从2014年ACCP年会看美国临床药学新服务模式[J].中国医院药学杂志，2015，35（11）：1040-1042.

［20］SOFIE B, JÁVO C, MÖSKO M O. Opening up mental health service delivery to cultural diversity: current situation, development and examples from three northern European countries[J]. Advances in psychosomatic medicine, 2013, 33：40-55.

［21］SEELEMAN C, ESSINK-BOT M L, STRONKS K, et al. How should health service organizations respond to diversity？ A content analysis of six approaches[J]. BMC Health Serv Res, 2015, 15：510.

［22］熊跃根，黄静.我国城乡医疗服务利用的不平等研究：一项于CHARLS数据的实证分析[J].人口学刊，2016，38（6）：62-76.

［23］何民富.抑郁在中国中老年慢性病人群中的流行情况及其对慢性病患者的影响研究[D].长春：吉林大学，2019.

［24］李新，刘伟，靳丹虹，等.长春市居民卫生服务需求与利用调查分析[J].中国社会医学杂志，2015，32（5）：406-409.

［25］王泳仪，王伟，严非.上海市流动老年人口卫生服务利用情况及其影响因素混合研究[J].中国全科医学，2019，22（1）：32-37.

［26］BASS S B, RUZEK S B, GORDON T F, et al. Relationship of internet health information use with patient behavior and self-efficacy: experiences of newly diagnosed cancer patients who contact the national cancer institute's cancer information service[J]. Journal of health communication, 2006, 11（2）：219-236.

［27］朱丽丽，尹文强，胡金伟，等.山东省慢性病患者用药意识影响因素分析[J].中国公共卫生，2015，31（7）：919-922.

［28］杨楠.真如社区老年高血压合并糖尿病患者合理用药习惯调查[J].中华全科医学，2016，14（8）：1351-1352.

［29］CAMPBELL D J, RONKSLEY P E, MANNS B J, et al. The association of income with health behavior change and disease monitoring among patients with chronic disease[J]. PLoS One, 2014, 9（4）：e94007.

［30］Cheng-Lingguo A, B Liu-Hong, C Zhang-Ye, et al. The health implications of social pensions: evidence from China's new rural pension scheme[J]. Journal of comparative economics, 2018, 46（1）：53-77.

第六章 卫生服务利用行为的经济性研究

居民卫生服务利用行为实质上是购买服务，既包括由政府、医保部门或者患者等单独支付的行为，也存在由几方共同支付消费的行为。无论谁支付，都会牵涉服务费用，因而卫生服务利用行为具有经济性特征。这种经济性不仅表现出费用数额的高低，还揭示了居民卫生服务利用医疗支出的人群密度，或者称之为医疗费用的聚集性。在卫生管理领域，聚集性通常是指疾病在时间、空间上密集程度不均匀的现象，是一个结果性指标，即根据已发生的结果来判断是否有聚集及其聚集程度[1-2]。另外，在行为经济学领域，研究学者常把集中指数（Concentration Index，CI）作为评价某项经济活动地域分布集中程度的指标，在卫生管理领域也用来分析不同人群的健康公平性或不同地区卫生资源配置上的公平性[3-4]。

基于上述背景，本研究以城乡就医人群为研究对象，以患者卫生服务利用行为研究为出发点，根据患者年度门诊、住院服务费用分布情况，来探索城乡居民医疗服务利用的聚集性特点。同时，本研究在理论上进一步完善了居民卫生服务利用经济性的研究框架，通过居民的年度就医情况，明确就医人群的就诊选择、医疗费用和医疗服务利用量的聚集性特点，为居民卫生服务利用经济性研究开辟新的视角和方向。

第一节 不同人群医疗服务费用分布特点

本研究基于项目实施6个月的监测数据，将医疗费用按照不同医疗支出人群/家庭、不同疾病类型人群等进行统计，并对其分布的聚集性进行描述性分析。

一、不同卫生服务利用人群的服务费用情况

在项目实施监测的6个月内，武汉市青山区的患者月均门诊费用和月均门诊自付费用存在波动，其中在5月和10月分别出现两个峰值，如图6-1所示。青山区患者的月均自购药费用和月均自购药自付费用总体上也在波动中略有下降，其中峰值出现在10月。

麻城市患者的月均门诊费用、月均门诊自付费用、月均自购药费用和月均自购药自付费用均呈现下降趋势，在 5 月出现峰值。

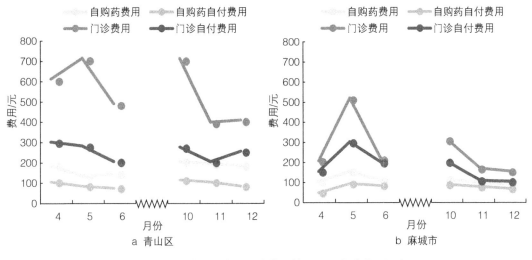

图 6-1　两地就医人群医疗费用情况——自购药 / 门诊

项目监测得到的 6 个月内住院患者的费用情况如图 6-2 所示，左侧为青山区，右侧为麻城市。青山区住院患者的月均住院总费用和月均住院自付费用分别在 4 月和 6 月达到峰值，麻城市住院患者的月均住院总费用和月均住院自付费用的峰值均出现在 6 月。

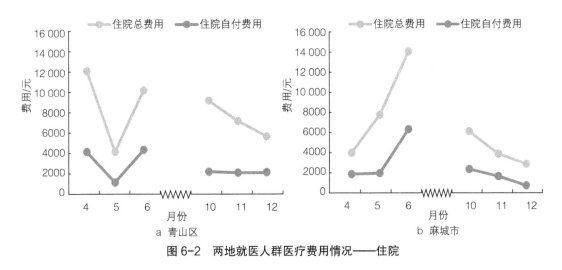

图 6-2　两地就医人群医疗费用情况——住院

二、不同人群 / 家庭的医疗费用支出的分布情况

关于医疗费用的分布，国际上较为流行的方法是将年度卫生费用最高的前 5% 的人

群视为高卫生支出人群[5]，本研究参照该方法，以人群/家庭的月均医疗费用为关键词进行降序排序后，前5%的人群/家庭为高卫生支出人群/家庭，前6%至前30%的人群/家庭为中等卫生支出人群/家庭，其余人群/家庭为低卫生支出人群/家庭。

（一）不同医疗费用支出人群/家庭的分布情况

本研究将月均医疗费用最高的前5%、前6%至前30%、30%以后的个体或家庭分为高、中、低3个医疗费用支出程度，同时将医疗费用支出划分为机构外费用、门诊费用和住院费用3类，结果发现青山区不同医疗费用支出人群/家庭的费用构成情况存在显著性差异（表6-1）。其中，住院费用是高医疗费用支出的人群/家庭医疗费用支出的主体部分，而低医疗费用支出人群/家庭的机构外费用支出较高。

表6-1　青山区不同医疗费用支出人群/家庭的分布特点

单位：元

对象	分级	医疗费用	机构外费用	门诊费用	住院费用	卡方值	P 值
人群	高	178 239.50	6330.83	24 268.33	147 630.33	122 013.490	< 0.001***
	中	108 812.25	30 475.17	39 168.08	39 169.01		
	低	38 435.51	20 617.50	16 322.34	1495.67		
	合计	325 487.26	57 423.50	79 758.75	188 295.01		
家庭	高	161 466.34	7071.17	26 530.03	127 865.14	88 866.763	< 0.001***
	中	115 687.91	28 114.84	31 310.15	56 262.92		
	低	48 333.03	22 237.50	21 918.58	4176.95		
	合计	325 487.28	57 423.51	79 758.76	188 305.01		

由图6-3可知：青山区高支出人群的住院费用支出占医疗费用支出的82.83%，高支出家庭的住院费用支出占医疗费用支出的79.19%，中等支出水平人群/家庭在机构外费用、门诊费用和住院费用方面的支出均较为平均，低支出人群/家庭机构外费用支出分别占医疗费用支出的53.64%和46.01%。

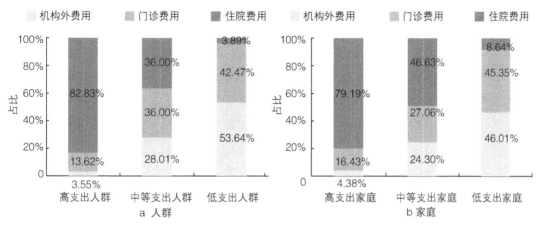

图 6-3　青山区不同医疗费用支出人群 / 家庭的分布特点

麻城市不同医疗费用支出人群 / 家庭的费用构成情况也存在着显著性差异，结果大致与青山区相似，住院费用也是高支出人群和高支出家庭医疗费用支出的主要部分（表 6-2）。

表 6-2　麻城市不同医疗费用支出人群 / 家庭的分布特点

单位：元

对象	分级	医疗费用	机构外费用	门诊费用	住院费用	卡方值	P 值
人群	高	128 722.33	4184.83	15 918.33	108 619.17	82 048.436*	< 0.001***
	中	44 580.56	11 879.83	21 804.21	10 896.52		
	低	15 363.76	6060.17	9303.59	0.00		
	合计	188 666.65	22 124.83	47 026.13	119 515.69		
家庭	高	101 177.40	3500.83	10 637.57	87 039.00	63 921.341	< 0.001***
	中	66 189.59	11 197.00	22 899.23	32 093.36		
	低	21 299.66	7427.00	13 489.33	83.33		
	合计	188 666.65	22 124.83	47 026.13	119 515.69		

注：＊指 Fisher 精确检验。

研究发现：麻城市高支出人群 / 家庭用于住院费用支出的比例较青山区更高，分别达到了 84.38% 和 86.03%。麻城市低支出人群医疗费用主要用于机构外购药和门诊，没有发生住院费用（图 6-4）。

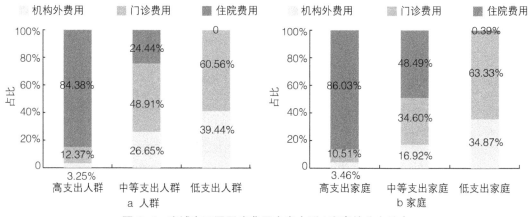

图 6-4　麻城市不同医疗费用支出人群 / 家庭的分布特点

（二）不同患病人群医疗费用支出的分布情况

以疾病为单位对医疗费用进行统计，得到不同患病的人群月均医疗费用支出，并将医疗费用最高的前 5%、前 6% 至前 30%、30% 以后的疾病划分为高、中、低 3 类医疗支出的疾病，如表 6-3 所示。青山区不同患病人群医疗支出的费用构成存在显著性差异。

表 6-3　青山区不同患病人群医疗支出的费用构成

单位：元

分级	医疗费用	机构外费用	门诊费用	住院费用	卡方值	P 值
高	165 186.27	5581.00	20 910.83	138 694.44		
中	63 376.15	23 128.33	28 027.46	12 220.36	188.238	< 0.001
低	15 063.34	10 266.17	4797.17	0.00		
合计	243 625.76	38 975.5	53 735.46	150 914.80		

如图 6-5 所示：青山区患高支出疾病的人群中住院费用所占比例达到了 83.96%，患低支出疾病的人群机构外费用所占比例达到了 68.15%。

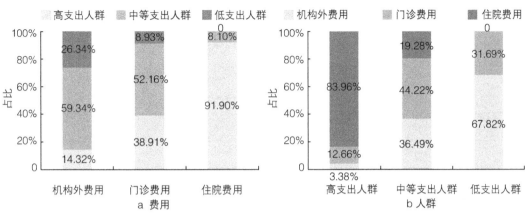

图 6-5　青山区不同患病人群医疗支出的费用构成

麻城市按照疾病划分其费用分布情况与青山区类似，其患不同医疗支出疾病的费用构成也存在显著性差异，如表 6-4 和图 6-6 所示，患高支出疾病的人群的 79.36% 的医疗费用都用于支付住院费用。

表 6-4　麻城市不同患病人群医疗支出的费用构成

单位：元

分级	医疗费用	机构外费用	门诊费用	住院费用	卡方值	P 值
高	94 015.36	6700.50	12 704.83	74 610.02		
中	27 203.78	11 801.83	14 770.62	631.33	67 045.934	< 0.001
低	10 195.70	5175.33	5020.36	0.00		
合计	131 414.84	23 677.66	32 495.81	75 241.35		

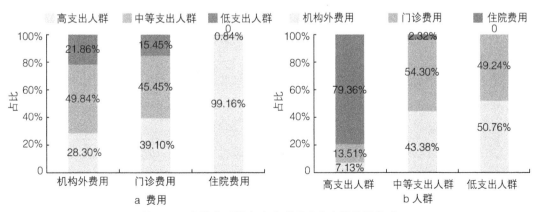

图 6-6　麻城市不同患病人群医疗支出的费用构成

在花费最高的疾病谱中，出现频率居前 3 位的疾病名称如表 6-5 所示。其中，高血压是青山区与麻城市个人花费最高的首要疾病。青山区位于第 2 位的疾病为"心脏病",第 3 位为"脑血管疾病";麻城市第 2 位的疾病为"脑血管疾病、肺炎、糖尿病、气管炎、椎间盘突出、骨折",既有慢性病,也有"骨折"类外伤。

表 6-5　高医疗费用疾病

排名	青山区	麻城市
1	高血压	高血压
2	心脏病	脑血管疾病、肺炎、糖尿病、气管炎、椎间盘突出、骨折
3	脑血管疾病	肠胃炎

综上所述,以农村为主的麻城市医疗费用分布表现出更强的聚集性,在一定程度上反映出农村医疗支出负担的弹性较大,经济风险可能较城市地区更高。而高支出人群中住院费用为主要负担,这与疾病严重程度和住院服务成本相关。青山区低支出人群医疗支出中机构外费用比例更大,费用总额也远高于麻城市。结合青山地区较高的老龄化程度和城镇化水平可知,慢性病群体的自我治疗行为在青山区更为普遍。

(三)基于基尼系数医疗服务费用的分布情况

洛伦兹曲线,也译为"劳伦兹曲线",是美国统计学家洛伦兹(Max Otto Lorenz, 1876—1959 年)提出的一种测量公平性的方法。经济学中用它来反映社会收入分配或财富分配公平程度,也有很多研究者用它来研究健康领域的公平程度。通过洛伦兹曲线,可以直观地反映不同国家或地区健康状况平等或不平等的情况。

基尼系数又称为洛伦兹系数,由意大利经济学家基尼(Corrado Gini, 1884—1965 年)于 1922 年根据洛伦兹曲线提出,用以测定国家(地区)社会收入分配公平程度或社会财富占用状况。基尼系数等于绝对公平线与洛伦兹曲线围成的面积与绝对公平线下直角三角形面积之比。基尼系数的优点在于用一个量值表示出了健康状况(疾病、卫生费用等)的公平情况,能够直接进行比较,效果比较直观。但是这种方法也有缺点,那就是缺少分层变量,虽然能测量出是否公平,但不能发现是哪个维度导致了不公平的发生。

为了分析医疗费用在人群及家庭分布中的聚集性特征,本研究通过绘制洛伦兹曲线(Lorenz Curve),计算医疗支出的基尼系数[6]。其中,洛伦兹曲线和对角线之间的斜线区域对应的面积为 S,绝对不平等线和绝对平均线围成的 $\triangle OAL$ 的面积为 P,基尼系数 $G = S / P$(图 6-7)。

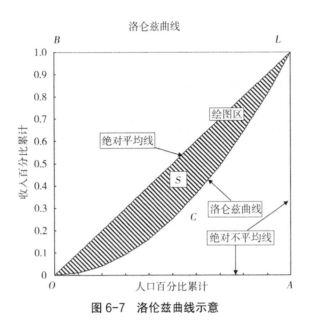

图 6-7　洛伦兹曲线示意

在计算医疗费用的基尼系数时，有两种极端情况：一种是支出分布完全均等，在这种情况下 $S=0$，$G=0$；另一种是支出分布完全不均等，在这种情况下 $S=P$，$G=1$。然而，在现实生活中，上述两种情况基本不可能存在，所以基尼系数总是介于 0 和 1 之间，即 $0 < G < 1$；基尼系数越大说明医疗支出越不平等，基尼系数越小，表明医疗支出越趋于均等。

联合国有关组织规定：若医疗费用支出的基尼系数 $G < 0.2$，表示人群 / 家庭的分布绝对平均；医疗费用支出的基尼系数介于 0.2～0.3，表示人群 / 家庭的分布比较平均；医疗费用支出的基尼系数介于 0.3～0.4，表示人群 / 家庭的分布相对合理；医疗费用支出的基尼系数介于 0.4～0.5，表示医疗费用在人群 / 家庭中聚集性较强；医疗费用支出的基尼系数为 0.6 以上，表示医疗费用的聚集性很强。

基于联合国的相关规定，本研究将医疗费用的基尼系数作为医疗费用的聚集指数。根据监测获得的数据，分别绘制青山区、麻城市个人 / 家庭的洛伦兹曲线，具体如图 6-8 所示。为了提高计算的精度，本研究采用对图形分段求面积的计算方法：聚集指数 $=S$（浅色面积）/ 总面积（浅色与深色面积之和）。

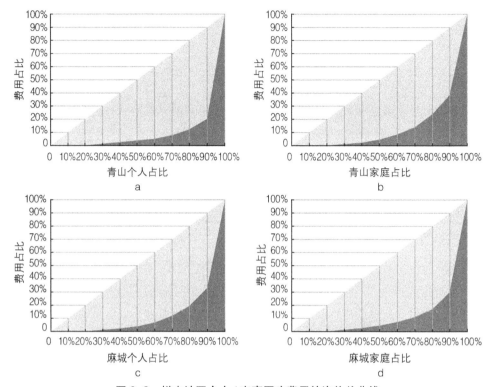

图 6-8　样本地区个人/家庭医疗费用的洛伦兹曲线

研究发现，在个人水平上，城乡居民医疗费用的基尼系数都远大于 0.5，其中青山区为 0.740，麻城市为 0.796，说明两地的医疗费用支出的聚集性较强，且麻城市的聚集性强于青山区；从家庭水平上看，两地的家庭医疗费用支出的聚集指数也都远大于 0.5，青山区为 0.708，麻城市为 0.745（表 6-6）。

表 6-6　样本地区个人/家庭医疗费用的基尼系数

	青山区	麻城市
个人	0.740	0.796
家庭	0.708	0.745

（四）基于集中指数医疗服务费用的分布情况

灾难性医疗支出（Catastrophic Health Expenditure, CHE）（也称为灾难性卫生支出）是对一个家庭医疗费用支出相对水平的一种描述，具体是指一个家庭医疗支出费用高到必须减少家庭基本生活费开支的水平。灾难性医疗支出是衡量医疗支出所带来的沉重的经济负担的一个指标，是反映医疗支出超出家庭承担能力、影响到家庭基本生活的一个指标，它可从相对医疗费用负担这个侧面反映疾病对家庭经济的影响，因此可以通过它来分析疾病对家庭之间收入差距所带来的影响。

集中指数是表明某项经济活动在地域上集中程度的指标。集中指数在卫生经济学中用于衡量与社会经济状况相联系的健康不公平程度。以横轴表示人群累计百分比（从社会经济状况最差到最好），纵轴表示人群健康累计百分比（如患病、死亡等），画出一条从左下角到右上角的集中曲线。如果健康水平在社会经济组之间的分布是均匀平等的，集中曲线与对角线重合；如果较差的健康水平集中在较高的社会经济组，集中曲线在对角线下方。

为进一步了解大额医疗支出的分布情况，本研究引入高医疗支出发生率、灾难性卫生支出发生率[7]、灾难性卫生支出的平均差距的集中指数[8-9]。

集中指数的计算公式如下[10]：

$$CI = 2 \times (0.5 - S)。 \tag{6-1}$$

其中，

$$S = \frac{1}{2} \sum_{i=1}^{N} (B_i + B_{i-1}) \times (A_i - A_{i-1})。 \tag{6-2}$$

根据世界卫生组织提出的灾难性医疗支出的界定标准，即当一个家庭的卫生支出达到或超过家庭可支配能力的40%时，则认为该家庭发生了灾难性医疗支出[11]。青山区与麻城市的高医疗支出发生率、灾难性卫生支出发生率、灾难性卫生支出的平均差距的集中指数如表6-7所示。

表6-7 两地高医疗支出集中指数

分类	地区	集中指数
高医疗支出发生率	青山区	0.001
	麻城市	0.034
灾难性卫生支出发生率	青山区	−0.180
	麻城市	−0.170
灾难性卫生支出的平均差距	青山区	−0.264
	麻城市	−0.261

青山区、麻城市的高医疗支出多集中于高收入家庭，且麻城市的集中度高于青山区。青山区灾难性卫生支出发生率的集中指数为−0.180，小于麻城市，说明城市地区的灾难性卫生支出更多地集中于低收入人群；平均差距的集中指数也呈现出青山区小于麻城市的结果，说明在城市地区灾难性卫生支出费用差距更大，低收入群体面临灾难性卫生支出所承担的经济风险更大。

第二节 不同医疗支出人群的卫生服务利用特征分析

一、不同医疗支出人群/家庭分布情况

将青山区和麻城市患者月均各项费用相加后得到患者的月均医疗费用，以此为依据进行降序排序，取费用最高的前 5% 人群为高医疗支出人群，6% ~ 30% 为中等医疗支出人群，其他为低医疗支出人群。不同医疗费用支出人群分布如表 6-8 所示。

表 6-8 不同医疗费用支出人群分布

单位：次

基本特征		高医疗支出	百分比	中等医疗支出	百分比	低医疗支出	百分比	检验值	P 值
性别	男	43	6.63%	165	25.42%	441	67.95%	3.342[a]	0.068
	女	22	3.35%	163	24.81%	472	71.84%		
年龄分组	0 ~ 44 岁	15	4.75%	62	19.62%	239	75.63%	6.293[b]	0.043
	45 ~ 64 岁	28	5.34%	134	25.57%	362	69.08%		
	65 岁及以上	22	4.72%	132	28.33%	312	66.95%		
文化程度	小学以下	32	4.90%	166	25.42%	455	69.68%	0.023[b]	0.879
	初中至高中	28	5.08%	134	24.32%	389	70.60%		
	大专以上	5	4.90%	28	27.45%	69	67.65%		
对家庭经济的贡献	主要	27	4.48%	154	25.54%	422	69.98%	0.394[b]	0.821
	次要	22	5.20%	102	24.11%	299	70.69%		
	无	16	5.71%	72	25.71%	192	68.57%		
收入水平	高	20	5.76%	78	22.48%	249	71.76%	0.512[b]	0.774
	中	19	4.12%	124	26.90%	318	68.98%		
	低	26	5.22%	126	25.30%	346	69.48%		
医保分组	城镇职工医疗保险	23	5.40%	111	26.06%	292	68.54%	948.134[a]	< 0.001
	新型农村合作医疗保险	40	4.68%	209	24.44%	606	70.88%		
	无	2	8.00%	8	32.00%	15	60.00%		

基本特征		高医疗支出	百分比	中等医疗支出	百分比	低医疗支出	百分比	检验值	P 值
是否医疗救助	是	9	7.14%	39	30.95%	78	61.90%	5.610 [a]	0.061
	否	55	5.00%	270	24.57%	774	70.43%		
	不知道	1	1.23%	19	23.46%	61	75.31%		
是否低保	贫困户	4	12.90%	11	35.48%	16	51.61%	7.447 [a]	0.059
	低保户	21	4.71%	122	27.35%	303	67.94%		
	两者都是	6	4.76%	30	23.81%	90	71.43%		
	都不是	34	4.84%	165	23.47%	504	71.69%		
地区	城市	24	4.91%	122	24.95%	343	70.14%	0.022 [a]	0.883
	农村	41	5.02%	206	25.21%	570	69.77%		
自评健康分组	< 60 分	25	10.55%	82	34.60%	130	54.85%	890.073 [b]	< 0.001
	60～79 分	23	4.36%	146	27.70%	358	67.93%		
	≥ 80 分	17	3.14%	100	18.45%	425	78.41%		
慢性病数量	无	9	3.16%	42	14.74%	234	82.11%	47.209 [b]	< 0.001
	1 种	15	3.41%	99	22.50%	326	74.09%		
	≥ 2 种	41	7.06%	187	32.19%	353	60.76%		

注：a 为卡方检验；b 为秩和检验。

研究发现，患者的年龄分组、医疗保障类型、自评健康状况、患慢性病的数量都会引起医疗费用的差异。其中，年龄在 45～64 岁、没有任何医疗保障、健康自评分低于 60 分与患 2 种及以上慢性病的人群，发生高医疗支出的可能性更大。

相对于一般家庭，家庭成员和慢性病患者较多的家庭更容易发生高医疗支出，这一类家庭的健康经济风险应该受到相应的重视。而家庭收入水平和城乡因素与是否发生高医疗支出没有显著性影响，这反映出这些因素对健康经济风险影响不显著（表 6-9）。

表 6-9 不同医疗支出家庭分布特征

单位：次

基本特征		高医疗支出	百分比	中等医疗支出	百分比	低医疗支出	百分比	检验值	P 值
家庭慢性病患者分组	1 人	1	1.04%	8	8.33%	87	90.63%	26.719 [b]	< 0.001
	2 人	10	4.83%	54	26.09%	143	69.08%		
	3 人以上	19	6.69%	87	30.63%	178	62.68%		

基本特征		高医疗支出	百分比	中等医疗支出	百分比	低医疗支出	百分比	检验值	P值
家庭成员分组	1人	1	2.00%	5	10.00%	44	88.00%	28.162[b]	< 0.001
	2～3人	14	3.81%	83	22.62%	270	73.57%		
	4人以上	15	8.82%	61	35.88%	94	55.29%		
家庭收入水平	低	9	4.74%	39	20.53%	142	74.74%	5.574[b]	0.223
	中	8	4.08%	52	26.53%	136	69.39%		
	高	13	6.50%	58	29.00%	129	64.50%		
城乡	城市	14	5.07%	69	25.00%	193	69.93%	0.045[a]	0.978
	农村	16	5.14%	80	25.72%	215	69.13%		

注：a 为卡方检验；b 为秩和检验。

二、不同病种费用支出的患者服务利用路径和特征分析

对病种费用支出高、中、低 3 组的患者按照疾病类别、服务路径类型、机构路径类型分别进行单因素统计分析，得出如表 6-10 所示的服务利用特征。患有慢性病的人群发生高医疗支出的可能性（6.69%）大于非慢性病人群（3.72%）；高医疗支出的患者的疾病比较严重，服务路径集中于"门诊＋住院"及"单住院"两类。中等医疗支出疾病的患者利用路径分布以"自我医疗"最高（53.37%），"门诊＋住院"最低（23.40%）。低医疗支出疾病的治疗更多采用"自我医疗"和"单门诊"治疗路径。由此可见，医疗支出的高低与疾病类别、服务路径类型、机构路径类型有关。

表 6-10 不同医疗费用的患者疾病类别及利用路径

单位：次

基本特征		高医疗支出	百分比	中等医疗支出	百分比	低医疗支出	百分比	卡方值	P值
疾病类别	慢性病	82	6.69%	352	28.73%	791	64.57%	25.421	< 0.001***
	非慢性病	29	3.72%	166	21.28%	585	75.00%		
服务路径类型	单门诊	45	4.98%	384	42.52%	474	52.49%	1027.617	< 0.001***
	门诊＋住院	36	76.60%	11	23.40%	0	0.00%		
	单住院	23	63.89%	12	33.33%	1	2.78%		
	自我医疗	7	3.37%	111	53.37%	90	43.27%		

续表

基本特征		高医疗支出	百分比	中等医疗支出	百分比	低医疗支出	百分比	卡方值	P 值
机构路径类型	单基层	19	2.88%	245	37.12%	396	60.00%	4010.000	< 0.001***
	非基层	64	24.90%	124	48.25%	69	26.85%		
	跨级	21	30.43%	38	55.07%	10	14.49%		
	药店	7	0.69%	111	10.89%	901	88.42%		

第三节　我国中老年人卫生服务利用行为的经济性研究

本节内容基于 CHARLS 数据库 2018 年的数据内容，主要从医疗费用支付主体分布、医疗服务费用分布和影响因素 3 个方面对我国中老年人卫生服务利用行为的经济性展开研究，以此了解我国中老年人群卫生服务利用行为现状及医疗服务费用的分布结构。

一、我国中老年人医疗费用的支付主体分布情况

由于 2018 年 CHARLS 数据库的内容未提供受访者医疗费用的支付主体信息，故本节基于 2015 年 CHARLS 数据库，对中老年人医疗费用的付费主体进行研究。在 3 种卫生服务利用中，对中老年人医疗费用的自付部分支付数额最大的均是自己，其次是子女。门诊费用和住院费用的自付部分支付主体是中老年人自己，其占比分别为 84.91%、68.81%，排名第二的是子女，其占比分别为 12.80%、27.85%。自我药疗的主要付费主体是按照自我药疗的方式进行划分的，包括购买非处方西药、处方药、中草药、维生素及保健品、保健设备等。自己购买非处方西药的人最多，占受访人数的 31.91%。该类卫生服务利用方式中付费较多的前 2 位是受访者自己和子女，其占比分别为 91.53%、7.17%。由此可以看到，中老年人医疗费用的支付主体仍是中老年人自己，特别是门诊和自我药疗；但面临费用负担更大的住院服务时，中老年人的自己支付比例大幅下降，更多依赖子女的帮助。中老年人医疗费用自付部分支付主体分布如表 6-11 所示。

表 6-11　中老年人医疗费用自付部分支付主体分布

	门诊费用		住院费用		非处方西药	
	人数 / 人	比例	人数 / 人	比例	人数 / 人	比例
自己	3224	84.91%	1626	68.81%	6114	91.53%
子女	486	12.80%	658	27.85%	479	7.17%
亲属	44	1.16%	29	1.23%	49	0.73%
政府	4	0.11%	2	0.08%	5	0.07%
单位	4	0.11%	7	0.30%	2	0.03%
借款	4	0.11%	9	0.38%	2	0.03%
其他	31	0.82%	32	1.35%	29	0.43%
合计	3797		2363		6680	

二、我国中老年人医疗服务费用分布情况

医疗费用研究是卫生服务利用研究的重要组成部分。医疗费用是卫生服务利用行为经济性的最直接体现，在很大程度上影响了居民卫生服务需要向卫生服务利用的转化，是衡量卫生服务成本的常见指标。

一般来说，医疗费用有两种类型，一种是宏观上的医疗费用，又可称为卫生费用，是指一定时期内，为提供卫生服务直接消耗的经济资源，如卫生总费用、政府卫生支出、社会卫生支出等；另一种是微观层面的医疗费用，指的是患者个体就医行为产生的费用，包括门诊费用、住院费用、自购药品费用、护理费用、预防保健费用等。

对患者个人的医疗费用进行研究，不仅可以了解卫生服务供方的价格现况，又可以衡量卫生服务需方的负担情况，为国家卫生计划的制订提供数据基础。然而，患者个人的医疗费用往往较难统计，多数研究只能从供方系统提取患者的消费信息，为研究带来了很大的局限性。CHARLS 调查来源于样本的自我报告，对真实世界的反映更加准确，受访者回答的医疗支出情况可以很好地反映出我国中老年人卫生服务利用的负担情况。本章基于 CHARLS 数据库的微观数据，结合数据库所包含的内容，对中老年人门诊费用、住院费用、自购药品费用的现况进行描述。

（一）中老年人门诊费用分布情况

在 14 837 例样本中，有 2318 例样本发生了实际的门诊费用支出，其月门诊费用均值为 1693.66 元；存在 2219 例样本的月门诊自付费用，其月门诊自付费用的均值为 998.22 元，自付比例为 58.94%。不同群体的月门诊费用均值和月门诊自付费用均值如表 6-12 所示。

表 6-12 月门诊服务费用情况描述性分析

特征变量		月门诊费用均值		月门诊自付费用均值	
		均值 / 元	标准差	均值 / 元	标准差
性别	男	2223.19	11 541	1174.46	5012
	女	1304.73	3831	868.30	2301
年龄	45 ～ 54 岁	1215.30	4132	825.72	2204
	55 ～ 64 岁	1586.19	6596	1013.83	3603
	65 岁及以上	2198.92	11 185	1130.91	4683
文化程度	初中及以上	1628.89	6465	961.94	3509
	小学及以下	1729.30	8823	1018.26	3809
婚姻状况	无配偶	1319.46	3302	830.53	2402
	有配偶	1751.85	8569	1024.16	3867
家庭规模	1 人	1354.41	3408	813.59	2069
	2 人	1943.64	10 276	1117.46	4444
	≥ 3 人	1451.80	5038	886.83	2847
城乡划分	农村	1648.19	9146	983.66	4051
	非农村	1807.44	4298	1034.60	2649
东中西区划	东部	1823.53	11 264	936.31	4258
	西部	1443.94	4515	857.82	1930
	中部	1860.44	7567	1223.04	4594
家庭人均支出	最低支出水平	1050.62	4772	528.39	1096
	较低支出水平	1098.88	3202	739.64	2615
	较高支出水平	1537.77	3751	954.52	2617
	最高支出水平	2778.73	13 547	1593.33	5847

特征变量		月门诊费用均值		月门诊自付费用均值	
		均值/元	标准差	均值/元	标准差
城镇职工医疗保险	无	1558.45	8202	961.78	3702
	有	2493.16	7156	1214.60	3717
城镇居民医疗保险	无	1707.78	8186	999.80	3720
	有	1405.30	4998	965.94	3398
新型农村合作医疗	无	2011.35	7623	1080.88	3980
	有	1517.26	8296	952.46	3544
其他类型保险	无	1700.77	8179	1004.78	3650
	有	1667.49	7637	973.97	3902
自我评价健康状况	很好	3766.89	27 740	1629.33	10 077
	好	1437.96	6467	803.51	1696
	一般	1247.89	4196	706.83	1643
	不好	1761.80	4499	1143.14	3029
	很不好	2744.26	11 491	1706.61	6737
吸烟状况	吸烟	1225.74	2730	742.52	1734
	戒烟	2764.60	10 742	1426.94	5443
	从未吸过烟	1550.46	8350	963.03	3574
饮酒状况	经常饮酒	1752.68	9006	993.38	4603
	偶尔饮酒	1240.90	3455	852.39	2013
	从不饮酒	1722.93	8107	1014.70	3529

（二）中老年人住院费用分布情况

在 14 837 例样本中有 2394 例样本发生了实际住院费用支出，其年住院费用均值为 15 354.91 元；有 2295 例样本发生了年住院自付费用支出，其年住院自付费用均值为 7750.92 元，自付比例为 50.48%。不同群体的年住院费用均值和年住院自付费用均值如表 6-13 所示。

表 6-13 年住院服务费用情况描述性分析

特征变量		年住院费用均值		年住院自付费用均值	
		均值 / 元	标准差	均值 / 元	标准差
性别	男	17 151.63	52 559	8581.68	33 388
	女	13 615.63	23 084	6936.88	13 745
年龄	45 ～ 54 岁	12 681.85	20 941	7283.73	14 081
	55 ～ 64 岁	16 539.08	56 586	8846.38	39 729
	65 岁及以上	15 704.10	33 299	7231.70	15 118
文化程度	初中及以上	18 608.55	62 513	9120.86	39 644
	小学及以下	13 842.24	23 841	7108.55	14 616
婚姻状况	无配偶	14 144.56	23 958	6625.80	12 890
	有配偶	15 588.20	42 848	7967.31	27 202
家庭规模	1 人	19 259.17	92 959	10 875.12	67 188
	2 人	15 461.00	31 434	7592.35	15 715
	≥ 3 人	14 159.98	26 866	7165.34	14 936
城乡划分	农村	13 127.04	23 081	6965.65	14 719
	非农村	20 746.86	65 237	9646.02	41 038
东中西区划	东部	17 629.74	26 880	9069.44	16 445
	西部	12 774.80	22 193	6770.34	15 311
	中部	16 832.42	60 562	7972.67	37 733
家庭人均支出	最低支出水平	7875.24	14 306	3869.19	8819
	较低支出水平	9660.48	14 380	4327.20	7961
	较高支出水平	12 613.82	18 334	6094.38	10 559
	最高支出水平	28 458.93	70 211	15 108.02	44 803
城镇职工医疗保险	无	13 180.85	22 857	7138.23	14 729
	有	26 395.84	84 476	10 848.94	53 098
城镇居民医疗保险	无	15 311.69	40 981	7713.23	25 870
	有	16 263.69	25 296	8530.01	14 115
新型农村合作医疗	无	20 513.24	60 499	9406.35	37 905
	有	12 460.48	21 732	6823.71	14 273

特征变量		年住院费用均值		年住院自付费用均值	
		均值/元	标准差	均值/元	标准差
其他类型保险	无	15 465.30	43 276	7721.86	27 239
	有	14 895.30	25 116	7873.08	15 853
自我评价健康状况	很好	10 755.67	17 003	5024.72	9415
	好	10 675.19	18 355	5349.88	13 032
	一般	11 787.03	19 552	5588.74	10 676
	不好	18 719.78	60 516	9623.16	38 516
	很不好	20 866.92	32 575	11 237.87	20 865
吸烟状况	吸烟	12 051.59	35 502	5881.55	15 575
	戒烟	20 333.57	34 297	10 088.87	18 446
	从未吸过烟	14 688.53	43 997	7565.33	30 284
饮酒状况	经常饮酒	13 716.94	38 084	6562.95	15 811
	偶尔饮酒	12 318.20	19 529	5907.96	10 044
	从不饮酒	16 085.60	42 383	8246.08	28 392

（三）中老年人自购药品费用分布情况

在 14 837 例样本中有 8395 例样本发生了实际自购药品费用支出，其月自购药品费用均值为 279.03 元；存在 8112 例样本的月自购药品自付费用，其月自购药品自付费用的均值为 249.66 元，自付比例为 89.47%。不同群体的月自购药品费用均值和月自购药品自付费用均值如表 6-14 所示。

表 6-14　月自购药品费用情况描述性分析

特征变量		月自购药品费用均值		月自购药品自付费用均值	
		均值/元	标准差	均值/元	标准差
性别	男	284.88	787	249.74	669
	女	273.90	783	249.59	758
年龄	45～54 岁	258.13	778	236.93	730
	55～64 岁	268.02	557	246.28	507
	65 岁及以上	305.07	948	262.47	857

特征变量		月自购药品费用均值		月自购药品自付费用均值	
		均值/元	标准差	均值/元	标准差
文化程度	初中及以上	288.07	667	252.04	599
	小学及以下	274.15	842	248.38	775
婚姻状况	无配偶	261.08	462	241.05	447
	有配偶	281.70	822	250.94	750
家庭规模	1 人	278.95	537	247.07	514
	2 人	292.08	851	261.24	798
	≥ 3 人	261.44	733	234.60	636
城乡划分	农村	258.68	772	235.57	705
	非农村	331.15	815	285.84	750
东中西区划	东部	259.86	1004	219.89	937
	西部	305.62	797	278.35	704
	中部	264.93	487	242.77	459
家庭人均支出	最低支出水平	203.05	560	179.30	340
	较低支出水平	223.49	422	198.73	371
	较高支出水平	277.17	703	253.76	689
	最高支出水平	409.37	1200	365.43	1144
城镇职工医疗保险	无	267.02	800	244.95	735
	有	356.50	673	280.23	595
城镇居民医疗保险	无	276.94	783	247.90	724
	有	322.94	824	286.62	591
新型农村合作医疗	无	307.25	661	260.21	577
	有	263.96	844	244.04	783
其他类型保险	无	285.47	834	255.38	762
	有	254.95	566	228.26	522
自我评价健康状况	很好	170.63	649	151.19	618
	好	196.77	1388	177.31	1388
	一般	239.05	627	208.41	488
	不好	361.13	588	327.02	541

续表

特征变量		月自购药品费用均值		月自购药品自付费用均值	
		均值／元	标准差	均值／元	标准差
自我评价健康状况	很不好	493.71	1142	461.85	1113
吸烟状况	吸烟	240.95	555	217.97	478
	戒烟	364.71	1007	325.25	967
	从未吸过烟	274.66	808	244.85	734
饮酒状况	经常饮酒	227.60	604	202.23	520
	偶尔饮酒	254.38	482	231.49	460
	从不饮酒	301.78	869	269.87	801

三、中老年人医疗服务费用研究

（一）中老年人医疗服务费用结构研究

据《2018 年我国卫生健康事业发展统计公报》显示，医院次均门诊费用为 274.1 元；人均住院费用为 9291.9 元。而根据 CHARLS 的数据可以测算出，2018 年我国中老年人的次均门诊费用为 772.15 元，人均住院费用为 15 354.91 元，中老年人医疗费用负担远高于平均水平，其主要原因在于中老年人为治疗多种疾病而产生了更多的医疗支出。中老年人费用分布如图 6-9 所示。

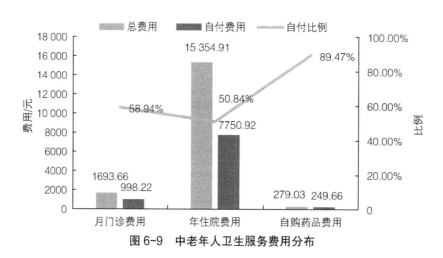

图 6-9　中老年人卫生服务费用分布

依据 CHARLS 数据库中提供的信息，2018 年，受访中老年人总医疗费用的平均值高达 11 358.17 万元，其中门诊服务费用为 4833.04 万元，住院服务费用为 3686.71 万元，自购药品费用为 2838.42 万元。中老年人医疗费用结构如图 6-10 所示。

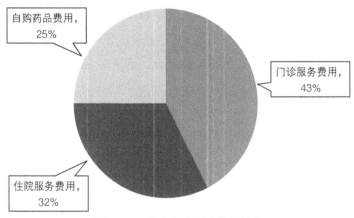

图 6-10　中老年人医疗费用结构

在 3 类卫生服务利用形式中，住院服务的报销比例最高，达到 49.51%；自我药疗的报销比例最低，仅有 10.53%。2018 年，受访中老年人门诊费用共报销 1998.91 万元，住院费用共报销 1855.95 万元，自购药品费用共报销 293.39 万元。医疗保障制度虽然从一定程度上缓解了中老年人医疗费用的支付压力，减轻了中老年人的疾病负担，但保障力度仍然有限。中老年人医疗报销费用结构如图 6-11 所示。

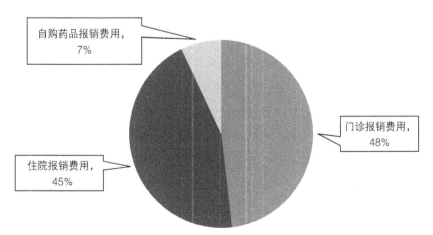

图 6-11　中老年人医疗报销费用结构

（二）中老年人医疗服务费用影响因素研究

中老年人的个人医疗支出是衡量卫生服务利用的常见结局指标，国内外学者基于不同调查数据对我国中老年人医疗费用的影响因素进行了大量的研究工作。结合前文所介绍的中老年人医疗服务费用分布情况，本节对中老年人医疗服务费用的相关影响因素进行了归纳整理。

中老年人的年龄在一定程度上影响了中老年人的医疗服务费用支付情况。老龄化作为我国面临的重要人口问题，引起了各个领域学者的广泛关注。中老年人随着年龄增长，身体机能下降，患病风险显著增大，医疗支出也会逐渐增加。由于老年人在死亡之前容易产生高额的医疗支出，生存时间的缩短、死亡风险的增加进一步驱动了老年人医疗费用的增加，这正是"接近死亡效应"假说。

医疗服务费用存在地域分布不均的现象。农村地区相较于城市地区医疗资源更加匮乏，卫生服务的可及性较差，医疗服务能力较低；我国东中西部地区的医疗服务费用分布情况也存在着显著差异，东部地区相比于中西部地区拥有较高的医疗服务水平，更为先进的医疗设备资源，因此中老年人的居住地不同可能造成医疗费用结构不平衡。

医疗费用是对卫生服务利用货币特征的研究，患者或家庭的支付水平是卫生服务需要向卫生服务利用转变的重要因素。有较高家庭支出水平的中老年人，对身体健康的支付意愿较大，基层的医疗机构无法满足其需求，卫生服务利用的潜能得到释放，在治疗过程中更倾向于住院服务，偏好采取更全面的检查手段及更昂贵的治疗设备和药品，这也促使了医疗费用的升高。

医疗保险对于患者医疗服务费用支出的影响一直以来得到学界的广泛关注。医疗保险制度是保障国民基本卫生服务需求的社会保险制度。经过20多年的发展，我国已建立起覆盖全民的多层次医疗保障体系，医保基金规模不断扩大。学界认为，医疗保险可为居民提供更有效的就医保障，会显著增加居民卫生服务利用的概率。然而，医疗保险对于中老年人自付医疗费用的影响，不同的研究呈现出不同的结果。一方面，医疗保险为很大一部分卫生服务提供了报销服务，显著降低了患者的自付医疗费用；另一方面，居民参保后可能会出现道德风险，即倾向采用更昂贵的治疗手段，反而导致自付费用增加，并且不同的医疗保险类型有着不同的覆盖面积和报销比例。

参考文献

［1］孙海泉,肖革新,郭莹,等.中国2008—2012年丙肝流行规律及空间聚集性分析[J].中国公共卫生,2014,30（3）:286–289.

［2］徐红梅,邱洁,李文先.上海市浦东新区2011年手足口病聚集性疫情流行特征分析[J].中华疾病控制杂志,2013,17（2）:150–152.

［3］王塑秋,张兵,吕美晔.农村居民医疗服务利用影响因素的实证分析:以苏北五县为例[J].江苏社会科学,2009（2）:227–232.

［4］鲍勇,陶敏芳.上海不同保障水平居民就医行为影响因素分析（二）[J].中华全科医学,2010,8（4）:403–404.

［5］陈莉军,刘艳丽,林翠霞,等.济南市区和城乡结合部居民就医行为比较分析[J].齐鲁护理杂志,2010,16（5）:1–2.

［6］张云霞,李梅,刘中雨,等.山西省卫生资源配置公平性研究:基于洛伦兹曲线与基尼系数方法[J].卫生经济研究,2011（9）:33–35.

［7］吕晖.基于疾病经济风险的农村贫困人口医疗保障制度研究[D].武汉:华中科技大学,2012.

［8］陈李娜,魏伟,王静,等.新农合贫困和低收入居民灾难性卫生支出研究:基于三省份的抽样调查[J].中国卫生政策研究,2014,7（4）:32–37.

［9］何利平,李晓梅,孟琼,等.集中指数不同计算方法的比较[J].中国卫生统计,2015,32（4）:699–701.

［10］王艳.关于健康不公平性评价方法的研究[D].重庆:重庆医科大学,2002.

［11］KAWABATA K,XU K,CARRIN G. Preventing impoverishment through protection against catastrophic health expenditure[J]. Bulletin of the world health organization,2002,80（8）:612.

第七章　居民用药行为研究

卫生服务利用行为是患者自感身体不适后寻求医疗帮助的社会行为。在患者实现健康目标的过程中，卫生服务利用行为之后往往伴随着用药行为；同时，又存在部分患者在自感身体不适后绕过卫生服务供给系统而选择自我药疗。由此可见，用药行为既可以是患者卫生服务利用行为的延续，在某些情况下又可以与卫生服务利用行为相互替代，两者相互影响、互为补充。本章内容在前文卫生服务利用行为研究的基础上，继续对居民用药行为的特点和规律进行探索。

第一节　居民自我药疗行为研究

"自我药疗"这一概念来自英语单词"Self-Medication"。2000 年，世界卫生组织（WHO）将自我药疗定义为消费者使用药品来治疗自己所意识到的不适症状，或间歇性/持续性地自行使用医生开具的针对慢性或复发性病症的药物[1]。随着社会经济水平的不断提高和医疗保险政策的进一步完善，在药品分类管理制度的推行及居民自我健康意识增强的背景下，自我药疗在现代医疗卫生体系中的角色越来越重要。

合理的自我药疗行为在一定程度上可以降低患者对卫生保健资源的依赖程度，提高医保资金的分配效率，具有积极的公共卫生学意义。患者往往也会因较低的医疗费用而选择自我药疗，然而自我药疗是否可以显著降低个人医疗卫生支出，目前国内还缺乏全国性的实证研究。本节采用 CHARLS 数据库，对我国中老年人自我药疗的情况进行分析。旨在为我国政府优化自我药疗管理模式提供参考，以期实现医疗服务供需平衡、医保基金平稳运行及公共财政高效分配的局面[2]。

一、中老年人自我药疗行为

自我药疗行为是在没有医生或其他医务工作人员指导的情况下，自己使用药品来缓解轻度症状或短期不适的健康行为。本研究共纳入样本 14 837 例，其中有 8667 例样本在访谈前一个月内发生了自我药疗行为，我国中老年人月自我药疗发生率为 58.41%。我国中老年自我药疗人群的描述性统计如表 7-1 所示。

表 7-1　自我药疗人群描述性统计

单位：例

变量		样本量	比例	自我药疗	比例	卡方值	P 值
性别	男	7150	48.19%	4028	56.34%	24.558	< 0.001
	女	7687	51.81%	4639	60.35%		
年龄	45～54 岁	4583	30.89%	2475	54.00%	72.105	< 0.001
	55～64 岁	5004	33.73%	2913	58.21%		
	65 岁及以上	5250	35.38%	3279	62.46%		
文化程度	小学及以下	9531	64.24%	5661	59.40%	10.556	0.001
	初中及以上	5306	35.76%	3006	56.65%		
婚姻状况	无配偶	1902	12.82%	1134	59.62%	1.308	0.253
	有配偶	12 935	87.18%	7533	58.24%		
家庭规模	1 人	1220	8.22%	705	57.79%	13.403	0.001
	2 人	7642	51.51%	4572	59.83%		
	≥3 人	5975	40.27%	3390	56.74%		
城乡划分	农村	10 668	71.90%	6249	58.58%	0.412	0.521
	非农村	4169	28.10%	2418	58.00%		
东中西区划	东部	4840	32.62%	2562	52.93%	169.249	< 0.001
	西部	5060	34.10%	3311	65.43%		
	中部	4937	33.27%	2794	56.59%		
家庭人均支出	最低支出水平	3711	25.01%	2133	57.48%	2.417	0.491
	较低支出水平	3709	25.00%	2173	58.59%		
	较高支出水平	3709	25.00%	2197	59.23%		
	最高支出水平	3708	24.99%	2164	58.36%		
城镇职工医疗保险	无	12 777	86.12%	7507	58.75%	4.360	0.037
	有	2060	13.88%	1160	56.31%		

变量		样本量	比例	自我药疗	比例	卡方值	P 值
城镇居民医疗保险	无	14 201	95.71%	8277	58.28%	2.310	0.129
	有	636	4.29%	390	61.32%		
新型农村合作医疗保险	无	5219	35.18%	3022	57.90%	0.865	0.352
	有	9618	64.82%	5645	58.69%		
其他类型保险	无	11 669	78.65%	6828	58.51%	0.222	0.638
	有	3168	21.35%	1839	58.05%		
自我评价健康状况	很好	1843	12.42%	674	36.57%	830.670	< 0.001
	好	1905	12.84%	875	45.93%		
	一般	7248	48.85%	4314	59.52%		
	不好	2954	19.91%	2124	71.90%		
	很不好	887	5.98%	680	76.67%		
吸烟行为	吸烟	4121	27.78%	2298	55.76%	18.961	< 0.001
	戒烟	2117	14.27%	1290	60.94%		
	从未吸过烟	8599	57.96%	5079	59.07%		
饮酒行为	经常饮酒	4063	27.38%	2246	55.28%	27.890	< 0.001
	偶尔饮酒	1105	7.45%	623	56.38%		
	从不饮酒	9669	65.17%	5798	59.96%		

通过分析发生自我药疗行为的中老年人群特征，发现绝大多数亚组的自我药疗发生率在 50% 以上，表明自我药疗在我国有着深厚的群众基础。表 7-1 展示了对各解释变量进行单因素分析的结果，结果表明人口社会学因素、健康状况对自我药疗行为具有显著性影响，而经济因素，如家庭人均支出水平、医疗保险类型与自我药疗行为不存在显著性相关。

（1）人口社会学因素

由表中数据可知，中老年女性的自我药疗发生率为 60.35%，中老年男性的自我药疗发生率为 56.34%，两者存在显著性差异。这可能是因为女性相较于男性更具敏锐性，更善于主动搜寻医药知识，所以更倾向于采取自我药疗手段[3]。这点与门诊服务的利用类似，从侧面印证了自我药疗与门诊服务利用间存在一定程度的替代性。

随着年龄的增加，我国中老年人自我药疗行为的发生率逐渐上升，65 岁及以上老年人的自我药疗发生率高达 62.46%。这主要是由于以下两个方面的原因：一方面，随着年龄增长中老年人的健康状况会逐渐下降，用药的需求会显著增加；另一方面，老年人久病成医，其进行自我药疗的比例会增多。

与此同时，研究发现对于中老年人群而言，其文化程度越高，自我药疗行为反而会减少。其中，小学及以下学历人群的自我药疗发生率为 59.40%，初中及以上学历人群的自我药疗发生率为 56.65%。这可能是由于文化程度高的人对于自我药疗更倾向于采取谨慎态度。

研究还发现自我药疗的发生多与家庭人口数量有关，由结果可知，家庭规模为 2 人时自我药疗发生率最高，而家庭规模 ≥ 3 人时自我药疗发生率最低，家庭规模为 2 人多为夫妻，而家庭规模 ≥ 3 人则多为夫妻与子女住在一起。

在东中西 3 个行政区划中，西部地区中老年人的自我药疗发生率高达 65.43%，显著高于中、东部地区。有学者认为这种现象的出现可能与卫生服务利用的可及性有关，西部地区医疗资源匮乏，不方便就医，因此患者更多采用自我药疗这类治疗手段[4]。

（2）健康状况

自我评价健康状况越好则自我药疗发生率越低，这可能与患者自身身体状况有关，自我评价健康状况越差，则需要药物治疗，因此自我药疗发生率增加。除此之外，相比于吸烟人群和从不吸烟人群，戒烟人群自我药疗发生率最高；经常饮酒的人群自我药疗发生率最低，而从不饮酒的人群自我药疗发生率最高。

二、自我药疗行为对医疗费用的影响研究

（一）医疗费用的测算方式

医疗费用的分布有着很明显的特殊性，不但往往呈偏斜分布，而且存在大量的 0 值，采用传统的计量经济学模型进行测算会带来较大的偏误。面对这类由样本选择偏差造成的内生性问题，学界大多采用两部分模型。

两部分模型是卫生经济学用于估计患者医疗费用的实证模型，该模型将医疗费用分为是否发生就医行为和决定医疗费用的多少两个部分。第一部分为就医概率模型，利用 Logistic 模型估计样本是否发生就医行为，即样本是否产生医疗费用。其中，当医疗费用 Y_i 为正值时，Z_i=1；当医疗费用 Y_i 为 0 时，Z_i=0；X_{1i} 代表影响第 i 个个体发生就医行为的特征变量；～表示随机项所服从分布的形式，如式 7-1 所示。

$$Z_i = \beta_1 X_{1i} + \varepsilon_{1i}, \quad \varepsilon_{1i} \sim N(0,1)。 \qquad (7-1)$$

在发生就医行为的前提下，第二部分构建以自然对数为链接函数的广义线性模型，来对非 0 的医疗费用进行估计。Y_i 表示第 i 个个体的医疗费用，X_{2i} 代表影响第 i 个个体医疗费用的特征变量，如式 7-2 所示。

$$\ln(Y_i | Z_i = 1) = \beta_2 X_{2i} + \varepsilon_{2i} \quad \varepsilon_{2i} \sim N(0, \sigma^2) \text{。} \tag{7-2}$$

本研究的数据清理及实证分析部分均采用 STATA 15.0 软件进行。

（二）自我药疗对于年度医疗费用的影响

基于前文所设定的统计学方法，本部分将利用两部分模型，对医疗费用为正值的样本构建广义线性模型。采取 CHARLS 数据库研究中年度总医疗费用计算的常用方法，以"年医疗费用 = 月门诊费用 ×12+ 年住院费用"为依据计算年医疗费用，探究自我药疗行为对于中老年人年度医疗卫生总支出的影响。估计结果如表 7-2 所示。

表 7-2　年医疗两部分模型结果

变量名称	第一部分		第二部分	
	系数	P 值	系数	P 值
自我药疗	0.078	0.065	−0.102	0.021*
性别	−0.086	0.151	−0.407	< 0.001***
年龄		0.041*		0.010*
65 岁及以上	0.105	0.054	0.173	0.002**
55 ~ 64 岁	−0.013	0.800	0.093	0.084
文化程度	0.022	0.647	−0.143	0.004**
婚姻状况	−0.044	0.570	0.087	0.254
家庭规模		0.001**		0.064
1 人	−0.214	0.027*	−0.206	0.031*
2 人	−0.145	0.001**	−0.065	0.149
城乡划分	−0.045	0.414	−0.071	0.211
东中西区划		0.017*		0.503
东部	−0.036	0.474	0.030	0.574
西部	0.098	0.040*	−0.031	0.535
家庭人均支出		< 0.001***		< 0.001***
最高水平	0.432	< 0.001***	1.090	< 0.001***
较高水平	0.311	< 0.001***	0.393	< 0.001***

变量名称	第一部分		第二部分	
	系数	P 值	系数	P 值
较低水平	0.088	0.124	0.131	0.030*
城镇职工医疗保险	0.382	0.001**	0.228	0.053
城镇居民医疗保险	0.267	0.058	−0.063	0.662
新型农村合作医疗保险	0.218	0.040*	−0.194	0.062
其他类型保险	0.198	0.040*	−0.153	0.101
自我评价健康状况		< 0.001***		< 0.001***
很好	−1.593	< 0.001***	−0.420	< 0.001***
好	−1.238	< 0.001***	−0.614	< 0.001***
一般	−0.785	< 0.001***	−0.609	< 0.001***
不好	−0.182	0.023*	−0.270	< 0.001***
吸烟状况		< 0.001***		< 0.001***
吸烟	−0.265	< 0.001***	−0.356	< 0.001***
戒烟	0.276	< 0.001***	0.107	0.132
饮酒状况		< 0.001***		< 0.001***
经常饮酒	−0.270	< 0.001***	−0.258	< 0.001***
偶尔饮酒	−0.038	0.661	−0.437	< 0.001***
慢性病种类数	0.218	< 0.001***	0.051	< 0.001***

注：*、**、*** 分别表示系数在 5%、1%、1‰的水平上显著。

基于两部分模型，对患者实际花费的医疗费用，即年医疗自付费用进行实证分析，得到的结果如表 7-3 所示。

表 7-3 年医疗自付费用两部分模型结果

变量名称	第一部分		第二部分	
	系数	P 值	系数	P 值
自我药疗	0.095	0.028*	−0.097	0.033*
性别	−0.099	0.105	−0.339	< 0.001***
年龄		0.161		0.791
65 岁及以上	0.065	0.242	−0.015	0.798

变量名称	第一部分		第二部分	
	系数	P 值	系数	P 值
55～64 岁	−0.031	0.555	0.021	0.706
文化程度	0.036	0.453	−0.193	< 0.001***
婚姻状况	−0.024	0.762	0.053	0.483
家庭规模		< 0.001***		0.068
1 人	−0.278	0.005**	−0.215	0.026*
2 人	−0.158	< 0.001***	−0.053	0.244
城乡划分	−0.076	0.174	0.015	0.799
东中西区划		0.021*		0.102
东部	−0.033	0.523	−0.037	0.504
西部	0.098	0.042*	−0.106	0.036*
家庭人均支出		< 0.001***		< 0.001***
最高水平	0.455	< 0.001***	1.248	< 0.001***
较高水平	0.321	< 0.001***	0.510	< 0.001***
较低水平	0.097	0.095	0.216	< 0.001
城镇职工医疗保险	0.309	0.009**	0.030	0.808
城镇居民医疗保险	0.283	0.049*	0.025	0.867
新型农村合作医疗保险	0.210	0.052	−0.066	0.537
其他类型保险	0.163	0.096	−0.097	0.314
自我评价健康状况		< 0.001***		< 0.001***
很好	−1.604	< 0.001***	−0.659	0.002**
好	−1.238	< 0.001***	−0.700	< 0.001***
一般	−0.760	< 0.001***	−0.767	< 0.001***
不好	−0.162	0.044*	−0.320	< 0.001***
吸烟状况		< 0.001***		< 0.001***
吸烟	−0.298	< 0.001***	−0.349	< 0.001***
戒烟	0.261	< 0.001***	0.030	0.681

变量名称	第一部分		第二部分	
	系数	P 值	系数	P 值
饮酒状况		< 0.001***		< 0.001***
经常饮酒	−0.290	< 0.001***	−0.194	0.001**
偶尔饮酒	−0.058	0.461	−0.235	0.004**
慢性病种类数	0.217	< 0.001***	0.033	0.003**

注：*、**、*** 分别表示系数在 5%、1%、1‰ 的水平上显著。

根据实证结果，发生自我药疗行为的中老年人年医疗费用及年医疗自付费用均会显著降低，年医疗费用（β=−0.102，P=0.021）较未发生自我药疗行为的中老年人降低 10.2%，年医疗自付费用（β=−0.097，P=0.033）降低 9.7%。

对于其他控制变量，性别、年龄、文化程度、家庭人均支出、自我评价的健康状况、慢性病种类数、吸烟行为、饮酒行为在 1% 的水平上具有显著性。从表中我们可以发现，身体状况越好的个体医疗费用越低；家庭社会经济地位越高的群体，医疗支出越大，这些与我们平常的认知相符。对于性别这一因素，结果显示女性产生的医疗费用显著低于男性（β=−0.407，P < 0.001），结合上文研究结果，这可能是因为女性更易发生门诊服务利用（β=0.149，P=0.041），不易发生住院服务利用（β=−0.311，P < 0.001），而门诊服务相对较低的费用水平也使得女性的医疗总费用显著低于男性，这也从一定程度上反映了我国不同性别的中老年人的就医偏好。其他学者在不同的研究中也提到了相似的结论，岳海燕[5] 则认为女性的预期寿命较高，因此患病年限长于男性，这也带来了更大的医疗支出。对于抽烟、饮酒这两类健康行为，我们发现仍在抽烟（β=−0.356，P < 0.001）和仍在饮酒（β_1=−0.258，P < 0.001；β_2=−0.437，P < 0.001）的群体，医疗费用较低；有学者[6] 认为，出现这种现象的原因是仍保持抽烟、饮酒行为的中老年人往往有着更好的身体状况，此时疾病的严重程度才是影响医疗费用的关键因素。

值得注意的是，年龄对于患者的医疗费用（P=0.010）有显著影响，但对于患者的医疗自付费用（P=0.791）没有显著影响，这也从侧面反映了我国的医疗保障制度存在一定程度的年龄梯度，对于高年龄段的患者，医疗负担更加严重，医保体系的保障力度也应更大，这体现了卫生资源分配的公平性。而对于文化程度（β=−0.143，P=0.004；β=−0.193，P < 0.001）而言，高文化程度患者的年医疗费用会减少 14.3%，年医疗自付费用会减少 19.3%。可以推测，文化程度较高的中老年人有着更强的健康意识，身体保养效果较好，疾病负担相对较轻。同时，这类人群可能因职业类型、信息便利等因素，享

受着更好的医疗保障资源，因此自付医疗费用的降低更为明显。

（三）自我药疗对于门诊费用的影响

为探究自我药疗行为对中老年群体门诊费用的影响，构建医疗费用两部分模型。门诊费用的实证结果如表7-4所示。

表7-4　门诊费用两部分模型结果

变量名称	第一部分		第二部分	
	系数	P 值	系数	P 值
自我药疗	0.200	< 0.001***	−0.018	0.790
性别	0.149	0.041*	−0.509	< 0.001***
年龄		< 0.001***		0.006**
65 岁及以上	−0.268	< 0.001***	0.267	0.002**
55 ～ 64 岁	−0.180	0.003**	0.084	0.273
文化程度	0.119	0.036*	−0.221	0.002**
婚姻状况	0.008	0.931	0.109	0.344
家庭规模		0.008**		0.275
1 人	−0.220	0.059	−0.233	0.117
2 人	−0.143	0.005**	−0.050	0.453
城乡划分	−0.077	0.236	−0.078	0.357
东中西区划		0.088		0.673
东部	0.132	0.028*	−0.070	0.376
西部	0.073	0.203	−0.028	0.586
家庭人均支出		< 0.001***		< 0.001***
最高水平	0.370	< 0.001***	1.009	< 0.001***
较高水平	0.204	0.003**	0.446	< 0.001***
较低水平	0.043	0.533	0.140	0.124
城镇职工医疗保险	0.213	0.120	0.156	0.364
城镇居民医疗保险	0.195	0.240	−0.284	0.181
新型农村合作医疗保险	0.132	0.284	−0.260	0.078

变量名称	第一部分		第二部分	
	系数	P值	系数	P值
其他类型保险	0.130	0.248	−0.224	0.094
自我评价健康状况		< 0.001***		< 0.001***
很好	−1.463	< 0.001***	−0.197	0.291
好	−0.984	< 0.001***	−0.481	0.001**
一般	−0.500	< 0.001***	−0.643	< 0.001***
不好	−0.091	0.305	−0.318	0.003**
吸烟状况		< 0.001***		< 0.001***
吸烟	−0.234	0.003**	−0.363	< 0.001***
戒烟	0.216	0.009**	0.111	0.328
饮酒状况		0.203		< 0.001***
经常饮酒	−0.113	0.077	−0.252	0.003**
偶尔饮酒	−0.010	0.916	−0.386	0.001**
慢性病种类数	0.168	< 0.001***	0.047	0.002**

注：*、**、*** 分别表示系数在 5%、1%、1‰ 的水平上显著。

从实证结果来看，自我药疗行为会降低中老年患者的门诊费用（β=−0.018，P=0.790），但结果不具有统计学意义。

（四）自我药疗对于住院费用的影响

为探究自我药疗行为对中老年群体住院费用的影响，构建住院费用两部分模型。住院费用的实证结果如表 7-5 所示。

表 7-5　住院费用两部分模型结果

变量名称	第一部分		第二部分	
	系数	P值	系数	P值
自我药疗	−0.088	0.089	−0.190	< 0.001***
性别	−0.311	< 0.001***	−0.241	0.001**
年龄		< 0.001***		0.286

变量名称	第一部分		第二部分	
	系数	P 值	系数	P 值
65 岁及以上	0.499	< 0.001***	0.109	0.144
55 ～ 64 岁	0.235	< 0.001***	0.101	0.168
文化程度	−0.034	0.560	−0.056	0.301
婚姻状况	−0.106	0.241	0.118	0.027*
家庭规模		0.377		0.471
1 人	−0.134	0.234	−0.094	0.531
2 人	−0.052	0.318	−0.089	0.238
城乡划分	−0.039	0.559	0.040	0.554
东中西区划		< 0.001***		0.001**
东部	−0.219	< 0.001***	0.120	0.027*
西部	0.170	0.003**	−0.093	0.121
家庭人均支出		< 0.001***		< 0.001***
最高水平	0.460	< 0.001***	1.076	< 0.001***
较高水平	0.365	< 0.001***	0.308	< 0.001***
较低水平	0.112	0.112	0.120	0.085
城镇职工医疗保险	0.497	< 0.001***	0.275	0.042*
城镇居民医疗保险	0.294	0.090	0.133	0.364
新型农村合作医疗保险	0.258	0.047*	−0.131	0.282
其他类型保险	0.155	0.188	−0.052	0.675
自我评价健康状况		< 0.001***		< 0.001***
很好	−1.569	< 0.001***	−0.534	< 0.001***
好	−1.323	< 0.001***	−0.579	< 0.001***
一般	−0.911	< 0.001***	−0.476	< 0.001***
不好	−0.268	0.002**	−0.123	0.055
吸烟状况		< 0.001***		< 0.001***
吸烟	−0.278	< 0.001***	−0.240	0.003**

变量名称	第一部分		第二部分	
	系数	P 值	系数	P 值
戒烟	0.259	0.001**	0.098	0.081
饮酒状况		< 0.001***		< 0.001***
经常饮酒	−0.384	< 0.001***	−0.256	< 0.001***
偶尔饮酒	−0.193	0.044*	−0.342	< 0.001***
慢性病种类数	0.209	< 0.001***	0.013	0.391

注：*、**、*** 分别表示系数在 5%、1%、1‰的水平上显著。

由模型结果可以得出，发生自我药疗行为的中老年人，住院费用显著减少（$\beta=$ −0.190，$P < 0.001$），较未发生自我药疗行为的中老年群体减少 19.0%。

（五）两种就医模式所产生的医疗费用对比分析

自我药疗行为可以显著降低住院费用，但对门诊费用没有显著影响。国内学者[7]对我国的自我药疗情况进行总结发现，自我药疗所针对的症状主要有两大类：一类是感冒发烧、头痛、咽喉疼痛、咳嗽、腹泻等短期的轻微不适[8]；另一类是高血压、糖尿病等需要长期服药的慢性疾病[9]。这样的分类模式为我们分析实证结果提供了思路，患有轻度不适的中老年人即使采取了自我药疗措施，但因自我诊断错误、用药选择不当等原因[10]，治疗效果不明显，仍需寻求门诊服务来缓解自身的轻度不适，因此自我药疗并不能有效降低患者的门诊费用；而患有高血压、糖尿病等慢性疾病的中老年人，有着长时间的用药实践，自身知识储备水平较高[11]，这类"高自我药疗能力"患者往往通过自购药品来维持身体健康，降低了慢性病发展为严重疾患的风险，进而起到了控制住院费用的积极作用。

其他控制变量的实证结果也可以得出有效结论。第一，实证模型可以体现出我国医疗保险制度对于中老年群体的保护力度仍需加强。本研究主要着力于城镇职工医疗保险、城镇居民医疗保险、新型农村合作医疗保险这 3 种覆盖率最高的保险形式，而从实证结果可以发现，无论是年医疗费用、月门诊费用、年住院费用及自付费用，医疗保险的控费作用都不明显，这从一定程度上反映出医疗保险对我国中老年人的补偿比例较小，保障功能存在局限性[12]。

第二，东中西行政区划在门诊费用模型（$P=0.673$）中没有显著性，却在住院费用模型（$P=0.001$）中存在显著性。结合我国经济发展不平衡的国情，东部地区在拥有更优越医疗条件的同时，也会产生更高额的医疗费用，这种差异在门诊服务中体现不明显，但在住院这类对医疗条件要求更苛刻的就医模式中，区域的不协调性有着更为显著的体现。

第三，老龄化增加患者的门诊费用（β_1=0.267，β_2=0.084；P=0.006），但对住院支出（P=0.286）的影响并没有统计学意义，这与兰烯等[13]学者的研究结果一致。随着年龄的增加，在两种卫生服务间进行选择时，老年人会因行动不便、孤独感增加等原因而倾向于门诊服务，进而产生了上述现象。

三、针对自我药疗行为的建议

①由实证结果可知，自我药疗对于控制医疗费用有着正向的作用，国家应积极推广自我药疗这类健康模式，以提高居民主动健康的意识与素养。与此同时，现阶段居民的用药知识仍处于较低水平[20]，一部分患者放大了药物对身体的危害，未经医生同意就停用、换用慢性病药物；也有部分患者通过报纸杂志、互联网等手段自行了解服药信息[19]，因此常常会受到广告、讲座的诱导，服用与疾病控制无关的药品，甚至是保健品[21]。这些不合理的自我药疗行为存在很大的风险，不仅会耽误患者的治疗进程，错误的服药也可能会带来严重的不良后果。因此，在积极推广自我药疗的同时，国家也应加强患者的用药知识教育，降低患者因医药知识水平匮乏而带来的不合理用药风险，引导居民进行合理的自我药疗。

②加大对药品安全的管理力度，营造安全、规范的用药环境。国家应着力于对药品市场的监管，严厉打击生产销售假药、劣药的行为，保证居民自购药品的用药安全；还应打击对药品功效的虚假宣传行为，维持市场的公平有序；应规范药物名称和说明书的书写方式[14]，从患者角度出发，为患者自我用药提供帮助。

③充分发挥药师的药学服务职能定位，为居民自我药疗行为提供专业化指导。零售药店是居民自行购买药品的主要场所，执业药师在这一过程中扮演着重要的角色[15]。加强执业药师队伍建设，规范执业药师准入标准，对零售药店的药师进行用药指导培训，提高职业药师的整体素质[10]，通过发挥执业药师的药学服务职能，促进患者自我药疗的合理性。

④增加药店自购药品的报销比例，扩大 OTC 药品的医保报销范围。基于自我药疗模式对医疗费用的控制作用，国家医保资金应适当向零售药品倾斜，在缓解卫生系统运行压力的同时，控制政府卫生支出的快速增长；同时应扩大非处方药的医保覆盖范围，提高居民参与自我药疗的积极性。

第二节　我国中老年慢性病患者中医药服务利用分析

中医药作为我国的治疗手段，在治疗方面具有独特优势，并且拥有良好的群众基础。本书利用中国健康与养老追踪调查（CHARLS）2018 年数据，探究对中老年慢性病患者中西药服用选择的影响因素。基于实证研究的结果，对中医药事业发展提出一定建议。

一、我国中医药服务发展概况

近代以来，随着西方医学传入我国，我国逐渐形成了中医和西医两种和而不同的卫生服务体系并存的局面。随着西医理论基础的不断发展，西医在我国卫生服务体系中逐渐取代传统中医，占据了我国卫生服务体系的主导地位。从国家财政对卫生事业的投入来看，1987—2006 年的中医医疗卫生机构获得的财政拨款在全国总卫生事业投入的占比不足 10%，中西医医疗卫生服务体系市场长期处在一个不均衡的状态，传统中医药在供给和需求方面都明显低于西方医学[16]。

针对传统中医药发展受限的情况，党和政府高度重视中医药工作，将中医药服务作为我国医疗卫生服务事业发展的重要方向。2016 年，国务院发布《中医药发展战略规划纲要（2016—2030 年）》，将"完善中医医疗服务网络"作为重要着力点，将程序覆盖的中医医疗服务网络建设作为 2016—2030 年中医药发展的明确方向。预计在 2030 年，我国将会全面建成以中医类医院、综合医院的中医药科室、基层医疗卫生机构的中医药服务、中医门诊部和诊所组成的中医卫生服务网络，达成中医卫生服务的城乡全覆盖[6]。表 7-6 展示了提供中医服务的基层卫生服务机构占同类机构的比重，从中我们可以明显看出，在不同类别的卫生服务机构中，提供中医服务的机构占比明显提升，这也意味着中医药类卫生服务的供给端正在明显做出改善。

表 7-6　提供中医服务的基层卫生服务机构占同类机构的比重

卫生服务机构类别	2015 年	2016 年	2017 年	2018 年	2019 年
社区卫生服务中心	96.93%	97.57%	98.22%	98.54%	98.32%
社区卫生服务站	81.02%	83.34%	85.53%	87.26%	85.90%
乡镇卫生院	93.04%	94.32%	96.07%	97.08%	97.12%
村卫生室	60.36%	62.84%	66.41%	69.00%	71.30%

另外，在全国范围内的中医类医疗卫生机构数量也在稳步提升。如图 7-1 所示，近

年来中医类医疗卫生机构在整个医疗卫生服务体系中的比重逐渐增加。2015—2019 年，我国中医类医疗卫生机构由 46 541 个发展到 65 809 个，增加了 41.40%。与此同时，中医类医疗卫生机构数量在全国各类医疗卫生机构数量的占比也在逐年提升，截至 2019 年年底，我国中医类医疗卫生机构数量占全国各类医疗卫生机构数量的比例已经达到 6.53%[6,17-18]。

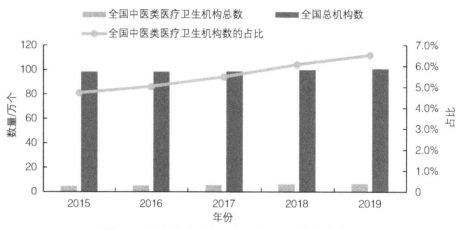

图 7-1　历年来我国中医类医疗卫生机构数量变化

同时，我国中医类卫生服务从业人员总数也在逐年上升。由图 7-2 可以看出，截至 2019 年年底，全国中医药卫生人员总数达到 76.72 万人，占全国各类卫生服务从业人员总数的 5.93%。

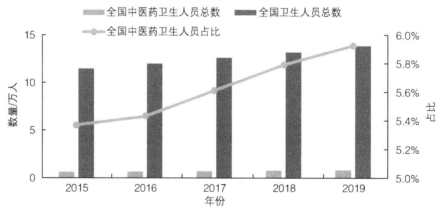

图 7-2　历年来我国中医类卫生人员总数变化

近几年来，中医药卫生服务事业的发展成果斐然，但从整个医疗卫生市场的构成比例来看，西医仍然占绝对的主导地位。2021 年 2 月 9 日，国务院办公厅发布了《关于加快中医药特色发展的若干政策措施》，指出了中医药存在的高质量供给不够、人才总量不足、创新体系不完善、发展特色不突出等问题，强调了中医药发展对我国健康事业的重要支柱作用^[5]。

本部分利用 CHARLS 数据库 2018 年的调查结果，探究中老年慢性病患者中药、西药服用选择的影响因素，并基于实证研究的结果为中医药事业的发展提出建议，以期达到改善中老年慢性病患者卫生服务利用、提高中医药类卫生服务可及性的效果。

二、中医药服务利用人群描述性统计

本部分基于 2018 年的 CHARLS 数据，将患有慢性病的中老年人作为研究对象，共纳入样本 4429 例。依照因变量在慢性病治疗中"是否服用中药"和"是否使用西药"将样本分为 4 类："不服用药物"、"仅服用中药"、"仅服用西药"和"中西药合用"，并以 Andersen 卫生服务利用模型为变量的划分依据，分别进行描述性统计及分析，具体结果如下。

（一）人群特征—倾向性特征指标的描述性统计结果及分析

表 7-7 展示了人群特征—倾向性特征指标的描述性统计结果，该部分变量在卡方检验下均在 $P < 0.01$ 的条件下具有统计学显著性，说明年龄、性别、文化程度、婚姻状况、城乡划分、东中西区划都对中老年慢性病患者的药物选择有相关性。值得一提的是，从表中我们可以看出，相较于东部和中部地区，西部地区的中老年慢性病患者在"仅服用中药"和"中医药合用"两部分人群的占比都明显更高，说明西部地区的中老年慢性病患者选择中医的倾向性更大。

表 7-7 人群特征—倾向性特征指标的描述性统计

单位：例

变量	类别	不服用药物		仅服用中药		仅服用西药		中西药合用	
		频数	占比	频数	占比	频数	占比	频数	占比
年龄^{**}	45～55 岁	1525	28.00%	358	6.57%	2424	44.51%	1139	20.91%
	56～64 岁	418	27.89%	100	6.67%	617	41.16%	364	24.28%
	65 岁以上	2486	28.65%	499	5.75%	4030	46.44%	1663	19.16%
性别^{**}	男性	2255	30.85%	464	6.35%	3232	44.22%	1358	18.58%
	女性	2174	26.15%	493	5.93%	3839	46.18%	1808	21.75%
文化程度^{**}	小学及以下	2778	26.48%	597	5.69%	4867	46.40%	2248	21.43%
	初中或高中	1547	32.08%	343	7.11%	2077	43.07%	855	17.73%

变量	类别	不服用药物		仅服用中药		仅服用西药		中西药合用	
		频数	占比	频数	占比	频数	占比	频数	占比
文化程度**	大学及以上	104	33.44%	17	5.47%	127	40.84%	63	20.26%
婚姻状况**	无配偶	595	23.86%	175	7.02%	1168	46.83%	556	22.29%
	有配偶	3834	29.20%	782	5.96%	5903	44.96%	2610	19.88%
城乡划分**	非农村	1329	30.48%	290	6.65%	1847	42.36%	894	20.50%
	农村	3100	27.52%	667	5.92%	5224	46.38%	2272	20.17%
东中西区划**	东部	3467	28.67%	706	5.84%	5723	47.32%	2197	18.17%
	中部	335	40.02%	56	6.69%	319	38.11%	127	15.17%
	西部	627	23.28%	195	7.24%	1029	38.21%	842	31.27%

注：* 表示显著性 $P < 0.05$；** 表示显著性 $P < 0.01$。

（二）人群特征—使能特征指标的描述性统计结果及分析

表 7-8 展示了人群特征—使能特征指标的描述性统计结果，该部分变量主要包括收入水平和医疗保险两部分。"个人收入水平"和"家庭收入水平"在卡方检验下均在 $P < 0.01$ 的条件下具有统计学显著性，而医疗保险方面仅有"城镇职工医疗保险"和"其他医疗保险"在卡方检验下具有统计学显著性，这可能是因为这两类医疗保险在提供医疗费用报销时具有更明显的效力，在患者的医疗卫生服务利用方面更有使能作用。

表 7-8　人群特征—使能特征指标的描述性统计

单位：例

变量	类别	不服用药物		仅服用中药		仅服用西药		中西药合用	
		频数	占比	频数	占比	频数	占比	频数	占比
个人收入水平**	最低收入水平	1014	29.06%	202	5.79%	1599	45.83%	674	19.32%
	较低收入水平	958	27.86%	191	5.55%	1617	47.02%	673	19.57%
	较高收入水平	934	26.97%	226	6.53%	1588	45.86%	715	20.65%
	最高收入水平	981	28.34%	227	6.56%	1487	42.95%	767	22.15%
家庭收入水平**	最低收入水平	1000	28.56%	189	5.40%	1662	47.46%	651	18.59%
	较低收入水平	991	27.99%	225	6.35%	1613	45.55%	712	20.11%
	较高收入水平	925	26.71%	209	6.04%	1558	44.99%	771	22.26%
	最高收入水平	1012	28.90%	231	6.60%	1531	43.72%	728	20.79%

变量	类别	不服用药物		仅服用中药		仅服用西药		中西药合用	
		频数	占比	频数	占比	频数	占比	频数	占比
城镇职工医疗保险**	否	3734	27.96%	793	5.94%	6099	45.67%	2729	20.43%
	是	693	30.72%	164	7.27%	965	42.77%	434	19.24%
城乡居民医疗保险	否	3910	28.46%	860	6.26%	6168	44.89%	2801	20.39%
	是	517	27.62%	97	5.18%	896	47.86%	362	19.34%
城镇居民医疗保险	否	4240	28.37%	910	6.09%	6781	45.37%	3016	20.18%
	是	187	28.16%	47	7.08%	283	42.62%	147	22.14%
新型农村合作医疗保险	否	1606	29.08%	365	6.61%	2454	44.44%	1097	19.87%
	是	2821	27.96%	592	5.87%	4610	45.69%	2066	20.48%
其他医疗保险*	否	4109	28.16%	886	6.07%	6645	45.53%	2954	20.24%
	是	318	31.27%	71	6.98%	419	41.20%	209	20.55%

注：* 表示显著性 $P < 0.05$；** 表示显著性 $P < 0.01$。

（三）人群特征—需求因素指标的描述性统计结果及分析

表 7-9 展示了人群特征—需求因素指标的描述性统计结果，该部分变量在卡方检验下均在 $P < 0.01$ 的条件下具有统计学显著性（MMSE 量表得分为连续性变量，无法进行卡方检验），从表中可以明显看出，"自评健康状况"会显著影响中老年慢性病患者是否服用药物的决策，直接影响患者卫生服务利用行为。

表 7-9 人群特征—需求因素指标的描述性统计

单位：例

变量	类别	不服用药物		仅服用中药		仅服用西药		中西药合用	
		频数	占比	频数	占比	频数	占比	频数	占比
自评健康状况**	非常好	581	47.80%	86	7.10%	463	38.10%	86	7.10%
	好	673	44.60%	88	5.80%	578	38.30%	170	11.30%
	一般	2257	31.20%	470	6.50%	3238	44.80%	1261	17.50%
	不好	513	14.70%	192	5.50%	1734	49.80%	1042	29.90%

变量	类别	不服用药物		仅服用中药		仅服用西药		中西药合用	
		频数	占比	频数	占比	频数	占比	频数	占比
自评健康状况 **	非常不好	109	10.40%	62	5.90%	466	44.60%	408	39.00%
认知能力评估	MMSE 量表得分均值	14.2		13.5		12.7		12.5	
是否患癌症 **	否	4329	28.40%	928	6.10%	6913	45.40%	3060	20.10%
	是	100	25.40%	29	7.40%	158	40.20%	106	27.00%
是否残疾 **	否	2977	32.20%	551	6.00%	4125	44.60%	1598	17.30%
	是	1452	22.80%	406	6.40%	2946	46.20%	1568	24.60%

注：* 表示显著性 $P < 0.05$；** 表示显著性 $P < 0.01$。

（四）健康行为指标的描述性统计结果及分析

表 7-10 展示了健康行为指标的描述性统计结果，该部分变量在卡方检验下均在 $P < 0.01$ 的条件下具有统计学显著性，从表中可以明显看出，相较于吸烟情况，饮酒频率对于中老年慢性病患者的医疗卫生服务利用行为有更明显的影响，每月超过一次饮酒的样本在 3 种药物服用的情况下都有更高的占比，这可能是因为高频次的饮酒习惯导致患者自身病情恶化，服用的药物较其他样本更加多样。

表 7-10　健康行为指标的描述性统计

单位：例

变量	类别	不服用药物		仅服用中药		仅服用西药		中西药合用	
		频数	占比	频数	占比	频数	占比	频数	占比
饮酒行为 **	从不饮酒	2441	26.90%	538	5.90%	4212	46.30%	1898	20.90%
	偶尔饮酒	459	31.50%	93	6.40%	612	41.90%	295	20.20%
	经常饮酒	427	20.50%	145	6.90%	997	47.80%	518	24.80%
吸烟行为 *	吸烟	1508	33.20%	282	6.20%	1951	42.90%	804	17.70%
	戒烟	480	23.00%	113	5.40%	1022	49.10%	468	22.50%
	从未吸过烟	2439	27.10%	562	6.30%	4094	45.50%	1893	21.10%

注：* 表示显著性 $P < 0.05$；** 表示显著性 $P < 0.01$。

（五）健康结果指标的描述性统计结果及分析

表 7-11 展示了健康结果指标的描述性统计结果，该部分变量在卡方检验下均在 $P < 0.01$ 的条件下具有统计学显著性（CESD 量表得分无法进行卡方检验）。从表中可以明显看出，慢性病数量的增加显著提高了患者卫生服务利用的频率（无论是服用中药还是服用西药），而"自感健康变化"并没有表现出阶梯性卫生服务利用行为差异，这可能是因为"自感健康变化"选择"差不多"的样本人群对自己健康感知敏感度较低，不服药的概率明显更高。

表 7-11 健康结果指标的描述性统计

单位：例

变量	类别	不服用药物		仅服用中药		仅服用西药		中西药合用	
		频数	占比	频数	占比	频数	占比	频数	占比
自感健康变化**	更好	391	32.90%	83	7.00%	498	41.90%	216	18.20%
	差不多	2114	36.70%	322	5.60%	2506	43.50%	817	14.20%
	更差	1861	21.90%	538	6.30%	3996	47.10%	2098	24.70%
慢性病数量**	1 种	2381	52.50%	280	6.20%	1585	35.00%	287	6.30%
	2 种	1155	29.80%	274	7.10%	1832	47.30%	614	15.80%
	3 种及以上	893	12.40%	403	5.60%	3654	50.60%	2265	31.40%
心理健康评估	CESD 量表得分均值	10.2		11.5		11.7		13.7	
是否抑郁**	否	2353	34.50%	424	6.20%	2998	43.90%	1052	15.40%
	是	1606	23.60%	436	6.40%	3036	44.60%	1730	25.40%

注：* 表示显著性 $P < 0.05$；** 表示显著性 $P < 0.01$。

三、中医药服务利用决策的影响因素研究

为探究我国中老年慢性病患者用药偏好的影响因素，本部分构建 Logit 模型对总体样本进行估计，检验不同指标对中国中老年群体中医药服务利用决策的影响，并利用似然比检验筛选最具有代表性的核心变量，增加研究结果的科学性和说服力。由于直接纳入模型的因变量都为二元虚拟变量，故本书的 Logit 模型回归直接使用二元 Logistic 回归，并使用极大似然估计法对样本变量进行筛选，步进概率为 0.05 ～ 0.10。

（一）是否服用中药的 Logit 模型回归结果及分析

依据上述方法对"是否服用中药"及所有自变量进行 Logit 模型拟合，逐步增加变量个数和逐步减少变量个数得出的筛选结果相同，最终 23 个变量中通过极大偏似然估计法的变量为 12 个，分别是年龄、东中西区划、家庭收入水平、是否有城乡居民医疗保险、是否有新型农村合作医疗保险、自评健康状况、自感健康变化、慢性病数量、是否残疾、饮酒行为、吸烟行为和是否抑郁，变量涉及 Andersen 模型中的个人特征、健康行为、健康结果多个部分，说明个人特征、健康行为和健康结果都在中药服务利用决策中有显著性影响。详细拟合结果如表 7-12 所示。

表 7-12　是否服用中药的 Logit 模型回归结果

变量	边际值	显著性	霍斯默－莱梅肖检验卡方	霍斯默－莱梅肖检验显著性
年龄	-0.081	0.002**		
东中西区划	0.289	< 0.001**		
家庭收入水平	0.070	0.002**		
城乡居民医疗保险	-0.266	0.002**		
新型农村合作医疗保险	-0.159	0.009**		
自评健康状况	0.233	< 0.001**		
自感健康变化	0.083	0.040*	12.233	0.141
慢性病数量	0.564	< 0.001**		
是否残疾	0.158	0.002**		
饮酒行为	0.086	0.009**		
吸烟行为	0.068	0.027*		
是否抑郁	0.198	< 0.001**		
常量	-3.954	< 0.001**		

注：* 表示显著性 $P < 0.05$；** 表示显著性 $P < 0.01$。

从表中可以看出，霍斯默－莱梅肖检验的显著性为 0.141，大于 0.05，说明模型的拟合优度较好。在 12 个变量中，对中药服用存在正向影响的变量为东中西区划、家庭收入水平、自评健康状况、自感健康变化、慢性病数量、是否残疾、饮酒行为、吸烟行为和是否抑郁，除了东中西区划的正向作用可能来源于地区性中医药认知差异外，这些指标都直接或间接作用于受访者自身的卫生服务需求，从而促使其产生卫生服务利用行为；对中药服用存在负向影响的变量为年龄、是否有城乡居民医疗保险、是否有新型农村合作医疗保险。年龄对于中药服用的负向效应可能是因为在中老年慢性病患者中，年龄较大的慢性病患者身体机能衰老，更趋向于使用控制病程效果更加明显的西药。而医疗保险作为使能特征的一部分，它对于卫生服务利用的效应应该为正向，在此处表现为负向效应的原因可能是西药在医疗保险报销目录中所占比例更大，由于两种药物疗法的替代效应，导致医疗保险在中医药的卫生服务利用行为中存在负向效应。

（二）是否服用西药的 Logit 模型回归结果及分析

使用同样的方法对"是否服用西药"及所有自变量进行 Logit 模型拟合，逐步增加变量个数和逐步减少变量个数得出的筛选结果存在差异，详细拟合结果如表 7-13 所示。

表 7-13　是否服用西药的 Logit 模型回归结果

变量	模型一：逐步减少变量		模型二：逐步增加变量	
	边际值	显著性	边际值	显著性
年龄	0.045	0.078	—	—
城乡划分	0.233	$< 0.001^{**}$	0.265	$< 0.001^{**}$
家庭收入水平	0.043	0.072	—	—
城乡居民医疗保险	0.183	0.042^{*}	—	—
新型农村合作医疗保险	0.132	0.056	—	—
自评健康状况	0.308	$< 0.001^{**}$	0.310	$< 0.001^{**}$
自感健康变化	0.131	0.001^{**}	0.130	0.001^{**}
慢性病数量	0.895	0.001^{**}	0.895	0.001^{**}
是否有癌症史	−0.788	0.001^{**}	−0.776	0.001^{**}
认知能力评估	−0.019	0.001^{**}	−0.019	0.001^{**}
常量	−2.867	0.001^{**}	−2.619	0.001^{**}

注：* 表示显著性 $P < 0.05$；** 表示显著性 $P < 0.01$。

两个模型的霍斯默 – 莱梅肖检验结果分别为：

模型一：卡方为 13.622，显著性为 0.092；

模型二：卡方为 12.117，显著性为 0.146。

模型二的解释效果更好。

虽然模型一中，部分变量的显著性大于0.05，但考虑到模型二中纳入的变量数量仅为6个，与中药对应的Logit模型差异较大，所以保留模型一作为对比分析的依据。模型一中，通过极大偏似然估计法的变量为10个，分别是年龄、城乡划分、家庭收入水平、是否有城乡居民医疗保险、是否有新型农村合作医疗保险、自评健康状况、自感健康变化、慢性病数量、是否有癌症史和认知能力评估，变量仅涉及Andersen模型中的个人特征和健康结果，说明仅有个人特征和健康结果在西药服务利用决策中有显著性影响。

在纳入模型的10个变量中，对西药服用有正向影响的变量为年龄、城乡划分、家庭收入水平、是否有城乡居民医疗保险、是否有新型农村合作医疗保险、自评健康状况、自感健康变化和慢性病数量，这些变量的正向效应来源于对个人特征的使能资源供给和需求因素提高，与前述分析相符；对西药服用有负向影响的变量为是否有癌症史和认知能力评估。癌症史对西药服用的负向效应可能来源于两个方面：一方面是其他疗法（如化学疗法、手术治疗、放射疗法）对西药疗法的替代效应；另一方面是由于癌症治疗导致的药物排斥反应从而减少西药使用。癌症史在中药服用的Logit模型中没有显著性效应，说明在癌症方面的中药市场仍存在空缺。

（三）是否中西药合用的Logit模型回归结果及分析

排除不服用药物的样本，以"是否中西药合用"作为因变量，采用上述的方法对使用药物的中老年慢性病患者样本做二元Logistic回归分析，模型拟合结果如表7-14所示。

表7-14　是否中西药合用的Logit模型回归结果

变量	模型一：逐步减少变量		模型二：逐步增加变量	
	边际值	显著性	边际值	显著性
年龄	−0.056	0.055	—	—
东中西区划	0.291	0.001**	0.295	0.001**
家庭收入水平	0.068	0.007**	0.071	0.005**
城镇居民医疗保险	0.244	0.053	0.250	0.048*
自评健康状况	0.223	0.001**	0.223	0.001**
慢性病数量	0.514	0.001**	0.511	0.001**
是否残疾	0.125	0.027*	0.119	0.036*
是否抑郁	0.018	0.000**	0.018	0.001**
常量	−3.653	0.001**	−3.781	0.001**

注：* 表示显著性 $P < 0.05$；** 表示显著性 $P < 0.01$。

两个模型的霍斯默–莱梅肖检验结果分别为：

模型一：卡方为 7.947，显著性为 0.439；

模型二：卡方为 11.838，显著性为 0.159。

模型一的解释效果更好。

模型一中，通过极大偏似然估计法的变量为 8 个，分别是年龄、东中西区划、家庭收入水平、是否有城镇居民医疗保险、自评健康状况、慢性病数量、是否残疾和是否抑郁，变量仅涉及 Andersen 模型中的个人特征和健康结果，说明仅有个人特征和健康结果在中西药合用的服务利用决策中有显著性影响。

在上述 3 个 Logit 模型中，同时具有显著性的变量有年龄、家庭收入水平、自评健康状况、慢性病数量等 4 个变量，除年龄外，其余 3 个变量在不同模型中的影响效应方向相同。说明随着年龄逐渐增大，服用中药和中西药合用的倾向会降低，而服用西药的倾向会升高，这一数据现象可能来源于老年人的中医药卫生服务利用行为的减少，在一定程度上指明，相较于西药的服用，当前中药的治疗效果和推广覆盖面在年龄较大的人群中仍有劣势。

四、针对中医药利用行为的建议

中医作为我国传统的医疗手段，不仅是中华民族的瑰宝，更是治病的良方。在控制非典、新冠肺炎等疫情中发挥了巨大的作用，用事实证明了中医的作用。然而，从前述研究可知我国仅有少部分人群相信中医，愿意使用中医治疗手段，我们还需要大力推广中医药卫生服务，发挥中医的巨大作用。

长期推广中医药文化知识，打破对中医的认知误区。相较于经济发展水平较高的地区，中西部农村地区的中老年慢性病患者对于中药服务利用的概率更高。这样的结果，一方面说明我国在基层构建中医药服务网络，使经济欠发达地区的中医药卫生服务的可及性有所提升；另一方面说明对于经济发展水平较高的地区，中医药卫生服务对西医卫生服务没有太强的替代性。这可能源于长久以来我国广大人民群众对中医的认知误区，认为在重大疾病的治疗方面，西医有着显著优势。这就需要长期把控中医药文化知识的宣传和普及，消除广大人民群众对中医"伪科学"的认知误区。这一长期举措需要基层卫生服务人员的配合与支持，值得一提的是，有研究表明社区卫生服务人员对中医药服务理论知识及服务技能的掌握还尚有不足，需要通过加强社区卫生服务人员的培训或提供继续教育等方式，促进社区中医药服务的发展。

针对性发展中医药事业，与现行医疗体制结合实现共赢。从本书的描述性统计结果来看，与其他条件相同的中老年慢性病患者相比，年龄较小、女性、受教育水平低、无配偶、居住地为农村、居住地域为西部的人群选择中医药卫生服务的概率更高。这也说明目前该部分人群对于中医药服务的认可程度更高，除了基于该部分人群开发更高可及性的医疗卫生服务方式外，补充和拓展其他群体的中医药医疗卫生服务资源也势在必行。结合当今解决就医难的分级诊疗制度和其他医疗体制，依据各级医疗卫生服务机构面对的人群特点，调整中医药治疗、保健和预防的服务宣传重点，提高中医药医疗卫生服务的引流作用和盈利能力，提高整个社会群体对中医药卫生服务的利用倾向。

提高中医药卫生服务的医疗效果，重点宣传中医药的预防保健作用。针对本书的研究对象，即中老年慢性病群体，其医疗卫生服务利用决策很大程度上取决于医疗效果。在对西药服用的影响因素 Logit 模型回归中，"癌症史"作为一个显著性指标起到了负向效应，而同样的指标没有在中药服用中体现显著性，说明中药对于西药的替代性作用在癌症等重大疾病治疗上较弱。这样的结果更说明了提高中医类卫生服务医疗效果的重要性，从我国长期以来中医"治未病"的角色出发，提高中医药治疗方法的医疗效果还需要辅以长期的中医药预防保健。

第三节　患者多重用药行为的研究

我国自 1999 年进入老龄化社会以来，老年人口数量不断攀升。根据国务院印发的文件《国家人口发展规划（2016—2030 年）》，预计到 2030 年，60 岁及以上老年人口占比将达到 25% 左右。另有研究预测，到 2050 年我国老年人口将超总人口数的 1/3[24]。老年人常患有多种慢性疾病，有研究表明，约 75% 的老年居民至少患有一种慢性病[25]。中国卫生服务调查结果显示，我国中老年人慢性病患病率呈逐年升高的趋势，且老年人同时患有多种慢性病的现象日益严重[26]。多病共患使得慢性病患者往往需要联用多种药物，有研究显示超过 70% 的高血压患者需要 2 种或 2 种以上的降压药物联合治疗[27]；81.4% 的老年慢性病患者住院服药种类达到或超过 5 种[28]。老年人群中的多种慢性病共存和多重用药现象不仅增加了患者治疗管理的复杂性，也对健康结果产生了负面影响。

多重用药目前没有明确的定义，大部分研究将服药种类数达到 5 种视为多重用药[29]，也有美国的研究者提出将服用超出临床实际需求药物的行为认定为多重用药[30]。国内滕晋[28]对老年科住院患者进行调查，服用 5 种及以上药物的患者占比达 81.40%；沈杰[31]对某医院内科进行用药情况调查，多重用药发生率达 84.50%；康文静[32]对某社区 260例老年患者进行用药调查，多重用药患者占比达 70%；刘葳等[33]对上海市某社区进行调查，多重用药发生率达 75.30%；美国一项研究报道，有 29.00% 的老年人使用至少 5 种处方药[34]，可见国内外多重用药行为均较普遍。

由于老年患者身体机能的退化，药物在体内的消化、吸收、代谢将受到影响，多重用药将影响药物的治疗效果及患者的生存质量，同时多重用药造成药物不良反应频发、病死率增加、老年综合征发生率提升等危害，给个人、家庭、社会带来沉重的经济负担，严重浪费医疗资源 [35-36]。关于多重用药现象产生的原因，有研究认为：一是医源性因素，医务人员对慢性病患者的用药情况缺乏细致了解，如对于处方药开具者而言，需要了解患者所患疾病和自身耐受情况，综合考虑药效、药理、配伍禁忌等再慎重做出决策，但有医务人员不了解患者情况而对慢性病患者提出个体化用药建议 [37]，导致患者最终发生多重用药行为；二是患方因素，如患者缺乏合理用药知识，对多重用药的风险认识不足，靠感觉随意增减药物 [38]，最终发生多重用药行为。因此，改善慢性病患者多重用药行为，降低多重用药所带来的风险，既需要改善服务的提供，也需要发挥患方第一健康责任人的作用，减少非必须药品的使用，降低多重用药带来的风险。

为探究并改善患者多重用药行为，本节将从慢性病患者多重用药行为发生的一般影响因素，慢性病患者多重用药的风险感知与用药决策行为的影响因素两方面厘清慢性病患者发生多重用药的机制，为改善患者多重用药行为提供参考依据。

一、慢性病患者多重用药一般影响因素研究

国内关于慢性病的研究多集中于慢性病现状、发展趋势、管理模式、管理体系的研究，鲜有关于慢性病治疗中多重用药相关研究 [39-42]。本研究通过探究影响老年患者多重用药的因素，提出针对老年患者多重用药的干预措施，为引导慢性病患者合理就医用药，开展慢性病患者安全管理提供参考。

（一）慢性病患者多重用药的单因素分析

本研究以是否多重用药（近 3 个月服用药物 ≥ 5 种）为因变量（1= 是，0= 否），采用 χ^2 检验对基本人口学特征和治疗信息进行单因素分析，结果显示其对患者年收入、是否患有糖尿病、是否患有心脏病、是否患有肾脏疾病、药龄、周围人群是否发生不良反应、自感疾病控制情况、是否到医疗机构拿药等均有显著性影响（表 7-15）。

表 7-15 慢性病住院患者多重用药影响因素卡方分析

单位：例

变量分组		未发生多重用药（占比）	发生多重用药（占比）	卡方值	P 值
年收入 / 万元	≤ 3.6	77（44.50%）	60（27.90%）	15.257	0.002
	3.6～5.4	28（16.20%）	30（14.00%）		
	5.4～7.2	39（22.50%）	64（29.80%）		
	＞ 7.2	29（16.80%）	61（28.40%）		
慢性病类型	患糖尿病	52（30.10%）	100（46.50%）	10.892	0.001
	无糖尿病	121（69.90%）	115（53.50%）		
	患心脏病	72（41.60%）	126（58.60%）	11.068	0.001
	无心脏病	101（58.40%）	89（41.40%）		
	患肾脏病	15（8.70%）	45（20.90%）	11.022	0.001
	无肾脏疾病	158（91.30%）	170（79.10%）		
药龄 / 年	≤ 10	127（73.40%）	103（47.90%）	27.341	＜ 0.001
	11～20	28（16.20%）	55（25.60%）		
	≥ 21	18（10.40%）	57（26.50%）		
周围人群是否发生不良反应[①]	有	8（4.60%）	30（14.00%）	9.444	0.002
	无	165（95.40%）	185（86.00%）		
自感疾病控制情况	稳定	130（75.10%）	139（64.70%）	4.964	0.026[*]
	不稳定	43（24.90%）	76（35.30%）		
是否到医疗机构拿药	是	127（73.40%）	182（84.70%）	7.470	0.006
	否	46（26.60%）	33（15.30%）		

注：周围人群是否发生不良反应是调查员通过协助患者回忆最近一段时间内家人、病友等周围人群是否有人因服药发生药物不良反应而赋值。

（二）慢性病患者多重用药影响因素的二分类 Logistic 回归分析

在单因素分析的基础上，以患者是否多重用药为因变量（1= 是，0= 否）进行二元 Logistic 回归分析，进一步探究患者的基本人口学特征信息和治疗基本信息对多重用药的影响，在纳入自变量时，为提升检验效能，首先纳入单因素分析结果 $P < 0.05$ 的变量，包括年收入、是否患有糖尿病、是否患有心脏病、是否患有肾脏疾病、药龄、周围人群

是否发生不良反应、自感疾病控制情况、是否到医疗机构拿药，再结合文献纳入年龄、医保类型、教育程度、居住情况、慢性病数量、健康状况和过去一年就诊机构类型作为多因素分析的自变量，多变量分析的结果如表 7-16 所示。

表 7-16 慢性病患者多重用药影响因素的二分类 Logistic 回归分析

变量	系数	标准误	Wald 值	P 值	Exp（B）	Exp（B）的 95% CI	
						下限	上限
年龄（以 60～69 岁为对照）			2.894	0.235			
70～79 岁	−0.048	0.331	0.021	0.885	0.954	0.499	1.822
≥ 80 岁	0.439	0.330	1.764	0.184	1.551	0.812	2.963
医保类型（以城乡居民医保为对照）			4.892	0.180			
自费	0.501	0.371	1.823	0.177	1.650	0.798	3.412
职工医保	−0.331	0.573	0.334	0.563	0.718	0.234	2.207
公费医疗	0.051	0.604	0.007	0.933	1.052	0.322	3.439
教育程度（以初中及以下为对照）			0.358	0.836			
高中 / 中专 / 技校	−0.174	0.295	0.347	0.556	0.841	0.472	1.498
大专及以上	−0.085	0.352	0.058	0.810	0.919	0.461	1.830
居住情况（以独居为对照）	−0.414	0.293	1.996	0.158	0.661	0.372	1.174
年收入（以低于 3.6 万元为对照）			7.732	0.052			
3.6 万至 5.4 万元	0.226	0.383	0.350	0.554	1.254	0.592	2.656
5.4 万至 7.2 万元	0.592	0.321	3.390	0.046	1.807	0.963	3.392
7.2 万元	0.959	0.365	6.882	0.009	2.608	1.274	5.338
疾病种类（以未患相应疾病为对照）							
糖尿病（有）	0.536	0.271	3.898	0.048	1.708	1.004	2.907
心脏病（有）	0.718	0.264	7.375	0.007	2.050	1.221	3.442
肾脏疾病（有）	1.074	0.374	8.247	0.004	2.926	1.406	6.089
药龄（以 ≤ 10 年为对照）			16.284	< 0.001			

续表

变量	系数	标准误	Wald 值	P 值	Exp（B）	Exp（B）的95% CI	
						下限	上限
11～20 年	0.925	0.311	8.825	0.003	2.522	1.370	4.643
≥21 年	1.208	0.348	12.041	0.001	3.347	1.692	6.621
健康状况（以非常好为对照）			4.651	0.325			
好	−0.803	0.810	0.981	0.322	0.448	0.092	2.193
一般	−1.193	0.806	2.188	0.139	0.303	0.062	1.474
较差	−1.244	0.829	2.251	0.134	0.288	0.057	1.464
极差	−0.660	0.977	0.456	0.500	0.517	0.076	3.511
慢性病数量（以只患1种为对照）			0.400	0.819			
2～5 种	0.176	0.279	0.395	0.530	1.192	0.690	2.060
＞5 种	0.186	0.650	0.082	0.775	1.204	0.337	4.306
周围人群是否发生不良反应（以未发生为对照）	1.250	0.475	6.922	0.009	3.489	1.375	8.850
自感疾病控制情况（以控制稳定为对照）	0.624	0.306	4.159	0.041	1.866	1.025	3.398
是否到医疗机构拿药（以未到医疗机构拿药为对照）	0.464	0.311	2.225	0.136	1.591	0.864	2.927
过去一年就诊机构类型（以未到相应就诊机构为对照）							
私人诊所	0.037	0.624	0.004	0.953	1.038	0.305	3.527
村卫生室	−0.133	0.882	0.023	0.880	0.876	0.156	4.930
乡镇卫生院	−0.005	0.501	0.000	0.992	0.995	0.373	2.654
大型综合医院	−0.569	0.483	1.384	0.239	0.566	0.220	1.460
私人医院	−0.480	0.838	0.327	0.567	0.619	0.120	3.200
常量	−0.722	0.986	0.536	0.464	0.486		

注：Wald 指沃尔德检验；Exp（B）指优势比。

二元 Logistic 回归结果中，患者的年收入、是否患有糖尿病、是否患有心脏病、是否患有肾脏疾病、药龄和周围人群是否发生不良反应及自感疾病控制情况对患者是否发生多重用药行为具有显著性影响（$P < 0.05$）；年收入在 5.4 万至 7.2 万元，以及 7.2 万元以上的患者相对于年收入低于 3.6 万元的患者更容易发生多重用药行为；患有糖尿病、心脏病、肾脏疾病分别相对于无糖尿病、无心脏病、无肾脏疾病患者更易发生多重用药行为；药龄在 11 ～ 20 年与 20 年及以上的患者更容易发生多重用药行为；周围有人发生药物不良反应的人群相对于周围无人发生药物不良反应的人群更容易发生多重用药行为；自感疾病控制不稳定的患者相对于疾病控制稳定的患者更容易发生多重用药行为。

（三）影响慢性病患者多重用药的因素

1. 影响慢性病患者多重用药行为的基本人口学因素

患者的年收入越高，多重用药行为发生可能性越大，患者的收入水平影响患者医疗行为 [43-47]。低收入患者服药较少多为外部因素，如费用太高或缺乏可及性，而高收入人群则更倾向于将服药种类较多归结于个人选择 [22]。在用药过程中，患者的收入越高，可能会考虑使用更多的医药资源以控制疾病，较少考虑经济方面的负担与用药是否合理等问题。而年收入较低的患者考虑到疾病加重家庭经济负担，有不遵从医生处方、自行停止或者减少药物种类的行为，即年收入更高的患者偏好通过服用更多的药治愈疾病。另外，收入水平也影响患者的健康水平。研究发现，经济动态因素，如家庭收入升高对于患者的身体健康与老年人的认知功能发挥着积极的作用 [23]。收入水平通过影响患者的健康状况，间接影响患者的多重用药行为。

周围人群发生药物不良反应，患者更易发生多重用药。目前，国内关于周围人群发生药物不良反应对患者多重用药行为影响的研究较少，有研究显示易发生医患纠纷的人群会影响周围的医患关系环境，从而进一步影响医患关系 [48]，另一篇有关吸毒成瘾人群多药滥用的研究显示，周围有同伴在滥用药品会增加吸毒者自身滥用药品的可能性 [49]，可见患者生活环境对患者本身用药行为存在影响。患者周围人群发生药物不良反应，则说明周围可能有病友，在外部环境影响下（如病友推荐药物）患者有可能增添其他药物进行治疗。除此之外，患者长期服用药物，对于药物不良反应屡见不鲜，抱着"不吃不行"的想法坚持服药，即周围人群药物不良反应并未对患者产生警示作用，反而降低患者的风险感知意识。

研究中暂未发现"婚姻状况"与"子女每月对老人探望天数"这两个因素对患者多重用药行为有影响，国内外有研究显示家庭成员的支持与帮助有助于慢性病患者居家安全用药，提高患者用药依从性 [50-54]，本节内容主要考虑患者是否多重用药，而非患者是否合理用药，多重用药不一定是不合理的，但是多重用药会增加药物相互作用的概率，从而增大药物不良反应发生的风险。除此之外，多病共存是导致患者多重用药的原因之一[33,55-56]，而结果显示疾病数量与患者是否多重用药相关性不显著。相比之下，本研究调查对象为医疗机构相关慢性病科室住院患者，其他研究中的调查对象多为非住院患者[33,53,57]，住院患者用药除口服药物之外，可能还有注射用药等，大部分患者只能回答出口服药物种类，因此本研究中两者相关性并不显著。

2. 影响慢性病患者多重用药行为的疾病因素及治疗因素

患有糖尿病、心脏病、肾脏疾病的患者更易发生多重用药行为。糖尿病的并发症累及多个系统和组织器官，常见的有心脑血管病变、周围神经病变、肾病和视网膜病变，且患者在患糖尿病之后会面临多个方面的问题，如严格的饮食控制、经济压力等，引发患者的焦躁、慌张、脆弱、悲伤、忧郁等情绪，严重影响其用药体验和治疗积极性。肾脏疾病也会产生并发症，如感染、冠心病、血栓、电解质及代谢紊乱。同样，心脏病也能产生相应并发症，且糖尿病心脏病及糖尿病肾病是糖尿病常见且严重的并发症。此3种疾病易产生并发症，治疗复杂，常常需要多药联用，患者具有多重用药的风险。

疾病控制相对稳定的患者多重用药行为发生的可能性较低，目前暂无法知晓"自我感觉疾病控制情况"与患者多重用药之间孰因孰果，有研究显示，患者发生多重用药行为易导致药物不良反应，同时多重用药还会推动"处方瀑布"的发生，这与本研究结果基本一致[28,58-59]，即未发生多重用药情况的患者疾病控制情况相对稳定。

随着药龄的增加，患者身体各个器官功能折损，疾病加重[58]，同时伴随并发症，患者发生多重用药可能性增加。另外，由于老年患者特殊的心理状态，随着药龄增加，更换医疗机构、多科室就诊、自行增减药物的可能性增加，患者发生多重用药可能性增加。

回归分析结果中，患者过去1年经常就诊的机构并未对患者多重用药行为产生影响，即社区卫生服务中心、乡镇卫生院及综合医院等机构对于慢性病健康管理没有显著性差异。

（四）针对慢性病患者多重用药行为的建议

1. 提高医患双方对多重用药的认识

首先，加强医护人员关于多重用药、药物不良反应的知识培训，提升医护人员对多重用药的风险意识。多病共存、多重用药的患者临床特征不明显，医护人员需提高对多重用药患者的鉴别能力，对药龄较长、疾病控制不太稳定、患有糖尿病、心脏病、肾脏疾病的患者格外注意是否有多重用药行为。其次，加强慢性病患者及家属的健康教育，定期进行合理用药知识培训和多重用药的风险宣传，向患者及家属传达"多种药物不合理使用不一定能提升疗效，反而易引起不良反应"的思想，提升患者合理用药知识水平及用药风险意识，引导患者以合适的方法提升疗效，促进患者及时上报药物不良反应情况，减少对身体的损害及财产的损失。

2.建立多学科医疗团队以进行用药干预

由于多病共存、长期服药等原因，使得患者在住院或居家药疗过程中出现多重用药，我们需对长期药物治疗的患者进行合理的用药干预。首先，应强化社区卫生服务中心、村卫生室等对于慢性病患者的健康用药管理，建立包含医师、家庭药师、护士等专业医护人员在内的社区综合医疗团队。大部分医生工作繁忙，进行药物评估及用药干预无疑又增加医生的工作量，而评估药物是否合适对于老年虚弱患者非常重要，药师相对于医生更了解药物在体内的变化过程，在评估居家患者合理用药过程中能发挥重要作用。治疗团队在进行慢病用药管理时，应特别关注患有糖尿病、肾脏疾病、心脏病及药龄较长的患者是否存在不合理多重用药行为，对相应患者采取处方精简及药物重整等干预措施。其次，加强综合医院对于患者多重用药行为的重视，建立医师、临床药师、护师在内的老年医学多学科团队，多学科团队的主要工作任务有3个。①个体化治疗。由于老年患者常患多种疾病，且身体状况不同，团队应根据老年患者的生理病理特征，结合药效学、药动学原理共同制定针对特定患者的个体化用药方案，尽量减少用药种数，避免药物不良反应的发生，降低由于多病共存、疾病控制不稳定及长时间服药未及时停药而导致的不合理多重用药行为发生的可能性。②评估老年患者的用药合理性。利用 Beers 标准、老年人处方筛选工具等评估患者用药方案合理性。对老年患者原疾病进展、新增疾病、药物不良反应、抗药性等情况定期随访，及时修正用药方案，促进合理用药，对不合理多重用药进行处方精简。③加强与患者交流，鼓励患者共同参与。部分患者依从性低，受到来自周围人群的直接或间接的影响，易自行更改用药方案。同时，患者服药时间长，对药物依赖性大，加之老年人性格较为执拗，对更改用药清单易产生抵触心理，因此在更改用药方案之前应与患者进行沟通交流，尽可能让其理解更改用药方案的意义，同时倾听患者诉求，增加医患信任度，增加患者依从性，降低不合理多重用药的可能性。

二、慢性病患者多重用药风险感知与用药决策行为影响因素的定性研究

多重用药会导致患者出现药物不良反应、摔倒、脏器损伤等危害，患者本身是否感知到多重用药的风险？患者是否最终自己决定了目前的用药方案？前文探究了与慢性病患者多重用药有相关性的因素，本小节从慢性病患者本身出发，研究慢性病患者对多重用药的风险感知和参与多重用药的决策情况，以及相关的影响因素。风险感知是风险管理的起点。风险感知的概念最初由哈佛大学的 Raymond Bauer 教授从心理学中引申出来以研究消费者行为，他认为人们的决策行为中隐含着结果的不确定性和结果的严重性两

种风险，人们对决策结果所带来风险的感知能力称为风险感知。风险感知受人们的主观感受影响，但不同于主观感受。主观感受到的风险是一种主观风险，是客观风险经过人们的感觉器官加工而形成的，这些风险有可能被夸大，也有可能被缩小，甚至还会被忽视。有国内外研究表明[60-61]，患者的医疗风险感知水平可以影响其健康行为和应对方式。Epstein 于 1994 年在研究中发现，人们在进行风险决策时，存在着经验系统和理性系统两种平行而又交互的反应系统，在面临风险进行决策时，经验系统和理性系统具有同等地位[62]。一般用系统 1 和系统 2 分别代表以上两种系统，个体的决策行为是两种系统彼此影响、共同作用、相互平衡的结果。

医疗决策是在危机情境下的有限理性决策行为，需要决策者在面对疾病的突发性、危急性、不确定性时，以有限的信息和手段做出最有益于患者的决策[63]。目前，对医疗决策行为的研究数量有限，且多以统计学的角度分析客观因素对患者医疗决策行为的影响，纵观相关研究发现，国内外学者对医疗决策行为的影响因素的研究主要集中在个体特征层面，如患者的年龄、性别、文化程度、收入水平、医疗保险、家庭规模等[64]，而少有以患者的主观想法为切入角度进行的研究。具体到慢性病患者的多重用药风险感知水平受何种因素影响，又如何作用于患者最终的用药决策行为这些具体问题，尚未有研究涉及。因此，深入探索慢性病患者多重用药风险感知的影响因素和其对慢性病患者用药行为的影响，对改善慢性病人群的健康结局和提高居民整体健康水平有重要意义。

目前，国内尚未见有关慢性病患者的用药风险感知和决策行为之间的相关性研究的文献报道。本研究将慢性病患者作为研究对象，从患方和医方两个角度入手，旨在探讨慢性病患者多重用药风险感知的影响因素和因素间的相互关系，及影响因素对患者最终用药决策行为的作用途径，为提高慢性病患者的合理用药水平提供参考依据。

（一）慢性病患者多重用药风险感知与决策行为影响因素识别

本部分内容基于扎根理论研究方法对慢性病患者中多重用药行为的风险感知与决策行为的影响因素进行识别。共选取 20 名慢性病患者和 9 名提供慢性病服务的医生作为研究样本，经过面对面的半结构式访谈收集资料，依次通过开放性编码、主轴编码、选择性编码归纳收集到的访谈资料，提取出慢性病患者多重用药行为风险感知与决策行为的影响因素，构建出风险因素模型，并进行信度与效度检验。本研究旨在为保障慢性病患者用药安全提供理论指导，并为今后开展进一步的定量研究提供理论依据。

1. 研究样本的选择

本研究作为对慢性病患者用药行为展开的调查，访谈主要针对医疗服务需方展开，但考虑到为慢性病患者提供医疗服务的医生等在工作中对患者的情况熟悉，与患者建立了紧密的联系，本研究亦以医生等医务工作者作为医疗服务供方纳入访谈。参考《经典扎根理论》的内容，此处基于质性研究确定样本量的方法初步将样本量确定为 30 人左右，将收集到的数据信息 80% 用于资料分析，20% 用于饱和度检验，并根据信息饱和度检验的结果决定是否增加样本量。

研究依托社区公共卫生信息系统资源，在关键知情人的协助下，在对患方的调查过程中筛选出配合意愿较高且沟通表达能力较好的慢性病患者，通过简单随机抽样方法选取其中 20 名患者作为调查对象；在对医方的调查过程中以同样的方式选取了 9 名具有丰富慢性病管理与治疗经验的医务工作者作为调查对象。

2. 访谈提纲的制定

在回顾了相关文献的基础上，数轮小组讨论后，根据研究目的与研究问题分别拟定了针对医疗服务供方与需方的初始访谈提纲，为了能够更有效地从访谈资料中挖掘信息，增加后续理论的饱和度和有效度，研究小组根据预调研反馈的结果对两份初始访谈提纲进行了修改和完善，形成最终的正式访谈提纲。访谈提纲的核心问题包括慢性病患者感知多重用药行为潜在风险及参与用药决策行为的影响因素等。访谈提纲详见附件 8。

3. 研究资料的收集

2019 年 10—12 月，研究者对武汉市 20 名慢性病患者和 9 名具有慢性病治疗经验的医务工作者进行访谈，共计 29 名受访者。访谈开始前研究者向被访者简要介绍访谈内容并提出录音的要求，在被访者知情同意后正式开始访谈并录音。本次研究采用半结构式访谈，事先准备的访谈提纲以提示作用为主，在访谈过程中鼓励被访者表达自己的看法，由访谈者根据访谈时的实际情况做出必要的调整，其相比结构式访谈更具灵活性。访谈时间控制在 30 分钟左右，结束访谈后向被访者表示感谢，并记录下对方的基本信息与联系方式用于后续研究资料的核实与反馈。

4. 研究资料的整理

在访谈结束后的当天进行访谈资料的命名和整理工作，将资料按照"被访者身份 – 访谈顺序"的原则命名，如"H–01"表示第一名接受访谈的慢性病患者，"Y–01"表示第一名接受访谈的医务工作者。由几位调查人员将访谈的录音文件进行逐句的文字转录，转录结束后对录音文件与转录文字进行核对。本研究共收集到 1117 分钟时长的录音文件，转录为文字数共计 103 390 字。将访谈对象的基本信息与访谈内容的文字信息转为 doc 格式保存，作为对后续研究内容进行分析的初始资料。访谈资料的相关信息如表 7–17 所示。根据研究目的，本研究在访谈 20 名慢性病患者和 9 名医务工作者后资料达到饱和，访谈对象的基本信息如表 7–18 所示。

表 7-17　访谈资料相关信息

编号	录音时长 / 分钟	转录字数 / 字
H–01	75	6780
H–02	54	3276
H–03	80	4549
H–04	50	2090
H–05	21	1371
H–06	29	2012
H–07	23	1448
H–08	48	2352
H–09	19	1307
H–10	31	2189
H–11	45	3642
H–12	31	2744
H–13	34	4003
H–14	27	2269
H–15	34	4491
H–16	42	4366
H–17	27	2176
H–18	47	3831
H–19	38	4108
H–20	38	3907
Y–01	60	8025
Y–02	42	3992
Y–03	20	2255
Y–04	40	5263
Y–05	34	5668
Y–06	29	3009
Y–07	34	4892
Y–08	29	3071
Y–09	36	4304

表 7-18　访谈对象基本信息

编号	性别	年龄 / 岁	教育程度	身份
H-01	女	54	高中	慢性病患者
H-02	女	86	小学	慢性病患者
H-03	女	88	小学	慢性病患者
H-04	女	85	小学	慢性病患者
H-05	男	57	初中	慢性病患者
H-06	男	60	初中	慢性病患者
H-07	女	67	小学	慢性病患者
H-08	男	72	大专	慢性病患者
H-09	男	60	高中	慢性病患者
H-10	女	62	高中	慢性病患者
H-11	女	78	初中	慢性病患者
H-12	女	75	小学	慢性病患者
H-13	女	67	中专	慢性病患者
H-14	女	84	初中	慢性病患者
H-15	男	48	中专	慢性病患者
H-16	女	63	高中	慢性病患者
H-17	女	62	高中	慢性病患者
H-18	男	75	高中	慢性病患者
H-19	男	82	小学	慢性病患者
H-20	男	72	小学	慢性病患者
Y-01	男	70	本科	医生
Y-02	男	75	本科	中医医生
Y-03	男	70	本科	医生
Y-04	女	30	硕士	医生
Y-05	男	34	本科	医生
Y-06	女	34	本科	医生
Y-07	女	34	本科	医生
Y-08	女	70	大学	医生
Y-09	男	70	本科	医生

5. 访谈资料的分析

本研究对收集到的访谈资料依据程序化扎根理论的标准操作步骤逐级编码，借助质性分析软件 NVivo 11 完成对访谈资料的编码。

（1）开放性编码

开放性编码是编码过程的第一阶段，此处要尽量悬置个人的偏见，将所有原始资料打散后，保留原始资料中可以进行编码的原话进行逐字逐句的分析，通过对原始资料反复多次的分析和对比形成编码，再对所得编码进行概念化，并在概念化观点的基础上进一步范畴化。本书的开放性编码如表 7-19 所示。将访谈资料通过逐级编码后获得 35 个概念、10 个次范畴，如表 7-20 所示。

表 7-19　开放性编码

访谈资料摘录	开放性编码		
	逐句编码	概念化	范畴化
· 现在有两种慢性病，高血压与糖尿病都各有两种药物在应对，还有前列腺药和胃药。 · 我现在有高血压、糖尿病、痛风，还有心脏病，都在吃药	慢性病患者服用多种对症药物	疾病种类	疾病控制
· 我刚开始打胰岛素的时候，肯定是效果很好的，就不用吃口服药，后来慢慢我血糖又有点高了。当时医生建议我说，肥胖的人要吃卡司平（盐酸吡格列酮片）这个药物来辅助胰岛素吸收，好像对于胰岛素吸收效果不好的患者要增加这个药物。后来吃了以后又不行，所以加了二甲双胍口服药，早晚各一片。 · 络活喜苯磺酸氨氯地平片和康忻富马酸比索洛尔片与复代文缬沙坦氢氯噻嗪片 3 种都是治高血压的药物，络活喜以前不吃，现在要在下午加一颗，以前下午 5 点钟的时候血压高到 160 ～ 180 mmHg，有时 190 mmHg，所以在下午 5 点钟的时候将这个药加一颗	慢性病患者因病情严重，药物控制效果不佳而添加其他药物	疾病严重程度	
· 现在我又在按照以前的方案吃药，天气凉了，每天坚持吃一颗感觉还好。之前天气热的时候血压低，现在转冷之后血压又高了，现在天天一颗药将血压降下来了。 · 降脂药我一直在吃，去年体检时医生说我的血脂降下去了，我就把降脂药停了几个月，后来我又去体检，又说我的血脂高了，我就继续吃降脂药，这中间我把药停了三四个月，之后就再没有停过，血脂是下降了一点	慢性病患者的用药方案随病情的波动呈现动态变化	病程发展	

访谈资料摘录	开放性编码		
	逐句编码	概念化	范畴化
·之前我突发心脏病是在同济医院抢救过来的，我这是第二次的命了应该好好珍惜，我还想多活两年，所以不敢减治心脏病的药物。 ·想少吃几种药是不行的，还是要吃药，吃治高血压的药和治糖尿病的药，我就是怕中风，中风了就不行了，我有这样的想法所以不少吃药，我的药不敢少吃，还是有点怕死	慢性病患者因担心有生命危险而不敢减药	延长寿命	生命质量
·医生说别的药物对胃有刺激所以才吃上胃药的。我刚开始不明白，我胃又没毛病为什么要吃胃药？医生说要护胃，不护胃的话到时候就容易得胃溃疡，医生说这个胃药是一种辅助药。现在每天早上吃一片，也是从2013年开始吃的。这个药效果也比较好，吃了以后胃也没有不舒服的情况。 ·还有六味地黄丸，每天晚上吃8颗，这是一种护肾的药物，也是因为吃药吃多了，怕对肾脏有影响。这个药是今年才开始吃的，是我们那里一个中医建议我吃的，他说我可以吃点这个药，没有副作用，这个药是我自己加进来吃的	慢性病患者服用保护脏器功能的药物	保护脏器	
·我的家庭比较困难，家里人比较多，他们的经济都蛮困难，我退休工资有两三千块钱，平时还在补贴家里人。 ·我们的退休工资太低了，都是起步价的退休工资，还不到3000块钱，看病住院的话就不能生活，你想要过生活，那你就不能住院。非要把人搞到蛮糟糕的地步，但是还没有办法，这都是让人不高兴的事	慢性病患者家庭经济条件困难	经济条件	经济风险
·以前吃的是进口的波立维，那个药太贵了，后来因为我的医药费不够让医生给换成了国产的。 ·现在吃的药还是蛮贵的，尤其是治糖尿病的药物，治糖尿病的药物价格太高了，我现在吃的是一般的药，吃好的药价格还要更贵	慢性病患者因药物的价格过高而改服便宜的药物	药物价格	
·我有医保卡，平时买药拿医保卡足够了，如果药物的价格高于医保卡里的钱，我就要考虑了，那就需要我拿工资来买。 ·我有职工医保，现在看病和买药用职工医保比较多	慢性病患者的医保补贴缓解了药物的经济负担	医保补贴	

访谈资料摘录	开放性编码		
	逐句编码	概念化	范畴化
·关于药物的经济负担，我感觉治心脏病和高血压的药物价格还好。 ·现在办了重症，买药20%是自费的，一个月药费开销在100块钱以内，我就吃这几种药。没办重症时，手术后的第一年吃波立维，自费的，那个波立维挺贵的，一个月要将近1000多块钱，总共吃了一年	慢性病患者的重症补贴缓解了经济负担	重症补贴	经济风险
·平时也没想过吃药对自己身体会造成不良影响，我现在想法蛮简单，不去想这些，活一天算一天，就抱着这种态度来过，只要说得过去就算了。 ·我平时没有想过吃药是否会带来副作用，没考虑过药物副作用是否会对自己的身体造成伤害。我现在都进养老院了，不去考虑这些问题	慢性病患者生活随意，不去想药物可能给自己身体造成的不良影响	生活意愿	
·我想减少几种药物的服用，毕竟是药三分毒啊，吃药吃得越多等于毒性成分摄入得越多。这句话医生也说过，大家都知道，但是要治病的话有毒你也得吃。 ·吃药会对自己的身体造成不良影响，这是肯定的，我还是有这个顾虑，你自己具有一定的文化水平就能够意识到这个问题，而且我觉得西药对身体的损害可能更大	慢性病患者通过自己的医药知识权衡药物对自己身体的损害	服药知识	身体风险
·药肯定会对人体有影响，药物对人的身体机能都会有影响，对胃有很大的破坏作用，原先我的胃很好，吃药以后胃就不好了，经常要吃胃药，可见吃药对胃有坏处，有坏处以后我才开始吃的胃药，要不胃就受损害。 ·药物对身体会有副作用。我周围有因为吃药把身体吃垮了的人，吃死的都有，是打胰岛素导致的	服药经验使慢性病患者认为药物会对自己的身体造成不良影响	服药经验	
·我不会担心服用多种药物对身体造成不良影响，医生也不会让我瞎吃药的，医生要我吃的我就要吃，没办法，因为我现在有5种病在身。 ·医生也没有告诉我药物可能引发的副作用，我基本上也没往这方面想，我的想法就是相信他们，因为医生跟我无冤无仇也绝对不会害我	慢性病患者相信医生开的处方	医患信任	身体风险

访谈资料摘录	开放性编码		
	逐句编码	概念化	范畴化
·我吃药不在乎别人说什么，我活在自己的世界里面，别人想怎么说怎么说，每个人的境界不一样。 ·我没有担心过自己吃药的行为被街坊邻居说闲话。我不怎么在意别人的看法，自己有病就治	慢性病患者不在乎别人如何评价自己的服药行为	治疗态度	
·我们群里面的群友说，她在办公室打胰岛素都偷偷摸摸的。 ·糖尿病患者如果打胰岛素的话都会规避其他人，尤其胰岛素是要在固定时间打的	慢性病患者不愿在公开场合打胰岛素	给药方式	社会心理风险
·我们已经老了，他们还年轻嘛，儿子儿媳妇要照顾我，我也不会担心，我的儿子儿媳妇还蛮好的。 ·家人在我用药这方面给予我的支持比较多，他们都很支持我。平时姑娘给我在医院里拿药，我几次住院也都是我的儿子花的钱	慢性病患者的服药治疗行为得到家人的支持	家庭支持	
·我现在退休了，也没事了，也不觉得买药、吃药会比较麻烦。反正每个月到那个时间了，就去把该买的药买了，买齐了放在家里。 ·以前在农村，觉得吃药还比较麻烦，挺花时间的，又要种田，忙得都忘记吃药了，吃完饭就赶紧去做事，现在吃完饭都记得要吃药了，没有忘记	慢性病患者时间充裕，不认为买药、吃药麻烦	时间空暇	
·到医院里面拿药首先要挂号，挂号要排队，然后去门诊看医生还要排队，之后拿药又要排队。 ·现在只有高血压一种药物在医院拿，去医院拿药我总在下午去，下午没有人	药物不易获取	购药便捷性	时间风险
·之前我服用中药，因为别人说自己煎的药比成品药药效来得快一些，所以我每次都是自己煎，但是这样累死人的，最后我就吃乏了。 ·我没有吃过中药，吃中药很麻烦，吃中药还要自己煨	中药的前处理过程烦琐	药物前处理	

访谈资料摘录	开放性编码		
	逐句编码	概念化	范畴化
· 一般我在给慢性病患者开药的时候肯定不会违背学到的知识，肯定用我们自己学到的知识来给患者开药。 · 我在给慢性病患者开药时都会完完全全依据我了解到的用药知识，一般不会违背我平时了解到的用药知识，我也不会因为患者的一些建议来开我的处方	医生根据自己的知识为慢性病患者制定用药方案	医药知识	医生处方
· 在中药治疗慢性病的过程中，中成药我们用得多一些。因为我原来在中医院进修过一年，学的不是很好，实话实说，所以有些东西我没有完全掌握，也不敢大胆去用，中成药就好用一些，因为它上面有说明书，我们根据说明书，针对病情来做一些治疗，有些西药在使用的过程中效果不是蛮好，我们就考虑用中成药来辅助治疗，改变患者现有的状况，有时候还会起到很好的效果。我还比较喜欢用中成药，对汤剂类药物我们用的不是很多。 · 我觉得中药对慢性病的治疗效果比西药好一些，因为有些药从西医的角度上是缓解不了病情的，但是从中医的角度上它是一个复合制剂，能够解决一些病情，这是我过去临床用药的一个情况	医生根据自己的经验为慢性病患者制定用药方案	临床经验	
· 大部分的时候给患者开药会根据单位里有什么药，先把药开了，要不然你开的每种药都让人家出去买不大现实。 · 我们社区卫生院药品种类不全，这药没有那药没有，最近给患者开药都没再限制药物种类了，因为能用的药也不多，哪儿还能够限制别人呢	医生更可能给慢性病患者开医院里有的药物	医院库存	
· 现在大医院里会有对慢性病患者多重用药行为的评价标准，一般都借鉴了国外的标准，再根据医院的实际情况、社会的实际情况由医院制定，大医院里会有这样的标准	部分医院应用了针对慢性病患者用药行为的评价工具	医院规定	

访谈资料摘录	开放性编码		
	逐句编码	概念化	范畴化
·之前的八九年我都不知道药物该什么时候吃，医生跟我说饭前吃我就认为饭前什么时候都可以吃。这次住院我想到了这个事情，因为有个护士说药应该在饭前的15分钟吃，我说我不知道这个事情，1个小时前我就吃了，我早晨起来吃治高血压的药，就把治糖尿病的药都一起吃了。但是医生现在也没告诉我需不需要分开吃，这次出院的时候我肯定要一个药一个药地问。原来就是没问，医嘱饭前吃，我就没想到具体什么时间吃。 ·我通过吃降压药把血压降下来了，但是它又把血压降得低了，我就不知道怎么办。天气热的时候每天吃两颗降压药把血压降得太低了，我是觉得不停药不行，但是医生又说不能停，这个时候我不知道该怎么办，就有点感觉到无力，不知道求助谁，这就是我的感受	慢性病患者因缺乏和医生的沟通而导致对用药方案的理解不够深刻	医患沟通	
·之前别人说我心火重，让我把××毒这个药吃了试一下，我心火是蛮重，吃那个药效果还比较好，能把我身体的热量减轻一点，它是通血管、活血化瘀、清热解毒这一类的药。那个药是在今年上半年吃的，之前我的姑娘对我说××毒对痛风有好处，我就开始吃，还有乌鸡丸也是说对痛风有好处，我也就开始吃，都是女儿给推荐的，女儿是卖药的，也卖了几十年了。 ·这几天我的孙子给我带了一种新的药物回来吃，但我也没有把之前吃的药物停掉，还是照样打针吃药	慢性病患者服用家人推荐的药物	家人建议	用药建议
·治高血压的药物是我自己买的，都是街坊邻居推荐给我的，我之前住院的时候医院里开的药物挺贵的，就不想在医院里开药	慢性病患者服用街坊邻居推荐的药物	邻居建议	
·现在我还在吃××叶片，一直在吃没有间断，它有活血化瘀和减脂的功效，它对减脂是特别好的，所以，我就没吃他汀类的药，一直在喝××叶片。这是一种中药，我每天泡一杯。这个药我是从药店买的，同事都在喝这个，同事给我推荐的	慢性病患者服用同事推荐的药物	同事建议	

访谈资料摘录	开放性编码		
	逐句编码	概念化	范畴化
·平时吃药的行为还是在自己揣摩，我对医生的话不是很信任，还是要到群里去，跟病友去交流，我加了几个病友群，通过里面的老病友了解知识，他们比较有见解，懂得比医生还多，问什么都能回答出来，比去看医生还好，吃什么药，吃什么饭，该吃什么早点，运动多久他们都知道。我大部分的用药知识都是从这个群里面获得的。 ·我之前有时吃点丹参，活血化瘀的，是一种丸剂，是中成药，但是那个药没有经常吃。我记得这些药好像都是秋天开始吃，在那个季节吃好像对血管稍微好一点，病友多了在一起经常探讨，这个药是病友向我推荐的，他们说秋天的时候吃对身体有好处，所以我就在秋天的时候吃了一点	慢性病患者服用病友推荐的药物	病友建议	
·之前检查出高血压后，我就自己去买亚宝宜欣（硝苯地平缓释片Ⅱ）来吃，是药店店员推荐我买的。 ·得了脑梗以后，要吃活血化瘀的药，我听邻居说，吃××叶比较好，但那个药物后来停了，厂家不生产了，我就没有办法，药店里的店员就介绍我吃××康	慢性病患者服用药店店员推荐的药物	药店建议	
·一般来说，我最喜欢吃的药就是中药，我也喜欢看中医，我觉得肯定中药好啊，中药效果要比西药好一点。之前吃中药觉得效果挺好的就一直都这样吃，我最恨西药，我感觉西药的不良反应会比较大，所以我蛮喜欢医生给我开中药。 ·我现在完全在吃西药，没有吃中药了，本身吃中药就苦，我也不愿意喝	慢性病患者根据自己的喜好服药	服药偏好	主观想法
·医院里开的药都不行，我因为脑动脉硬化住了半个月医院，吃的药都不行，医院里开的药不好用，没有效果，住院开的药也没有用，门诊开的药也没有用，所以我现在不吃医院里的药物。 ·治糖尿病的药物吃了一两年，也是经过反复调药才换成这两种的，我不能吃二甲双胍，之前二甲双胍吃完了以后恶心，不舒服，没吃两天就不能吃了，我每半个月去开一次药物，就在陆军总医院跟医生把情况讲了，把这种药物停了	慢性病患者根据服药效果调整用药方案	服药效果	

访谈资料摘录	开放性编码		
	逐句编码	概念化	范畴化
·导致老年人服用类似药物的原因有很多，因为老年人在没有到养老院之前，他在多家医院就诊，到这家医院这个专家开了这样的药，到另一家医院另一个专家开了另一种药，老年人也不知道这方面的事，开了新的处方后还同时在吃之前没有吃完的药	慢性病患者因多地就诊产生多个处方而服用多种药物	多重处方	
·中成药我之前吃过丹参片，那是一种活血化瘀的药物，后来我买了活血化瘀的仪器，就把活血的药给停了	慢性病患者用仪器治疗手段代替部分药物治疗	治疗仪器	药物代替方案
·现在只吃一种治高血压的药物和一种治糖尿病的药物，以前大概要吃四五种药物，现在配合锻炼后病情好一些了，就把这些药物停了一部分。 ·如果患者的高压是 140 mmHg，低压是 90 mmHg，也就是我们说的临界高血压，像这样的患者我不主张他吃药，我会让他去锻炼	慢性病患者通过身体锻炼代替部分药物治疗	身体锻炼	
·对于他汀类降脂药，我在饮食方面也有注意，把它砍掉了。 ·还是要会观察，对于糖尿病患者我会让他调整饮食，哪些东西你该少吃一点，调整一段时间再看，尽量不要过早吃药	慢性病患者通过饮食控制代替部分药物治疗	饮食控制	

表 7-20　开放性编码得到的概念与次范畴

概念	次范畴
疾病种类	疾病控制
疾病严重程度	
病程发展	
延长寿命	生命质量
保护脏器	
经济条件	经济风险
药物价格	
医保补贴	
重症补贴	

概念	次范畴
生活意愿	
服药知识	
服药经验	身体风险
医患信任	
治疗态度	
给药方式	社会心理风险
家庭支持	
时间空暇	
购药便捷性	时间风险
药物前处理	
医药知识	
临床经验	
医院库存	医生处方
医院规定	
医患沟通	
家人建议	
邻居建议	
同事建议	用药建议
病友建议	
药店建议	
服药偏好	
服药效果	主观想法
多重处方	
治疗仪器	
身体锻炼	药物替代方案
饮食控制	

（2）主轴编码

主轴编码旨在提炼和划分范畴，发现和建立各范畴间的潜在逻辑关系，把通过开放性编码得到的各范畴结合在一起，进一步发展成为主范畴。具体做法是：根据不同范畴间的相互关系和逻辑次序，通过反复比较和分析将相似主题的范畴归纳为一类作为主范畴，在归类过程中将同时属于两种主范畴下的范畴尽量归于最接近的主范畴中。

将在开放性编码中得到的 35 个概念和 10 个次范畴进行深入的对比和分析，整合零散的信息，以慢性病患者多重用药风险感知为基础，将能对患者用药行为产生影响的不同方面按照发挥作用的方式整合为 3 个主范畴，分别为服药收益、服药风险和服药策略，如表 7-21 所示。

表 7-21　主轴编码

次范畴	主范畴	作用方式
疾病控制	服药收益	促进服药行为
生命质量		
经济风险	服药风险	促退服药行为
身体风险		
社会心理风险		
时间风险		
医生处方	服药策略	指导服药行为
用药建议		
主观想法		
药物替代方案		

（3）选择性编码

选择性编码是指将开放性编码和主轴编码过程中的分析结果逐渐聚合在一起，通过深入挖掘形成核心范畴，分析核心范畴与其他范畴间的关系并建立系统的联系，进而发展成为一个实质性的理论框架。

重新审视研究目的，通过对研究收集到的访谈资料和项目记录进行比较，对分化出的概念、范畴深入分析，本研究的核心范畴最终确定为慢性病患者的服药行为。图 7-3 为使用 Visio 2016 软件绘制的选择性编码截图。

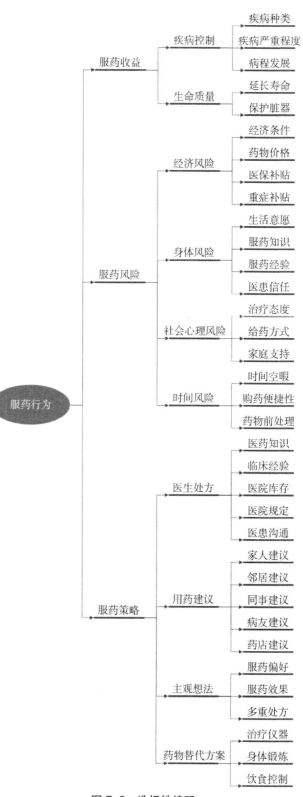

图 7-3　选择性编码

6. 理论构建

将收集到的访谈资料根据扎根理论研究方法，通过多次分析和编码过程，提取出疾病种类等共 35 项慢性病患者用药行为的影响因素，将其整合为疾病控制等 10 项抽象层次更高的影响因素，其中即涵盖用药行为的经济风险、身体风险、社会心理风险和时间风险共 4 个患者用药行为的风险感知维度。慢性病患者对用药行为的经济风险的感知程度受自身经济条件、药物价格、医保补贴和重症补贴的情况影响，对用药行为的身体风险的感知程度受生活意愿、服药知识、服药经验和医患信任的情况影响，对用药行为的社会心理风险的感知程度受治疗态度、给药方式及家庭支持的情况影响，对用药行为的时间风险的感知程度受时间空暇、购药便捷性和药物前处理的情况影响。这些因素通过影响患者对用药行为的不同维度的风险感知程度来影响患者最终的用药行为。

将影响因素进一步概括为最终决定慢性病患者服药行为的 3 个方面，即服药收益、服药风险和服药策略。其中，服药风险涵盖经济风险等 4 个风险感知维度，构建了慢性病患者服药决策行为模型，该模型分别从上述 3 个方面阐明了慢性病患者用药行为的影响因素。

在服药收益方面，多重用药行为给慢性病患者带来的收益主要包括药物可以控制患者的病情和提高患者的生命质量，服药行为给慢性病患者带来的收益对患者的多重用药行为起到正向的促进作用。

在服药风险方面，有研究者将医疗风险概括为经济风险、时间风险、身体风险、功能风险、社会心理风险和诊疗风险共 6 个维度 [65]。通过本次研究发现，一般慢性病患者对多重用药行为的风险感知主要集中在其中的经济风险、身体风险、社会心理风险和时间风险 4 个维度，服药行为潜在的风险对患者的多重用药行为起到反向的促退作用。

在服药策略方面，慢性病患者在制定自己的服药方案时涉及的维度包括医生处方、用药建议、主观想法及药物替代方案，服药策略对患者的最终服药行为起到一个方向性的指导作用。

综上可得，基于扎根理论的慢性病患者服药行为的影响因素模型如图 7-4 所示。

7. 信度与效度检验

在本次研究中，研究者现场调研与被访者进行面对面访谈，通过录音和笔录两种形式记录被访者的基本信息和访谈资料，在访谈结束之后认真整理访谈内容，借用相关研究软件总结凝练受访者的观点，并对某些可能存在歧义的关键问题通过电子邮件或再次走访的方式做了进一步论证，因此本研究的访谈资料的信度可以得到保障。

在研究的初始阶段联络了数位具有相关工作经验的中间联系人，通过各联系人将本次研究发散到更广泛的目标人群中，保证了研究样本的数量和质量。在访谈前和被访者建立必要的沟通，确保被访者大体了解研究目的并且乐于接受访谈。在访谈中各被访者

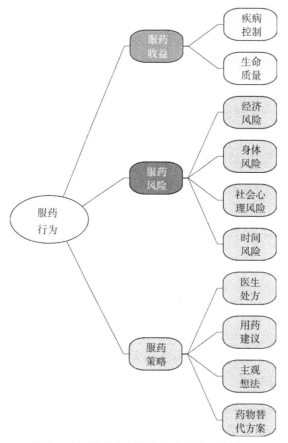

图 7-4　慢性病患者服药行为影响因素模型

对问题给予热烈的回应，积极表达自己的意见，确保了本研究的访谈资料的效度。

8. 饱和度检验

对访谈资料进行分析时，将收集到的数据信息的 80% 用于分析，另 20% 用于饱和度检验。在用于饱和度检验的访谈资料中未提取出新的影响因素，因没有新的发现故可以认为理论已经达到饱和，无须额外增加样本量。

9. 小结

本部分采取半结构式访谈以收集与慢性病患者用药行为相关的原始资料；按照程序化扎根理论的标准操作步骤依次对收集到的访谈资料进行开放性编码、主轴编码、选择性编码并搭建相关理论；初步构建了慢性病患者服药行为影响因素模型，共得到 35 个概念、10 个次范畴及 3 个主范畴，最后进行信度、效度检验与饱和度检验。对于影响因素的进一步整理归纳和解释分析，将在本书接下来的内容中进行。

（二）基于解释结构模型法的慢性病患者多重用药行为分析

本部分内容将使用解释结构模型法分析上部分研究中得到的慢性病患者用药行为的影响因素，构建慢性病患者用药行为影响因素的解释结构模型，明确各影响因素间的层级关系。

1. 成立 ISM 小组

本研究的 ISM 小组由 10 位经验丰富的医药管理领域的从业者或研究员组成，受新冠肺炎疫情影响，无法集中所有专家进行线下交流，因此我们采用邮件的方式，以调查问卷的形式将问题发给每位 ISM 小组成员，在邮件中对调查问卷的内容和填写方法进行说明，在收齐问卷后进行整理，综合绝大多数专家的意见，保留得到 8 位及以上专家同意的影响因素相互关系条目，并将其纳入后续的建模工作中，形成对研究问题的统一意见，并据此确立邻接矩阵。

2. 确定系统要素与研究问题

在上文中使用扎根理论法提取出慢性病患者用药行为的 10 个主要影响因素，将其确定为慢性病患者用药行为解释结构模型中的系统要素。为了方便分析，统一将影响因素以 S_i 的形式编码，即分别用 S_1，S_2，$\cdots$，S_{10} 代表，如表 7-22 所示。

表 7-22　ISM 中的影响因素清单

序号	编码	影响因素
1	S_1	疾病控制
2	S_2	生命质量
3	S_3	经济风险
4	S_4	身体风险
5	S_5	社会心理风险
6	S_6	时间风险
7	S_7	医生处方
8	S_8	用药建议
9	S_9	主观想法
10	S_{10}	药物替代方案

在确定影响因素后，根据本书的研究目的设置研究问题为"因素 A 是否会影响因素 B"，设计调查问卷（见附件 9），通过反馈的结果最终确定各影响因素之间的关系。

3. 慢性病患者用药行为影响因素结构模型

经过多次的邮件交流，综合 ISM 小组成员对表 7-22 中各影响因素间的相互关系的意见，得出结果如表 7-23 所示。

表 7-23　慢性病患者用药行为影响因素讨论结果

	S_1	S_2	S_3	S_4	S_5	S_6	S_7	S_8	S_9	S_{10}
S_1		X	A	A			A			
	S_2						A			
		S_3					A			X
			S_4						A	
				S_5						
					S_6					V
						S_7			
							S_8		
								S_9	
									S_{10}

"V"表示行对列的因素有影响作用，"A"表示列对行的因素有影响作用，"X"表示行与列的因素有相互影响作用。

根据上述讨论结果建立邻接矩阵。对于慢性病患者用药行为影响因素 S_i 和 S_j（i，$j=1$，2，$\cdots$，10），用"1"表示 S_i 对 S_j 有影响作用，用"0"表示 S_i 对 S_j 无影响作用，由此可将上述影响因素相互关系图表示成邻接矩阵 $A=[a_{ij}]_{10 \times 10}$，其表达式为：

$$A = \begin{array}{c} \\ S_1 \\ S_2 \\ S_3 \\ S_4 \\ S_5 \\ S_6 \\ S_7 \\ S_8 \\ S_9 \\ S_{10} \end{array} \begin{array}{c} S_1 \ S_2 \ S_3 \ S_4 \ S_5 \ S_6 \ S_7 \ S_8 \ S_9 \ S_{10} \\ \begin{bmatrix} 0 & 1 & 0 & 0 & 0 & 0 & 0 & 0 & 0 & 0 \\ 1 & 0 & 0 & 0 & 0 & 0 & 0 & 0 & 0 & 0 \\ 1 & 0 & 0 & 0 & 0 & 0 & 0 & 0 & 0 & 1 \\ 1 & 0 & 0 & 0 & 0 & 0 & 0 & 0 & 0 & 0 \\ 0 & 0 & 0 & 0 & 0 & 0 & 0 & 0 & 0 & 0 \\ 0 & 0 & 0 & 0 & 0 & 0 & 0 & 0 & 0 & 1 \\ 1 & 1 & 1 & 0 & 0 & 0 & 0 & 0 & 0 & 0 \\ 0 & 0 & 0 & 0 & 0 & 0 & 0 & 0 & 0 & 0 \\ 0 & 0 & 0 & 1 & 0 & 0 & 0 & 0 & 0 & 0 \\ 0 & 0 & 1 & 0 & 0 & 0 & 0 & 0 & 0 & 0 \end{bmatrix} \end{array} \circ \qquad (7-1)$$

4. 构建慢性病患者用药行为影响因素解释结构模型

在得到邻接矩阵后，根据计算公式 $(A+I)^{r-1} \neq (A+I)^r = (A+I)^{r+1} = M$，其中 I 为单位矩阵，通过 MATLAB 软件编写程序计算求得可达矩阵 M，程序见附件 10。

$$M = \begin{array}{c} \\ S_1 \\ S_2 \\ S_3 \\ S_4 \\ S_5 \\ S_6 \\ S_7 \\ S_8 \\ S_9 \\ S_{10} \end{array} \begin{array}{c} S_1\ S_2\ S_3\ S_4\ S_5\ S_6\ S_7\ S_8\ S_9\ S_{10} \\ \begin{bmatrix} 1 & 1 & 0 & 0 & 0 & 0 & 0 & 0 & 0 & 0 \\ 1 & 1 & 0 & 0 & 0 & 0 & 0 & 0 & 0 & 0 \\ 1 & 1 & 1 & 0 & 0 & 0 & 0 & 0 & 0 & 1 \\ 1 & 1 & 0 & 1 & 0 & 0 & 0 & 0 & 0 & 0 \\ 0 & 0 & 0 & 0 & 1 & 0 & 0 & 0 & 0 & 0 \\ 1 & 1 & 1 & 0 & 0 & 1 & 0 & 0 & 0 & 1 \\ 1 & 1 & 1 & 0 & 0 & 0 & 1 & 0 & 0 & 1 \\ 0 & 0 & 0 & 0 & 0 & 0 & 0 & 1 & 0 & 0 \\ 1 & 1 & 0 & 1 & 0 & 0 & 0 & 0 & 1 & 0 \\ 1 & 1 & 1 & 0 & 0 & 0 & 0 & 0 & 0 & 1 \end{bmatrix} \end{array} \qquad (7-2)$$

应用可达矩阵 M，求得各因素 S_i 的可达集合 $R(S_i)$、先行集合 $A(S_i)$ 和共同集合 $C(S_i)$。

级间划分 $L(n)$ 可表示为：$L(n) = [L_1, L_2, \cdots, L_k]$。若定义 $L_0 = \varnothing$，则：

$$L_k = \{ S_i \in M - L_0 - L_1 - \cdots - L_{k-1} \mid R_{k-1}(S_i) = R_{k-1}(S_i) \cap A_{k-1}(S_i) \} \qquad (7-3)$$

其中，$R_{k-1}(S_i)$ 和 $A_{k-1}(S_i)$ 分别为由 $M - L_0 - L_1 - \cdots - L_{k-1}$ 所剩的要素求得的可达集合和先行集合。

可达矩阵 M 之间的层级划分通过最高级因素集的定义求解，若：

$R(S_i) = R(S_i) \cap A(S_i)$，则 $R(S_i)$ 为最高级因素集。找出最高级因素集后，将其对应的行和列从可达矩阵中划去，从剩下的矩阵中找出新的最高级因素集，依此类推找出各级矩阵的最高级因素集[29]。

根据以上原理，对慢性病患者用药行为影响因素级位划分的过程如表 7-24 所示。

表 7-24 影响因素级位划分

要素集合	S_i	$R(S)$	$A(S)$	$C(S)$	$C(S) = R(S)$	级位
$M-L_0$	1	S_1，S_2	S_1，S_2，S_3，S_4，S_6，S_7，S_9，S_{10}	S_1，S_2	√	$L_1 = \{S_1$，S_2，S_5，$S_8\}$
	2	S_1，S_2	S_1，S_2，S_3，S_4，S_6，S_7，S_9，S_{10}	S_1，S_2	√	

续表

要素集合	S_i	$R(S)$	$A(S)$	$C(S)$	$C(S) = R(S)$	级位
$M-L_0$	3	S_1, S_2, S_3, S_{10}	S_3, S_6, S_7, S_{10}	S_3, S_{10}		$L_1=\{S_1$, S_2, S_5, $S_8\}$
	4	S_1, S_2, S_4	S_4, S_9	S_4		
	5	S_5	S_5	S_5	√	
	6	S_1, S_2, S_3, S_6, S_{10}	S_6	S_6		
	7	S_1, S_2, S_3, S_7, S_{10}	S_7	S_7		
	8	S_8	S_8	S_8	√	
	9	S_1, S_2, S_4, S_9	S_9	S_9		
	10	S_1, S_2, S_3, S_{10}	S_3, S_6, S_7, S_{10}	S_3, S_{10}		
$M-L_0-L_1$	3	S_3, S_{10}	S_3, S_6, S_7, S_{10}	S_3, S_{10}	√	$L_2=\{S_3$, S_4, $S_{10}\}$
	4	S_4	S_4, S_9	S_4	√	
	6	S_3, S_6, S_{10}	S_6	S_6		
	7	S_3, S_7, S_{10}	S_7	S_7		
	9	S_4, S_9	S_9	S_9		
	10	S_3, S_{10}	S_3, S_6, S_7, S_{10}	S_3, S_{10}	√	
$M-L_0-L_1-L_2$	6	S_6	S_6	S_6	√	$L_3=\{S_6$, S_7, $S_9\}$
	7	S_7	S_7	S_7	√	
	9	S_9	S_9	S_9	√	

通过级间划分，得到影响因素间的层次结构关系如下：$L_1=\{S_1$, S_2, S_5, $S_8\}$；$L_2=\{S_3$, S_4, $S_{10}\}$；$L_3=\{S_6$, S_7, $S_9\}$。其中，S_1 和 S_2、S_3 和 S_{10} 的行和列元素完全相同，两对影响因素构成强联通关系，需对可达矩阵进行优化，即对 S_1 和 S_2、S_3 和 S_{10} 做缩减处理，得到最终参考矩阵 $\boldsymbol{R'}$。

$$R' = \begin{array}{c} \\ S_1 \\ S_3 \\ S_4 \\ S_5 \\ S_6 \\ S_7 \\ S_8 \\ S_9 \end{array} \begin{array}{cccccccc} S_1 & S_3 & S_4 & S_5 & S_6 & S_7 & S_8 & S_9 \\ \left[\begin{array}{cccccccc} 1 & 0 & 0 & 0 & 0 & 0 & 0 & 0 \\ 1 & 1 & 0 & 0 & 0 & 0 & 0 & 0 \\ 1 & 0 & 1 & 0 & 0 & 0 & 0 & 1 \\ 0 & 0 & 0 & 1 & 0 & 0 & 0 & 0 \\ 1 & 1 & 0 & 0 & 1 & 0 & 0 & 0 \\ 1 & 1 & 0 & 0 & 0 & 1 & 0 & 0 \\ 0 & 0 & 0 & 0 & 0 & 0 & 1 & 0 \\ 1 & 0 & 0 & 0 & 0 & 0 & 0 & 1 \end{array}\right] \end{array} \text{。} \tag{7-3}$$

根据上述缩减后的可达矩阵及其经层级分析后的结果，可形成慢性病患者用药行为影响因素的解释结构模型，如图 7-5 所示。

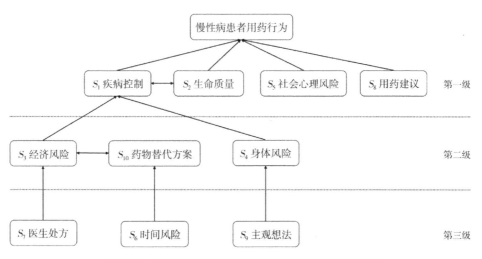

图 7-5　慢性病患者用药行为影响因素解释结构模型

5. 对慢性病患者用药行为影响因素解释结构模型的分析

分析慢性病患者用药行为影响因素解释结构模型可见，慢性病患者的用药行为是一个多因素逐步递进的结果，模型被划分为 3 个层级，上层的影响因素具有直接性，下层的影响因素具有概括性，形成了自上而下的表象层、中间层和根源层 3 个层级，整体呈现出从根本原因（L_3）向具体原因（L_2）传递，随后归集到直接原因（L_1）的机制。

总体而言，慢性病患者用药行为影响因素具有层次性，且在评价中的重要性不同。其中，第一层级为表象层，由疾病控制、生命质量、社会心理风险和用药建议 4 个影响因素构成，该层级中的因素可直接影响慢性病患者的用药行为，为影响患者用药行为的直接原因，是慢性病患者用药行为的影响因素中最重要的表征因素。第二层级为中间层，由经济风险、药物替代方案和身体风险 3 个影响因素构成，该层级中的因素通过影响表象层中的因素来影响慢性病患者的用药行为，为影响患者用药行为的具体原因，是慢性病患者用药行为的影响因素中相对重要的表征因素。第三层级为根源层，由医生处方、时间风险、主观想法 3 个影响因素构成，这些因素通过直接影响中间层中的因素来间接影响慢性病患者的用药行为，为影响患者用药行为的根本原因，是慢性病患者用药行为的影响因素中最基础的表征因素，对整个模型的传导机制起到基础性作用。

将每种影响因素展开来说，作为根源影响因素的医生处方会通过影响患者对服药行为经济风险的感知程度来影响患者控制疾病的意愿，具体表现为患者往往会对医生开具的处方产生经济方面的担忧，如在访谈中有患者表示大医院太注重经济效益，认为医生给自己开的药物不够实惠，这加深了患者对服药行为经济风险的感知，进而打击了患者通过药物控制疾病的意愿，对患者的服药依从性造成了影响。另一根源影响因素，即患者对服药行为时间风险的感知程度会通过影响患者选择药物替代方案的可能性和患者对服药行为经济风险的感知程度来影响患者控制疾病的意愿，表现为患者可能会因认为服药过于麻烦而寻找其他药物替代方案，在找到了合适的方案后又会加深患者对服药行为经济风险的感知，最终降低了患者通过药物控制病情的意愿。最后的根源影响因素，即患者的主观想法会通过影响患者对服药行为身体风险的感知程度来影响患者控制疾病的意愿，具体来说，有患者在访谈中表示自己偏好通过中药治疗，认为中药不像西药一样有副作用，还有患者因服药后没有产生过不适症状而认为服药行为不会损害自己的身体健康，这都会显著提高患者通过药物控制疾病的意愿，并对患者最终的服药行为造成影响。

值得注意的是，患者控制疾病的意愿和提高生命质量的意愿相互间的影响作用，两者都属于服药行为的收益，对慢性病患者而言，病情得以控制即可提高生命质量，而提高生命质量也意味着病情得到了控制，两者彼此相辅相成。同样起相互影响作用的还有患者对服药行为经济风险的感知程度及可能存在的药物替代方案，提示患者会根据服药行为经济风险的感知来选择是否应用药物替代方案，而药物替代方案的存在与否又会反过来作用于患者对服药行为经济风险的感知。另外，第一层级中患者对服药行为社会心理风险的感知程度和其他人提供的用药建议两个影响因素相对孤立，说明两者虽然可以直接影响到患者最终的用药行为，但与其他因素之间缺少交互作用，与模型中的其他影响因素没有紧密的联系。

综上所述，经过对慢性病患者用药行为影响因素的解释结构模型的深入分析，发现层级间的划分和各层级影响因素的设置是比较合理的，层级之间的作用关系也相对符合各因素相互影响的逻辑过程。

6. 小结

本部分通过 ISM 步骤对慢性病患者用药行为影响因素进行分析，成立了由 10 位相关专家组成的 ISM 专家小组，对前文归纳总结出的慢性病患者用药行为的影响因素进行进一步的研究，在汇总了小组各成员的意见后，最终明确了各个影响因素之间的关系，进而使用 MATLAB 软件进行计算并对模型进行构建，得到了慢性病患者用药行为影响因素的解释结构模型。该模型是一个含有 3 个层级的结构模型，最上层为慢性病患者用药行为的直接影响因素，最下层为慢性病患者用药行为的根源影响因素。

（三）针对慢性病患者多重用药行为的建议

结合上文对慢性病患者多重用药行为的动机分析，针对实际情况从医方、患方及政策方等多个角度给出相关的政策建议，以杜绝慢性病患者的不恰当多重用药行为。

1. 加强对慢性病患者的整体管理

单个医生在给慢性病患者开处方的过程中，对患者的疾病和用药信息的掌握具有局限性，只能依据自己了解到的片面情况为患者开处方，使得患者在多处就诊后极易造成重复用药，研究者在访谈阶段发现，慢性病患者在多处就诊后形成多重处方是患者多重用药行为的成因之一。因此，加强对慢性病患者整体就医和用药行为的管理，保证患者治疗的连续性就显得极为重要，对于居住在社区中的轻症慢性病患者可以在社区大力推行全科医生签约模式，对于需要住院治疗的重症慢性病患者则可以在医院中发展老年医学多学科整合团队。

全科医生签约模式要求社区卫生服务中心全面调查患者的各项信息，为患者建立个人化的电子健康档案且实时动态更新，以便全科医生掌握患者当前慢性病的控制情况和服务需求；同时还要全面评估慢性病患者日常生活中的危险因素，指导患者在日常生活中应当注意的相关事项，加强患者的自我管理能力。另外，全科医生应定期上门随访，使患者全面了解当前病程的进展，帮助患者制定符合个人实际情况的慢性病管理方案，包括用药方案。已有研究结果显示[45]，以全科医生签约为基础的社区卫生服务模式对提升社区慢性病患者的防治效果起到了重要作用，对于采用该模式的患者，其疾病控制效果和生存质量都有显著的提升，提示这是一个值得推广的慢性病患者用药管理模式。老年医学多学科整合团队是应对多种疾病共存的复杂老年慢性病患者的重要工作模式，强调对老年患者的全人管理。该模式在传统医学的基础上，以老年科等相关专科医师组成的多学科团队为支撑，对老年患者疾病和身体功能进行全面评定，是一种全面又个体化的老年病治疗新模式。该模式可以整合各个专科的意见，同时解决老年患者的疾病控制和用药方案问题，显著减少患者在各专科的多次就诊，提高治疗的连续性，有效避免"处方瀑布"现象，即药物不良反应被医生误认为是新的医学状况而开具额外药物用于治疗不良反应，导致药物如同瀑布一样越用越多。其中，临床药师应参与管理老年慢性病患者的用药情况，在重视老年慢性病患者用药原则的同时注意个体特殊性，实现患者的个体化用药。在实际案例中，北京协和医院老年医学科建立团队查房的制度和流程，对65岁以上老年慢性病患者综合评估和治疗，减少了患者的不合理用药，降低了患者的多重用药风险[66]。

2. 制定或完善多重用药评估工具

在本次走访调查中发现，国内部分医疗机构尤其是基层的社区医疗机构比较缺乏对慢性病患者多重用药行为的规范化评价和干预措施，在临床上加强多重用药评价工具的使用不仅有利于提高医师的医疗水平，还能够遏制慢性病患者的不恰当多重用药行为，避免其产生不良后果，因此可以考虑制定统一标准，流程化地识别并纠正慢性病患者的不恰当多重用药行为。目前，国外常用的多重用药评价工具有 Beers 标准、老年人不恰当处方工具（IPET）、老年人不适当处方筛查工具 / 老年人处方遗漏筛查工具（STOPP/START）等[28]，虽然这些工具已经开始引进并部分试用，但目前我国仍然缺乏一套针对老年人实际情况的公认并具有可操作性的判断标准。

上述评估工具均以西药为主，而在我国老年患者中服用中药及中成药控制慢性病的情况比较常见。有数据显示[67]，多重用药的老年患者中约 66.7% 存在使用中药制剂的情况。另外，关于中药制剂间相互作用和导致不良反应的报道近年来也日益增多。相关评价标准的选择应充分考虑地区化的疾病和用药特点，因此，制定并推行适用于我国实际情况的本土化多重用药评价工具，尤其是包含中药及中西药合用评估内容的工具有较好的现实意义。值得注意的是，我国现阶段已有《中国老年人潜在不适当用药判断标准（2017 年版）》初步形成[67]，但其仍缺乏有关中药制剂的内容，提示当前对相关评估工具的研制工作仍需进一步加快进度。

3. 加强重症慢性病患者的财政补贴资金的监管力度

近年来，随着我国医疗改革的深入，医疗保险的覆盖面越来越广，医疗保险体制也日趋完善，医疗保险门诊治疗重症慢性病成为其中的重要组成部分。目前，武汉市城镇基本医疗保险门诊治疗重症慢性病的范围包括高血压Ⅲ期（合并有心、脑、肾并发症）、糖尿病（合并有心、肾、眼、神经并发症）、慢性肾功能衰竭等共 30 余种，补贴额度从每年 5000 元到数万元不等。这一政策一方面有效缓解了重症慢性病患者的经济负担，提升了患者的生活质量，使患者切实享受到了社会进步带来的好处；另一方面也存在着有部分患者开大处方，超诊断病种拿药等问题。

在本次走访调查中发现，重症补贴显著降低了慢性病患者对服药行为会给自己带来经济风险的担忧，使患者在购药时有了更多的选择余地，但也同样间接助长了患者不恰当多重用药行为的发生。更有相关报道称[68]，随着基本医疗保险的普及和深入，在重症慢性病的鉴定过程中弄虚作假的情况愈演愈烈，患者胡乱开药的现象同样逐年增加，甚至有医患间的人情关系使患者能够通过大处方带出更多的药物，这不仅大大增加了基本医疗保险的开支，还造成了医疗资源的浪费，多重用药行为直接损害了患者的身体健康。

医保重症是医保制度发展与社会进步的重要体现，基本医疗保险的正常运行秩序应该得到保障，与其配套的监管措施也应得到落实：对重症慢性病患者的审核应严格恪守相关规定，保证鉴定过程的正当性；对重症慢性病患者的处方过程应由医师严格把控，杜绝套取医院药物在外转卖的情况发生；对慢性病共病患者申请多份医保重症的标准应适当收紧，避免患者因获得大量额外补贴而过度治疗。基本医疗保险政策应具体到用药列表和治疗明细，严肃治疗报销环境，严厉打击作假表和报假账等弄虚作假的行为。建议加强监察力度，成立部门专门负责重症慢性病患者门诊服务的医保管理事务，建立健全相关责任制度，出现问题落实到个人，杜绝与医保重症有关的一系列混乱现象。总之，重症医保政策的制定阶段和实施过程都应在相关部门的运作下根据实际情况严格把控，应建立更科学的规范化流程并不断完善，保证制度的纯洁性。

4. 加强相关用药知识的宣教力度

在调查中发现，老年慢性病患者普遍存在相关用药知识需求量大但获取渠道受限的现象，这与国内的其他研究类似[69]，具体表现为患者因缺乏相关用药知识而不能服用最适当的药物，因对自己的服药行为不够重视而随意服药导致依从性下降，除医生外再无其他能够有效获取药物信息的渠道等方面。而在对医护人员的访谈中，同样发现有部分医生存在对多重用药现象不够了解，对多重用药行为的危害缺乏正确认识的情况，提示多重用药的相关概念并没有于当前阶段得到完全普及。

有医护人员在访谈中表示，现阶段规范慢性病患者多重用药行为的最大阻碍是相关知识宣传的不足，使得患者缺乏对多重用药这一概念的认识，希望政府部门能够在宣传和科普相关知识方面加大力度，通过橱窗、版画和健康报纸等容易被老年人接受的方式对多重用药及其危害进行宣传，让患者明白合理用药的重要性。同样，有研究者认为政府及主管部门应重视老年慢性病患者的多重用药现象，加强健康宣教，提升患者药物素养，即获取和掌握药物相关信息并合理管理自我用药行为的能力[70]。也有学者提议，通过定期开展用药知识讲座等活动加强老年慢性病患者用药健康教育，以减少多重用药现象的发生[71]。

经过研究发现，不仅患者需要掌握合理用药的能力，医护人员同样需要完善多重用药的相关知识。对医生和药师来说，需加强自身对药物特点的全面认识，熟练掌握用药技巧，争取能够用最少的药物品种和剂量发挥最大的疗效，保障处方的合理性，减少患者发生药物不良反应的风险。而医疗机构则需规范全科医生和临床药师的培训管理机制[69]，借鉴和学习国外药学服务模式和用药评价工具，积极开展临床药学工作，加强对医护人员合理用药知识的培训和考核。

三、慢性病患者多重用药风险感知与用药决策行为影响因素的定量研究

前述内容通过扎根理论等定性方法探究慢性病患者多重用药的风险感知与用药决策行为及可能的影响因素，但多重用药行为的多种潜在风险使得慢性病患者风险感知与决策行为的形成规律变得更为复杂，本研究旨在通过定量的方法分析慢性病患者的风险感知与用药决策行为的影响因素情况，探索慢性病患者多重用药的风险感知与用药决策行为程度并识别出其具体来源，为医生的处方开具过程和患者合理用药水平的提升提出科学的理论依据。本研究根据风险感知与用药决策行为相关研究制定针对慢性病患者多重用药行为的风险感知与用药决策行为调查问卷，经过验证均具有可接受的信效度，综合考察慢性病患者的多重用药风险感知与用药决策行为情况，由此得出全面的研究结论。

（一）慢性病患者多重用药风险感知影响因素研究

1. 风险感知相关测量工具制定及受访者风险感知得分

风险感知量表设计时，将多重用药风险感知分为时间风险、经济风险、身体风险和社会心理风险共4个维度，参考李克特五分量表法对量表条目的5个选项从"非常同意"到"非常不同意"分别赋值1～5分并计算总得分，风险感知得分越高，实际风险感知越低。以得分的平均值为界，高于该值的为高分段，低于该值的为低分段，将受访者在时间风险得分、经济风险得分、身体风险得分、社会心理风险得分及风险总得分5个方面分出低分段和高分段人群并计算各自占比，结果如表7-25所示。

表7-25 被访谈者不同维度多重用药风险感知得分情况（n=497）

风险感知维度	$\bar{X}+s$	得分范围	实际得分	低分段占比	高分段占比
时间风险	7.73+1.73	2～10分	2～10分	30.99%	69.01%
经济风险	7.96+2.95	3～15分	3～15分	48.69%	51.31%
身体风险	22.98+5.17	7～35分	11～35分	47.69%	52.31%
社会心理风险	11.45+2.08	3～15分	5～15分	42.25%	57.75%
风险总得分	50.06+8.87	15～75分	26～72分	53.32%	46.68%

2. 慢性病患者多重用药风险感知的影响因素分析

（1）单因素分析结果

分别以慢性病患者风险感知的各维度得分和风险感知的总得分为因变量，以患者的基本情况为自变量进行单因素分析，其中有统计学意义的指标因素如表 7-26 所示。

表 7-26　慢性病患者风险感知单因素方差分析

因变量	部分自变量	P 值
时间风险	服药数量	0.024
	医疗支付方式	0.013
	抑郁状况	< 0.001
经济风险	年龄	< 0.001
	服药数量	0.047
	教育程度	< 0.001
	年收入	0.001
	医疗支付方式	< 0.001
	抑郁状况	< 0.001
身体风险	年龄	0.002
	服药年数	0.04
	婚姻状况	0.021
	教育程度	0.031
	抑郁状况	0.002
社会心理风险	家庭人数	0.022
	年收入	0.001
	医疗支付方式	0.003
	抑郁状况	< 0.001
风险总得分	年龄	< 0.001
	年收入	0.023
	抑郁状况	< 0.001

本研究在单因素分析中发现，年龄、年收入、抑郁状况等因素会在较大程度上影响慢性病患者各维度和总体风险感知程度。86 岁及以上的患者相较于其他年龄段的患者对

经济风险、身体风险及总体风险感知程度较低，这可能是由于 86 岁及以上的患者子孙多已成家立业，可在经济方面给予患者照料，降低了患者对经济风险的感知程度，且患者积累了足够的人生经验，对自己的生命多持较为乐观的态度 [72]，同时由于久病导致对疾病的敏感性不强，也降低了对身体风险的感知水平。年收入 72 000 元以上的患者相较于其他收入段的患者对经济风险、社会心理风险及总体风险感知程度较低，可能的原因是年收入 72 000 元以上的患者经济负担相对较轻，可在药品选择上有更为充分的余地，也可以承受一定程度的药价波动 [73]。抑郁状况为不抑郁的患者相较于轻度抑郁及中重度抑郁的患者对所有维度和总体风险感知程度都较低，可能的原因是情绪正常的慢性病患者对生活多持积极态度，在风险判断过程中，情绪会起启发作用，积极情绪使人正确感知风险，而消极情绪使人高估感知到的风险 [74]，从而使情绪正常的慢性病患者表现出较低水平的风险感知程度。

（2）多因素分析结果

经过对 10 个因素的分组正态性检验，所得的每个因素每一组的 P 值均 > 0.05，说明该因素的风险感知总得分数据呈正态性，可进行多重线性回归分析，具体情况如表 7-27 所示。

表 7-27　关于风险总得分的多因素正态性检验情况（n=410）

变量	P 值	变量	P 值
性别		年收入 / 元	
男	0.352	< 36 000	0.634
女	0.187	36 000 ～ 54 000	0.316
年龄 / 岁		54 000 ～ 72 000	0.196
≤ 55	0.743	> 72 000	0.149
56 ～ 70	0.105	医疗支付方式	
71 ～ 85	0.073	城乡居民医保	0.413
≥ 86	0.180	其他	0.179
抑郁状况		职工医保	0.187
不抑郁	0.106	公费医疗	0.904
轻度抑郁	0.087	服药数量 / 种	
中重度抑郁	0.386	< 5	0.417
教育程度		≥ 5	0.256
小学及以下	0.083	服药年数 / 年	

变量	P 值	变量	P 值
初中	0.376	≤ 5	0.249
高中 / 中专 / 技校	0.294	6 ~ 10	0.172
大专	0.517	11 ~ 20	0.117
本科及以上	0.705	> 20	0.090
家庭人数		婚姻状况	
1 人	0.512	未婚	0.042
2 人	0.172	已婚	0.103
3 ~ 4 人	0.893	离婚	0.599
≥ 5 人	0.632	丧偶	0.385

经过对以上 10 个因素的分组方差齐性检验，所得的每个因素的 P 值均 > 0.05，说明该因素的风险感知总得分数据的方差呈齐性，可进行多重线性回归分析，具体情况如表 7-28 所示。

表 7-28 关于风险总得分的多因素方差齐性检验情况（ n=410 ）

变量	P 值	变量	P 值
性别	0.056	年收入	0.589
年龄	0.754	医疗支付方式	0.868
婚姻状况	0.630	服药数量	0.634
教育程度	0.870	服药年数	0.647
家庭人数	0.332	抑郁状况	0.520

经过多重线性回归分析，采用向前引入法，按照 $\alpha_{引入}$=0.05 的标准，年龄、服药数量及抑郁状况的偏回归系数有统计学意义（ $P < 0.05$ ），其他因素的偏回归系数无统计学意义（ $P > 0.05$ ）。且根据偏回归系数的大小，这 3 个因素中对风险感知总得分影响最大的是年龄，其次是服药数量，抑郁状况的影响最小，具体情况如表 7-29 所示（常数项回归系数为 50.955 ）。

由此写出回归方程：

$$Y=50.955+0.198 \times X_1 - 0.307 \times X_8 - 0.464 \times X_{10}。 \tag{7-1}$$

其中，X_1 为年龄，X_8 为服药数量，X_{10} 为抑郁状况。

表 7-29　关于多因素的被访者多重用药风险感知总得分情况（n=410）

变量	回归系数	标准误	t 值	P 值	标准化偏回归系数
年龄	0.198	0.037	5.317	< 0.001 [a]	0.286
性别	−0.386	0.878	−0.440	0.660	−0.021
婚姻状况	−0.937	0.499	−1.878	0.061	−0.100
教育程度	−0.32	0.369	−0.869	0.386	−0.043
家庭人数	−0.183	0.317	−0.579	0.563	−0.029
年收入	0.002	0.005	0.320	0.749	0.015
医疗支付方式	0.016	0.501	0.032	0.975	0.002
服药数量	−0.307	0.129	−2.378	0.018 [a]	−0.113
服药年数	−0.007	0.037	−0.199	0.843	−0.009
抑郁状况	−0.464	0.068	−6.781	< 0.001 [a]	−0.314

注：a 表示该因素的 $P < 0.05$。

3. 针对多重用药患者风险感知的建议

本研究在多因素分析中发现，慢性病患者的风险感知总得分，即风险感知综合程度主要受年龄、服药数量及抑郁状况 3 个因素的影响。年龄仍然是影响多重用药风险感知的主要因素。本次调查发现，较年轻的中年阶层与较年长的老年阶层相比风险感知程度更高，这符合当代人身上普遍存在的焦虑心态，尚未退休的人群，社会责任相比已退休的老年人而言更大，担心和顾虑也就更多 [14]。服药数量也占据着影响多重用药风险感知的重要地位。用药数量越多、越复杂，需要考虑的问题也越多，进而提高患者的风险感知程度。抑郁状况也是一个值得关注的问题，每个年龄层都存在复杂的心理问题 [75]，日常生活中的消极情绪使患者表现出更高水平的风险感知。

综上所述，本研究发现部分慢性病患者对经济风险表现出极端的担忧，且绝大多数顾虑的首要原因在花费上，提示仍有部分慢性病患者的用药需求得不到满足 [76]。因此，相关部门可以考虑将更多的慢性病常用药物纳入医保目录，在经济层面切实减少慢性病患者的顾虑。另外，本研究还提示年龄作为影响多重用药风险感知的重要因素应当被政策制定者给予足够重视，老年慢性病患者相比其他年龄段患者更容易忽视多重用药行为可能带来的潜在风险。因此，相关部门可以参考国外的做法，在临床治疗中引用评估老年人合理用药的参考工具，如 Beers 标准、老年人不恰当处方工具（IPET）、老年人不适当处方筛查工具 / 老年人处方遗漏筛查工具（STOPP/START）等 [77]，并进行适当的本土化，结合我国老年人的实际情况进行广泛普及。此外，还应强化医疗机构中对老年慢性病患者多重用药行为的应对措施，如在临床治疗中应用老年综合评估（CGA），发展老年医学多学科整合团队（GIT）以提高治疗的连续性[78]，大力推广处方精简[71]，警惕"处方瀑布"现象[79]等，这既有利于提高临床医师的综合水平，又能有效控制老年慢性病患者中的多重用药现象。政府及相关部门也应重视老年慢性病人群体多重用药行为的预防和管理，可通过定期开展用药知识讲座等多种方式，在社会上加强对老年慢性病患者规范用药行为的教育和宣传，提高老年慢性病患者的健康意识和用药水平。

（二）慢性病患者多重用药决策行为影响因素研究

1. 决策行为相关测量工具制定及受访者决策行为得分

根据 Kriston 对 SDM-Q[80] 进行修正后的量表（SDM-Q-9）[81] 及陈英耀教授在患者参与医学新技术临床应用的决策[82]中使用的量表相关条目来设计本研究量表。包括 9 个条目，条目 1：医护人员告诉过我可供选择的用药方案；条目 2：我向医护人员询问过不同用药方案的优势与劣势；条目 3：医护人员与我沟通了用药方案的所有相关信息（包括用法用量、时间和频率、副作用、不良反应）；条目 4：医护人员询问过我，我更喜欢哪种用药方案；条目 5：我与医护人员一起权衡过不同用药方案的利弊；条目 6：我与医护人员共同决定了最终使用的用药方案；条目 7：我与医护人员对具体如何应用哪种用药方案达成了共识；条目 8：医护人员鼓励我参与用药方案的选择；条目 9：在用药方案的选择过程中，我与医护人员有着充分的交流时间。

9 个条目平均得分范围为 2.378 ～ 3.903 分，量表总得分的平均分为（29.386 ± 6.947）分。将量表 9 个条目总得分用 K 均值聚类分析方法进行二分类聚类，得到慢性病患者决策程度参与高低的二分类变量 QCL-1，结果显示有 335 位患者参与程度低，162 位患者参与程度高，如表 7-30 所示。

表 7-30　慢性病患者参与决策的现状

条目	极小值	极大值	均值	标准差
条目 1	1.0	5.0	3.702	1.1429
条目 2	1.0	5.0	3.352	1.2978
条目 3	1.0	5.0	2.423	1.2566
条目 4	1.0	5.0	3.903	0.9892
条目 5	1.0	5.0	3.545	1.1839
条目 6	1.0	5.0	3.606	1.1489
条目 7	1.0	5.0	2.378	0.9928
条目 8	1.0	5.0	3.716	0.9970
条目 9	1.0	5.0	2.761	1.2893

2. 慢性病患者多重用药决策行为的影响因素分析

以 QCL-1 为因变量进行二分类 Logistic 回归分析。根据相关文献研究，纳入了城乡分类情况、教育程度、医保情况、健康状况、疾病控制情况、年收入情况、服药年限。模型预测准确度为 70.60%，Hosmer 和 Lemeshow 检验结果 $P=0.383$ 大于 0.05，模型拟合度良好，如表 7-31 所示。

表 7-31 慢性病患者参与决策的 Logistic 二分类回归分析

类别	系数	标准误	P 值	比数比	95% CI 下限	95% CI 上限
调查地点（以敬老院为对照）	0.565	0.440	0.199	1.759	0.743	4.165
对医生服务满意度（满意为对照）			0.357			
一般	−0.454	0.439	0.301	0.635	0.269	1.501
不满意	−0.847	0.805	0.293	0.429	0.089	2.076
中药（以未服用中药患者为对照）	0.816	0.294	0.006	2.260	1.270	4.024
用药信息有无从互联网获取（以未从互联网获取信息为对照）	0.850	0.617	0.168	2.340	0.698	7.851
探望天数 / 天（以 1 天及以下为对照）			0.612			
2 ～ 4	0.128	0.374	0.733	1.136	0.546	2.364
≥ 5	0.283	0.343	0.409	1.327	0.678	2.599
住在一起	0.566	0.441	0.199	1.762	0.742	4.183
性别（男性为对照）	−0.158	0.222	0.475	0.853	0.552	1.319
年龄 / 岁（以 < 65 岁为对照）			0.389			
65 ～ 74	0.388	0.296	0.190	1.474	0.825	2.634
≥ 75	0.335	0.317	0.292	1.397	0.750	2.601
教育程度（以小学为对照）			0.039			
初中	0.404	0.306	0.187	1.498	0.822	2.728
高中 / 中专	0.656	0.323	0.042	1.928	1.023	3.631
大学 / 大专及以上	1.019	0.364	0.005	2.772	1.359	5.653
医保类型（以城乡居民医保为对照）			0.971			
自费	−0.211	0.517	0.684	0.810	0.294	2.233

类别	系数	标准误	P 值	比数比	95% CI	
					下限	上限
职工医保	−0.084	0.295	0.776	0.919	0.516	1.638
公费	−0.185	0.497	0.709	0.831	0.313	2.202
服药种类 / 种（以 ≤ 4 种为对照）			0.540			
5 ～ 9	−0.084	0.230	0.714	0.919	0.585	1.443
≥ 10	0.338	0.397	0.394	1.402	0.644	3.050
服药年限 / 年（以 0 ～ 4 年为对照）			0.952			
5 ～ 9	0.020	0.342	0.953	1.020	0.522	1.996
10 ～ 14	−0.115	0.305	0.706	0.891	0.490	1.621
≥ 15	0.048	0.293	0.869	1.050	0.591	1.864
疾病控制情况（以稳定为对照）	−0.103	0.259	0.692	0.902	0.543	1.500
健康状况（以好为对照）			0.598			
一般	0.242	0.266	0.362	1.274	0.757	2.144
差	0.025	0.296	0.934	1.025	0.573	1.832
家庭人数 / 人（以 1 人为对照）			0.627			
2	0.230	0.315	0.466	1.258	0.678	2.334
3 ～ 4	0.469	0.481	0.330	1.598	0.623	4.103
≥ 5	0.652	0.494	0.187	1.919	0.729	5.049
年收入 / 万元（以 < 5 万元为对照）			0.103			
5 ～ 10	−0.522	0.245	0.033	0.594	0.367	0.960
> 10	−0.230	0.348	0.509	0.794	0.401	1.572
抑郁程度（以非严重抑郁为对照）	−0.565	0.239	0.018	0.569	0.356	0.908

　　是否在吃中药、受教育程度、年收入情况、抑郁情况等四个因素对慢性病患者参与决策情况有显著性影响（$P < 0.05$）。结果显示，服用中药的患者、有初中（包括中专）或本科（包括大专）教育程度的患者相对于只有小学及以下教育程度的患者参与用药决策的程度更高，而年收入在 5 万～ 10 万元的患者相对于年收入在 5 万元以下的患者参与用药决策程度更低，严重抑郁情况的患者参与用药决策程度更低。

3. 针对多重用药患者决策行为的建议

（1）慢性病患者参与决策程度有待提高

结果显示，得分低（参与程度高）的患者有 162 位，得分高（参与程度低）的患者有 335 位，大部分患者参与程度低，慢性病患者参与决策积极性有待提高。结合实际访谈中收集到的信息进行分析，主要原因如下：首先，本次被调查对象是多病共存的老年人，相比其他年龄段人群，参与决策积极性较低。其次，问卷中显示仅 256 位患者对自己与医生的交流时间满意，这说明优质医疗资源相对集中，医生工作量大，难以与每位患者详细交流。最后，多数患者没有医学背景，医患信息不对称，国内长期的医疗文化背景促使患者习惯"家长式决策"。

（2）多种因素影响慢性病患者参与决策

本研究聚焦于影响慢性病患者参与用药决策的影响因素，发现慢性病患者是否有服用中药情况、患者的教育程度、患者的年收入情况、患者的抑郁程度均会显著影响患者参与，这与国内外的相关研究结果有共同之处[82-86]。服用中药患者参与决策程度更高，一剂中药常含多味药物，更易于与西药发生作用，如中药中的金匮肾气丸、六味地黄丸、保和丸、山楂丸和西药复方氢氧化铝、小苏打、盖胃平、氨茶碱合用，可造成酸碱失调而失去作用，因而服用中药的患者会格外注意用药情况。有初中（中专）及大专以上教育程度患者相对于只有小学及以下教育程度患者参与程度更高，学历较低者较难理解晦涩难懂的医学用语，认为自己的能力不足以理解医学原理而做出判断，更愿意将决策权交给医生，文化程度高者，认为自己有能力掌控病情，从而在用药决策中主动性较强。年收入在 5 万至 10 万元的患者相较于年收入低于 5 万元的患者决策参与程度更高，家庭收入较高的患者，常常有更好的生活条件和生活品质，因而在住院过程中，也希望有更好的环境，更好的医疗体验，如用国产药还是进口药等，因此，患者在用药决策过程中参与程度更高。严重抑郁患者相对于非严重抑郁患者参与程度更低，除此之外，性别、年龄、患者知识量、健康状况、医生决策风格、医保情况、对医疗服务的满意度等因素在其他研究中对患者参与决策均有影响[87]。

（3）慢性病患者在多重用药过程中参与决策积极性较低

目前，慢性病患者中老年人占比较大，而老年人在多重用药过程中参与决策积极性较低，与推进医患共同决策的模式背道而驰，不利于慢性病患者的健康。其中，未服用中药患者参与决策程度相对较低，这与患者对于药物与药物之间发生相互作用等风险意识较弱有关，应增强患者关于药物副作用、药物间发生相互作用的知识，提高患者的风险意识，促使其积极参与到用药决策过程中来；教育程度较低的患者参与决策程度也较低，这与患者自身认识与定位有关，需要医护人员的耐心解释与引导，鼓励患者参与日常中的用药决策，患者建立起信心才更有兴趣参与用药决策；对于年收入较低患者也需要医护人员的鼓励与引导，年收入较高患者更乐意为自己的医疗体验、治疗效果更好而参与到决策中来，医护人员需鼓励患者参与决策，引导患者提高疗效的同时选择费用相对较低的用药方案，让患者对于参与用药方案有动力；同时，医护人员在为患者生理健康工作的同时也需关注其心理健康，院内加强心理科的建设，治疗患者的身体，同时治疗患者的心理，此举有益于患者参与决策，更有益于提升疗效，提高患者满意度。

参考文献

［1］ ANON. WHO guidelines for the regulatory assessment of medicinal products for use in self-medication: general information[J]. Who drug information, 2000,15（3）：346.

［2］ 周婷，左学金.深化我国医药卫生体制改革的操作性思路及经费测算研究 [J].上海经济研究，2021（2）:5-16.

［3］ 王芳，刘惠娟，王红娟，等.基于格林模式对甘肃省居民家庭自我药疗行为的调查研究 [J].中国药房，2020,31（11）:1377-1381.

［4］ 王壮飞，管晓东，周越，等.中国中老年人自我药疗发生率及影响因素研究：基于 CHARLS 2011 年,2013 年和 2015 年的面板数据（英文）[J]. Journal of chinese pharmaceutical sciences, 2019,28（6）:430-438.

［5］ 岳海燕.老年人医疗费用支出及影响因素研究 [D].贵阳：贵州财经大学，2019.

［6］ 何民富.抑郁在中国中老年慢性病人群中的流行情况及其对慢性病患者的影响研究 [D].长春：吉林大学，2019.

［7］ 董春玲.上海市农村常住居民自我药疗现状及影响因素研究 [D].上海：第二军医大学，2012.

［8］ SKLIROS E, MERKOURIS P, PAPAZAFIROPOULOU A, et al. Self-medication with antibiotics in rural population in Greece: a cross-sectional multicenter study[J]. BMC family practice, 2010,11（1）:58.

［9］ SHISHANI K. Chronically ill adults' educational needs on self-medication[J]. Applied nursing research, 2008,21（2）:54-59.

［10］ 沈志莹，丁四清，钟竹青，等.自我药疗行为与相关用药安全问题的分析与对策 [J].护理学杂志，2016,31（6）:105-108.

［11］ BARRENBERG E, GARBE E. Use of over-the-counter（OTC）drugs and perceptions of OTC drug safety among German adults[J]. European journal of clinical pharmacology, 2015,71（11）:1389-1396.

［12］ 刘珊珊.老年人医疗费用及其影响因素研究 [D].天津：天津财经大学，2016.

［13］ 兰烯.人口老龄化对医疗费用的影响及其机制的实证研究 [D].成都：西南财经大学，2014.

［14］ 沈志莹，丁四清，钟竹青，等.自我药疗行为与相关用药安全问题的分析与对策 [J].护理学杂志，2016,31（6）:105-108.

［15］ 胡银环.城市居民自我药疗行为研究 [D].武汉：华中科技大学，2007.

[16] VERHAAK P F M, DEKKER J H, DE WAAL M W M, et al. Depression，disability and somatic diseases among elderly [J]. Journal of affective disorders, 2014（167）:187–191.

[17] 李新，刘伟，靳丹虹，等 . 长春市居民卫生服务需求与利用调查分析 [J]. 中国社会医学杂志，2015,32（5）:406–409.

[18] 王泳仪，王伟，严非 . 上海市流动老年人口卫生服务利用情况及其影响因素混合研究 [J]. 中国全科医学，2019,22（1）:32–37.

[19] BASS S B, RUZEK S B, GORDON T F, et al. Relationship of internet health information use with patient behavior and self–efficacy: experiences of newly diagnosed cancer patients who contact the national cancer institute's cancer information service[J]. Journal of health communication, 2006,11（2）:219–236.

[20] 朱丽丽，尹文强，胡金伟，等 . 山东省慢性病患者用药意识影响因素分析 [J]. 中国公共卫生，2015,31（7）:919–922.

[21] 杨楠 . 真如社区老年高血压合并糖尿病患者合理用药习惯调查 [J]. 中华全科医学，2016,14（8）:1351–1352.

[22] CAMPBELL D J, RONKSLEY P E, MANNS B J, et al. The association of income with health behavior change and disease monitoring among patients with chronic disease[J]. PLoS one, 2014,9（4）:e94007.

[23] CHENG L, LIU H, ZHANG Y, et al. The health implications of social pensions: evidence from China's new rural pension scheme[J]. Journal of comparative economics, 2018,46（1）:53–77.

[24] 冯策 . 老年患者多重用药危害及影响因素 [J]. 世界最新医学信息文摘，2019,19（57）:67–68.

[25] 苏岱，陈迎春，高红霞，等 . 以需求为导向的我国老年人医养结合影响因素研究 [J]. 中国卫生政策研究，2018,11（5）:22–27.

[26] HU X, HUANG J, LV Y, et al. Status of prevalence study on multimorbidity of chronic disease in China: systematic review[J]. Geriatr gerontol int, 2015,15（1）:1–10.

[27] 陈铁华 . 降血压药物的合理配伍 [J]. 中国农村卫生，2017（4）:46.

[28] 滕晋，王丹，徐熙，等 . 老年患者多重用药调查及共病管理的临床策略 [J]. 中国卫生事业管理，2015,32（9）:695–697.

[29] 袁玉辉，张波，梅丹 . 老年人药物相关问题和用药管理 [J]. 中国药学杂志，2011,46（12）:966–968.

[30] MAGGIORE R J, GROSS C P, HURRIA A. Polypharmacy in older adults with cancer[J]. Oncologist, 2010,15（5）:507–522.

[31] 沈杰，刘奕芳，高宁舟，等 . Beers 判断标准在老年住院患者潜在性不适当用药评价中的应用 [J]. 中国药房，2010,21（6）:556–558.

[32] 康文静 . 社区老年慢性病患者多重用药情况及对处方干预的认知分析 [J]. 中国老年保健医学，2020,18（2）:73–74.

[33] 刘葳，于德华，金花，等 . 社区老年多病共存患者多重用药情况评价研究 [J]. 中国全科医学，2020,23（13）:1592–1598.

[34] QATO D M, ALEXANDER G C, CONTI R M, et al. Use of prescription and over–the–counter

medications and dietary supplements among older adults in the United States[J]. JAMA, 2008,300
（24）：2867–2878.

［35］陈维，王小燕，王渝，等．老年住院病人多重用药的卫生经济学思考 [J]. 医药卫生，2016
（4）:40–41.

［36］宋长城，张婷，吕颖钺．老年肿瘤患者多重用药的研究进展 [J]. 现代肿瘤医学，2017,25
（4）:650–653.

［37］彭霞，莫霄云，宁余音．门诊老年高血压病人不合理用药情况调查及护理对策 [J]. 护理研究，
2013,27（16）:1561–1562.

［38］赵瑜．社区老年多重用药情况及其影响因素分析 [J]. 健康研究，2015,35（3）:251–252.

［39］王高玲，张怡青．基于"互联网 +"的慢性非传染性疾病管理体系构建 [J]. 中国卫生经济，
2017,36（10）:69–72.

［40］许永国，吴正一．慢性病管理运营模式与激励机制创新 [J]. 中国医院，2018,22（11）:1–4.

［41］江丽姣，于倩倩，尹文强，等．我国居民慢性病变化趋势分析：基于国家五次卫生服务调查
报告 [J]. 中国卫生事业管理，2018,35（11）:874–876.

［42］程杨杨，曹志，侯洁，等．中国中老年人群慢性病现状调查与共病关联分析 [J]. 中华疾病控制
杂志，2019,23（6）:625–629.

［43］邵志民，田晓洁，李春玲．老年患者就医流向及影响因素调查研究 [J]. 中国医院管理，
2012,32（10）:49–51.

［44］陆毅槿．我国中老年患者就医选择行为影响因素分析 [J]. 中国药物经济学，2017,12
（4）:18–23.

［45］李静，游毅，何静，等．我国老年人患病就诊趋势及就诊机构选择影响因素分析 [J]. 中国医
院，2015,19（12）:23–25.

［46］贾清萍，甘筱青．农村居民就医行为影响因素的实证分析 [J]. 安徽农业科学，2010,38
（11）:5940–5942.

［47］宁满秀，余平平．农村中老年慢性病患者就诊行为与影响因素研究：基于 CHARLS 数据的实
证分析 [J]. 中国卫生政策研究，2016,9（5）:35–41.

［48］姜昊妍．医生医患纠纷高发人群调查研究 [D]. 大连：大连医科大学，2015.

［49］方延龄，强晓婷，荣右明，等．北方三省区吸毒成瘾人群多药滥用现状及行为特征分析 [J]. 兰
州大学学报（医学版），2018,44（2）:17–21.

［50］李嫦珍，刘淑萍，羊香芬，等．高血压病患者居家服药依从性的现状调查及护理干预 [J].
护士进修杂志，2011,26（3）:260–261.

［51］KAO H F S. Medication administration hassles for mexican American family caregivers of older
adults[J]. Nursing & health sciences, 2011,13（2）:133–140.

［52］魏贞，胡宝岚，王青芬，等．出院患者家属对家庭护理服务需求及影响因素调查 [J]. 护理学杂
志，2010,25（3）:11–13.

［53］胡丽萍，但淑杰，盖红梅，等．上海某社区老年慢性病共病患者多重用药分析及对生命质量
的影响 [J]. 药物流行病学杂志，2020,29（1）:30–34.

［54］于爱晨，王国英，傅孟元，等．老年慢性病患者用药偏差及相关因素研究［J］.中国医院药学杂志，2020, 40（19）：2059-2063, 2068.

［55］TOBACK M. Strategies to improve self-management in heart failure patients[J]. Canadian journal of cardiology, 2014, 30（Suppl 10）:S374.

［56］ONOVIRAN O F, LI D, TOOMBS S S, et al. Effects of glucagon-like peptide 1 receptor agonists on comorbidities in older patients with diabetes mellitus[J]. Ther Adv Chronic Dis, 2019,10:1753154467.

［57］马向芹．我国老年慢性病患者患病及用药状况研究［D］.开封：河南大学，2015.

［58］金福碧，郑和昕，林玲萍，等．老年住院患者多重用药调查分析与对策［J］.浙江中医药大学学报，2012,36（12）:1360-1363.

［59］张晓琳，周双，周颖，等．老年人不适当用药的研究进展［J］.中华老年医学杂志，2018,37（4）:479-484.

［60］SCOLLAN-KOLIOPOULOS M, WALKER E A, BLEICH D. Perceived risk of amputation, emotions, and foot self-care among adults with type 2 diabetes[J]. The diabetes educator, 2010,36（3）:473-482.

［61］陈赵云．基于结构方程模型的护理人员风险感知影响因素及风险应对行为的研究［D］.西安：第四军医大学，2017.

［62］EVANS J S. Dual-processing accounts of reasoning, judgment, and social cognition[J]. Annual review of psychology, 2008,59（1）:255-278.

［63］王鹏飞，尚鹤睿，曾诗慧．医疗决策过程中的认知差异与调适［J］.医学与哲学（A），2018,39（4）:16-20.

［64］练小辉．中国城镇居民医疗决策影响因素分析［D］.大连：东北财经大学，2016.

［65］曾智，项高悦，陈杏子．医疗风险感知的研究综述［J］.中国卫生事业管理，2018,35（6）:478-480.

［66］胡世莲，顾朋颖．加强对老年多重用药的管理［J］.中国临床保健杂志，2018,21（2）:145-147.

［67］陈张勇，栗芳，赵志刚，等．药师参与老年患者多重用药管理的研究进展［J］.中国医院药学杂志，2018,38（4）:450-453.

［68］贾建军，李碧霄，杨之昭．论基本医疗保险门诊重症慢性病管理现状与对策［J］.劳动保障世界，2018（8）:24.

［69］王永利，栾文艳，郭亚雯，等．居家老年多种慢性病共存患者多重用药体验的质性研究［J］.中国全科医学，2020,23（17）:2197-2202.

［70］SAUCEDA J A P, LOYA A M, SIAS J J P M, et al. Medication literacy in Spanish and English: psychometric evaluation of a new assessment tool[J]. Journal of the American pharmacists association, 2012,52（6）:e231-e240.

［71］贾春伶，张娟涛，张丽霞，等．社区老年慢性病患者多重用药现状和处方干预认知度调查［J］.人民军医，2019,62（6）:534-538.

［72］陈天艳，何英利，赵英仁．试论生命维持治疗中的伦理学问题［J］.中国医学伦理学，2007（6）:54-55.

［73］张海涛 . 我国药价改革后低价药品价格变化趋势研究：基于湖北省 2013-2015 年的数据分析 [J]. 价格理论与实践 , 2016（11）:77-80.

［74］ADOLPHS R. Neural systems for recognizing emotion[J]. Current opinion in, 2002,12（2）:169-177.

［75］任志洪 , 赵春晓 . 国民心理卫生素养及其提升机制与对策 [J]. 华中师范大学学报（人文社会科学版）, 2019,58（3）:2.

［76］杜芬 , 吴晶 . 天津市不同等级医疗机构住院患者基本药物使用分析 [J]. 中国卫生政策研究 , 2012,5（4）:40-44.

［77］孙飞 , 李倩倩 , 颜庭法 , 等 . 国内老年人多重用药的文献计量学分析 [J]. 泰山医学院学报 , 2018,39（2）:124-127.

［78］胡世莲 , 顾朋颖 . 加强对老年多重用药的管理 [J]. 中国临床保健杂志 , 2018,21（2）:145-147.

［79］刘俊含 , 施红 , 奚桓 . 老年人多重用药问题思考及老年人用药策略建议 [J]. 中国临床保健杂志 , 2018,21（2）:160-163.

［80］SIMON D, SCHORR G, WIRTZ M, et al. Development and first validation of the shared decision-making questionnaire（SDM-Q）[J]. Patient education and counseling, 2006,63（3）:319-327.

［81］KRISTON L, SCHOLL I, HÖLZEL L, et al. The 9-item shared decision making questionnaire （SDM-Q-9）. Development and psychometric properties in a primary care sample[J]. Patient education and counseling, 2010,80（1）:94-99.

［82］明坚 , 魏艳 , 许艳 , 等 . 医学新技术临床应用患者参与决策及其影响因素分析 [J]. 中国医院管理 , 2018,38（3）:15-18.

［83］ARORA N K, MCHORNEY C A. Patient preferences for medical decision making: who really wants to participate？ [J]. Medical care, 2000,38（3）:335-341.

［84］杨鹤林 . 影响精神分裂症患者参与医疗决策意愿的相关因素 [J]. 中国民康医学 , 2014,26（23）:3-7.

［85］袁一君 , 吴燕 , 颜美琼 . 患者参与手术决策意愿及影响因素研究 [J]. 护理学杂志 , 2014,29（10）:23-25.

［86］SAY R, MURTAGH M, THOMSON R. Patients' preference for involvement in medical decision making: a narrative review[J]. Patient education and counseling, 2006,60（2）:102-114.

［87］苑娜 , 刘春娥 , 于蕾 , 等 . 患者参与治疗决策的现状及影响因素研究进展 [J]. 医学与社会 , 2017,30（3）:58-61.

附录 1　监测样本户花名册

地区_____
第_____次监测

编号	户主姓名	电话	住址	预约监测时间	预约监测方式：①入户②电话③自报	完成情况					若存在样本户丢失请注明原因
						完成	部分信息缺失		失访		
							缺失	后期补全	失访	后期补全	

附录 2　居民卫生服务利用行为基线调查表

家庭地址：_____县（市 / 区）_____乡镇（街道）_____村（居委会）

_____（详细地址）

户主姓名：_____　　联系电话：_____　　家庭编码：_____

调查开始时间：2015 年____月____日____时____分　　调查员（签名）：

核实日期：2015 年____月____日　　　　　　　二级质控员（签名）：

调查员入户致辞

尊敬的居民：

您好！我们是国家居民卫生服务利用行为监测项目的调查员。本次调查由国家卫生计生委统一组织，调查内容经过了国家统计局的批准。本调查的主要目的是要了解居民健康状况和医疗卫生服务利用情况，为国家制定卫生政策，改善居民健康水平提供信息。所有调查内容仅用于统计分析，我们将按照《中华人民共和国统计法》相关条款要求，对您及家人的信息予以保密。希望您能如实回答下面的问题，非常感谢您的支持与配合！

附表 2-1　家庭一般情况调查

序号	问题及选项	回答
1	离您家最近的医疗单位有多少千米？ （1）小于 2 千米　（2）2～5 千米　（3）5～10 千米　（4）10 千米以上	
2	从您家到最近医疗机构需要多少分钟？（以步行或搭乘交通工具等容易获得的最快方式）	
3	您家是被列为本地的贫困户还是低保户？（1）贫困户（2）低保户（3）两者都是（4）都不是	
4	您家是否被确定为医疗救助对象？（1）是（2）否（3）不知道	

注：本表由调查户中最熟悉家庭情况的人回答。

附表 2-2　家庭成员个人情况调查

被调查成员代码 （01 为户主，其他按调查顺序自行编码，成员代码一旦确定，不能更改）	01 户主	02	03	04	05	06
1	成员姓名（包括户籍人口及 6 个月内居住在本户的亲戚、保姆等）						
2	该成员与户主的关系： （1）户主本人（2）配偶（3）子女（4）女婿/儿媳（5）父母（6）岳父母/公婆（7）祖父母（8）孙子女（9）兄弟/姐妹　（10）其他						
3	您对家庭经济收入的贡献？（1）主要（2）次要（3）无						
4	户口性质：(1)农业（2）城镇						

被调查成员代码

5	性别：（1）男（2）女						
6	出生日期：（年/月/日）＿＿/＿＿/＿＿（如 1988/9/10）						
7	民族：（1）汉族（2）回族（3）侗族（4）土家族（5）其他						
8	文化程度： （1）学龄前儿童（2）没上过学（3）小学（4）初中（5）高中（6）技工学校（7）中专（中技）（8）大专（9）本科及以上						
9	您参加了以下哪些医疗保险？（可多选） （1）城职保（2）公费医疗（3）城居保（4）新农合（5）商业医疗保险（6）没参加						

续表

被调查成员代码 （01 为户主，其他按调查顺序自行编码，成员代码一旦确定，不能更改）	01 户主	02	03	04	05	06
问题 10～13 由 15 岁及以上人口（2000 年 10 月以前出生）回答，其他人跳答 14						
10	婚姻状况：（1）未婚（2）在婚（3）离婚（4）丧偶（5）其他						
11	宗教信仰：（1）佛教（2）基督教（3）天主教（4）其他（5）无						
12	就业状况： （1）在业（包括灵活就业）（2）离退休（3）在校学生（4）失业（5）无业						
13	职业类型（询问在业和离退休人员）： （1）机关、企事业单位负责人（2）专业技术人员（3）办事人员和有关人员（4）商业/服务业员工（5）农林牧渔水利业生产人员（6）生产运输设备操作人员（7）军人（8）其他						
14	职业类型（询问在业和离退休人员）： （1）机关、企事业单位负责人（2）专业技术人员（3）办事人员和有关人员（4）商业/服务业员工（5）农林牧渔水利业生产人员（6）生产运输设备操作人员（7）军人（8）其他						

被调查成员代码	01 户主	02	03	04	05	06
健康自评情况						
15	请您说出最能代表您健康状况好坏的那个分值 |---+---+---+---+---+---+---+---+---+---| 0　10　20　30　40　50　60　70　80　90　100 最差健康状况　　　　　　　　　最好健康状况						
16	您是否患有慢性病？（1）是（2）否（跳问 16）						
17	您患有哪种慢性疾病？（可多选） （1）高血压（2）胃肠炎（3）糖尿病（4）类风湿性关节炎（5）脑血管病（6）椎间盘疾病（7）慢性阻塞性肺炎（8）缺血性心脏病（9）胆结石症及胆囊炎（10）消化性溃疡（11）泌尿系统结石（12）前列腺增生（13）白内障（14）贫血（15）哮喘（16）其他						

附表 2-3　过去一年住院情况

过去一年住院情况（2014 年 10 月—2015 年 10 月）

被调查成员代码	01 户主	02	03	04	05	06
1	近 12 个月内，您是否有医生诊断需住院而您未住院的情况？（1）是　（2）否（跳问 4）						
被调查成员代码							
2	共有几次？（同一种疾病医生多次诊断，计为 1 次）						
3	您最近一次需住院而未住院的原因：（1）没必要（2）无有效措施（3）经济困难（4）医院服务差（5）无时间（6）无床位（7）其他						
4	近 12 个月内，您是否因病伤、体检、分娩等原因住过院？（1）是（2）否（结束问卷）						
5	近 12 个月内，您住了几次院？						

下列内容询问调查前 1 年内有住院经历的成员，由调查员从第一列开始按顺序填写，若住院次数为 2 次及以上者，每一次住院情况都要询问，每一次住院填写一列，成员代码不变。

住院成员代码						
6	您本次住院的原因：（1）疾病（2）损伤中毒（3）康复（4）计划生育（5）分娩（6）健康体检（7）其他［若选（3）（4）（5）（6）（7），跳问 8］						
7	您患的是什么疾病？（填疾病名称）						
	疾病代码（由调查员填写）						
8	本次住院的入院时间？（年 / 月）						
9	您住院的医疗机构名称：						

住院成员代码							
10	本次住院，您利用的中医服务的情况： （1）住院机构是中医医院（2）住院机构是综合医院中医科（3）非中医						
11	等候入院的时间（当天入院填一天）？						
12	本次住院，您是否做过手术？（1）是（2）否						
13	本次住院的天数？						
14	本次出院是由于： （1）病愈医生要求（跳问 16）（2）病未愈医生要求（跳问 16）（3）自己要求（4）其他原因						
15	如您自己要求出院，原因是： （1）久病不愈（2）自认为病愈（3）经济困难（4）花费太多（5）医院设施差（6）服务态度不好（7）医生技术差（8）其他						
16	本次住院医药费用总共是多少元？						
17	其中：自己实际支付了多少元？（不包括报销及个人医疗账户中支出的部分）						
18	您对此次住院总体满意程度如何： (1)满意（结束问卷）（2）一般（3）不满意						
19	如有不满意，您最不满意的是什么？（选一项） （1）技术水平低（2）设备条件差（3）药品种类少（4）服务态度差（5）收费不合理（6）医疗费用高（7）看病手续烦琐（8）等候时间过长（9）环境条件差（10）提供不必要服务（包括药品和检查）（11）其他						

调查完成时间：2015 年＿＿＿月＿＿＿日＿＿＿时＿＿＿分

资料收集方式：□电话　□入户　□就诊时　□自报　□召集　□其他＿＿＿＿＿

附录 3 月度基本信息监测表

本监测表由调查员在监测过程中填写，每月填写一份，随监测问卷一起提交调查指导员审查。

家庭编码_____　　户主姓名_____　　联系方式_____

月度基本信息监测表

每次监测，由调查员询问样本家庭上月收支情况，如本次监测时间为 10 月，则询问样本家庭 9 月的家庭月收支情况。

家庭月收支情况调查表			
监测日期	家庭上月收入 / 元	家庭上月 消费性支出 / 元	其中药品、医疗服务及 用品支出 / 元
____月____日			

在 3 个月的监测期间，样本家庭发生新生儿出生、婚嫁、离异、老人病逝等成员变动的情况，请每个月记录，新增成员请补填《居民卫生服务利用行为基线调查表》。

住户成员变动情况（有变动时填写）		
成员增减情况 （"+"增加；"–"减少）	增减原因	新增成员代码 （调查员编写）

监测日期：2015 年____月____日　　　　调查员（签名）：

核实日期：2015 年____月____日　　　　二级质控员（签名）：

附录4 两周病伤情况监测表

仅近两周内有身体不适情况发生的家庭成员填写。

一人一表，若患有2种及以上病伤，每一种病伤都要询问，每一种病伤填写一列。

该表适用于过去两周（14天）内：①去医疗机构就诊/开药；②未去医疗卫生单位就诊治疗，但采取了自己购药、自服药物、伤口处理或一些辅助疗法如推拿按摩等；③因病伤休工、休学或卧床一天及以上的情况（老年人明显精神不振、食欲减退或婴幼儿异常哭闹、食欲减退等）；④身感不适，但未采取任何治疗措施。

家庭编码_____ 成员编号_____ 成员姓名_____

回答方式：□本人 □代答

两周病伤情况监测表

调查开始时间：2015年___月___日___时___分

NO.	问　题	病1	病2
1	您所患病伤的主要症状是什么？（可多选） （1）无自觉症状（跳问6）（2）发烧（3）腹泻（4）咳嗽（5）心慌/心悸（6）疼痛（7）胸闷（8）头晕（9）气短/气喘不均（10）流鼻涕（11）其他症状		
2	过去两周内，您的不适症状是什么时候开始的？（月/日） （如果两周前症状一直延续至监测前内，填写监测周期的开始时间）		
3	过去两周内，您的不适症状持续到什么时间？（月/日） （如果监测周期内症状没有消失，填写监测周期的结束时间）		
4	过去两周内，您因该病伤卧床休息了几天？ （包含门急诊/住院期间的卧床，≤14天，"无"填"0"）		
5	过去两周内，您因该病伤休工/休学了几天？ （限正在工作/务农、上学的家庭成员填写，包含门急诊/住院期间的休工/休学，≤14天，"无"填"0"）		
6	您所患病伤的名称是什么？（"不知道"填"0"）		
7	您自觉本次病伤严重程度如何？（1）轻（2）中（3）重		

NO.	问 题	病 1	病 2
8	过去两周内，您是否针对该病伤采取了治疗措施？ （1）是（跳问 10）（2）否		
9	您未采取任何治疗措施，最主要的原因是什么？（结束询问） （1）自感病轻（2）无时间（3）就诊手续麻烦（4）交通不便 （5）经济原因（6）自感无有效治疗措施（7）其他_____		
10	您针对该次患病，获知治疗措施的渠道是什么？ （1）医生（2）互联网（3）亲友（4）自身过往经验（5）其他_____		
11	过去两周内，您针对该身体不适是否使用了药物？ （1）是（跳问 13）（2）否		
12	您不使用药物的原因是什么？（跳问 24） （1）医嘱无须用药（2）自认无症状或症状较轻无须用药（3）买不起药 （4）医保不报销或报销比例过低（5）因症状减轻而停药（6）因疗效不 佳而停药（7）其他		
13	过去两周内，什么时间开始用药？（月 / 日） （如果两周前用药一直延续至监测前，填写监测周期的开始时间）		
14	过去两周内，什么时间结束用药？（月 / 日） （如果两周内一直用药，填写监测周期的结束时间）		
15	您的服药行为属于： （1）遵医嘱服药（指有医生开具的医嘱、包括偏方、慢性病长期服药等 情况）（2）自我药疗（指无医嘱情况下按照自我判断购药、服药）		
16	您是否按照医嘱或药品说明书规定的时间、剂量、种类服药？ （1）总是（跳问 18）（2）经常（3）有时（4）偶尔（5）从来不		
17	您没有遵医嘱 / 药品说明书服药的原因是： （1）自感好转或痊愈（2）买不起药（3）忘记服药（4）医保不报销 （5）服药麻烦（6）控制效果不佳（7）其他_____		
18	过去两周内，您针对该不适症状使用的药物类型为：（可多选） （1）西药（2）中药（3）中成药		
19	您所使用药物的来源是什么？ （1）家中原有药物（跳问 24）（2）别人给的（跳问 24） （3）医疗机构购买（跳问 24）（4）私人诊所购买（跳问 24） （5）药店购买（6）互联网购买		
20	您的购药日期是哪天？（月 / 日）		
21	您新购买的药物实际支付多少元？（"无"填"0"）		

NO.	问 题	病 1	病 2
22	从医保卡中支付多少元?（"无"填"0"）		
23	其中购买中药花费多少元?（"无"填"0"）		
24	两周内,您是否针对该疾病利用了保健型中医疗法,如针灸、推拿、刮痧等?（1）是（2）否（跳问 27）		
25	是谁为您提供中医服务,如针灸、推拿、按摩、刮痧等? （1）医疗机构（2）私人推拿按摩馆（3）家人（4）自己（5）其他		
26	您利用保健型中医服务实际花费多少钱?		
27	过去两周内,您还采取了哪些自我医疗方法?____（"无"填"0"） （如敷药、伤口处理等,可依次列举）		
28	医生是否曾经建议您在过去两周内来医疗机构复查? （1）是（2）否（结束问卷）		
29	您是否复查?（1）是（结束问卷）（2）否		
30	您没有复查的原因? （1）自感好转或痊愈（2）医疗费用高（3）技术水平低（4）看病手续烦琐（5）收费不合理（6）提供不必要服务（包括药品和检查） （7）服务态度差（8）药品种类少（9）环境条件差（10）设备条件落后 （11）等候时间过长（12）其他 _____		
31	过去两周内,您是否去医疗机构就诊/购药? （1）是（跳问表 2 或表 3）（2）否		

调查完成时间:2015 年____月____日____时____分

附录5 门急诊服务利用情况监测表

下列内容仅询问调查近两周内有门急诊就诊经历的成员。一次就诊填一张表格。

家庭编码_____ 成员编号_____ 成员姓名_____

回答方式 □本人 □代答

门急诊服务利用情况监测表

调查开始时间：2015年____月____日____时____分

NO.	问题	回答
1	就诊日期（月／日）	
2	就诊时间：（1）上午（2）下午（3）晚上	
3	您选择的就诊机构是？（填写就诊机构规范的全称）	
4	您选择该就诊机构的最主要原因是什么？ （1）前一家医疗机构建议转诊该机构（2）距离近（3）技术好、设备先进、药品齐全（4）服务态度好（5）医保定点单位（6）有熟人（7）收费合理（8）其他原因	
5	您前往该就诊机构的交通方式是什么？ （1）步行（2）自行车／牛车等人力或畜力交通工具（3）摩托车／电瓶车等（4）私家车（5）公交车／地铁／的士等公共交通工具（6）其他_____	
6	您前往该就诊机构花了多少分钟？	
7	您是以哪种方式挂号的？ （1）门急诊现场挂号（2）网络挂号（3）电话挂号（4）免挂号（5）其他	
8	您此次就诊都有哪些人陪同？ （1）亲友陪同（2）亲友去，本人没去（3）自己去的（4）其他	
9	您本次就诊的科室（填写名称，如有转科室则按顺序填写）	
10	您此次是否多个科室就诊？（1）是（2）否（跳问12）	
11	下一个科室是否询问或参考上一个科室中您的就诊情况？（1）是（2）否	

NO.	问题	回答
12	您的主治医生姓名 / 姓氏是什么？ （参照患者门急诊医疗文书，若多科室就诊请按就诊的先后顺序填写）	
13	医生的主要诊断是？（疾病名称，如有多个请依次填写）	
14	此次就诊，您是否严格遵医嘱进行检查和治疗？（1）是（跳问 16）（2）否	
15	您未遵医嘱最主要的原因是什么？ （1）自感病轻（2）经济原因（3）程序复杂（4）无时间（5）无陪护（6）其他原因 ＿＿＿	
16	您此次就诊接受了哪些检查？（可多选） （1）量血压（2）测血糖（3）心电图（4）血液检查（5）尿液检查（6）超声检查 （7）胸片（8）CT（9）核磁共振 MRI（10）其他＿＿＿＿＿＿＿（11）均无	
17	肌肉注射（打针）治疗几天？（"没有"填"0"）	
18	静脉注射（输液）治疗几天？（"没有"填"0"）	
19	您此次就诊还接受了其他哪些治疗？＿＿＿＿＿＿ （如理疗、换药、康复等，如有多种方式请依次填写，"没有"填"0"）	
20	医生给您开了几次这种治疗？（按照治疗方式的顺序依次填写）	
21	您此次就诊是否接受过保健型中医疗法，如针灸、推拿、刮痧等？ （1）是（2）否	
22	医生给您开了几天的药？（"无"填"0"）	
23	医生所开药品种类是（可多选）：（1）西药（2）中药（3）中成药	
24	您此次就诊检查后，医生是否建议您在本院住院进一步治疗？ （1）是（2）否（跳问 27）	
25	您是否按照医生的建议住院？（1）是（跳问 30）（2）否	
26	如未住院，最主要的原因是？ （1）自感病轻（2）经济困难（3）无时间（4）交通不便（5）无床位 （6）其他＿＿＿＿＿＿＿	
27	您此次就诊检查后，医生是否建议您转诊？（1）是（2）否（跳问 30）	
28	您是否按照医生的建议转诊？（1）是（跳问 30）（2）否	
29	如未转诊，主要原因是？ （1）自感病轻（2）经济困难（3）无时间（4）交通不便（5）不信任转诊机构 （6）其他＿＿＿＿＿＿＿	

续表

NO.	问题	回答
30	您此次就诊合计花费了多少元？ （以票据为准，包括报销及个人医疗账户中支付部分，不知道请标明）	
31	其中自己实际支付现金多少元？（"无"填"0"，不知道请标明）	
32	从医保卡中支付多少元？（"无"填"0"，不知道请标明）	
33	其他报销方式中报销了多少元？（"无"填"0"，不知道请标明）	
34	您此次就诊产生交通费多少元？（包括陪诊人员）	
35	您此次就诊产生食宿费用多少元？（包括陪诊人员）	
36	您对此次门急诊就诊经历总体满意程度如何？ （1）满意（跳问38）（2）一般（3）不满意	
37	本次就诊，您最不满意的是什么方面？ （1）医疗费用高（2）技术水平低（3）等候时间过长（4）看病手续烦琐 （5）收费不合理（6）提供不必要服务（包括药品和检查）（7）服务态度差 （8）药品种类少（9）环境条件差（10）设备条件落后（11）其他_____	
38	本次就诊结束时，医生是否建议你再来复查？（1）是（2）否（结束询问）	
39	医生建议你几天后来复查？	

调查完成时间：2015 年____月____日____时____分

附录6 住院服务利用情况监测表

下列内容仅询问近两周内出院的成员。尽量由住院者本人或详细知情家庭成员回答。由调查员从第一列开始按顺序填写，若出院次数为2次及以上者，每一次住院情况都要询问，每一次住院填写一张表。

家庭编码_____ 成员编号_____ 成员姓名_____

回答方式 □本人 □代答

住院服务利用情况监测表

调查开始时间：2015年____月____日____时____分

NO.	问题	回答
1	本次住院的入院时间：　　月　　日	
2	本次住院的出院时间：　　月　　日	
3	就诊时间：（1）上午（2）下午（3）晚上	
4	您本次住院的机构是什么？（填写住院机构全称）	
5	本次入院渠道： （1）本院门急诊收治（2）其他机构转入（有转诊单）（跳问18）	
本院门急诊收治		
6	您选择该就诊机构的最主要原因是什么？ （1）距离近（2）技术好（3）设备先进（4）服务态度好（5）医保定点单位（6）有专家、名医（7）有熟人（8）其他_____	
7	您前往该就诊机构的交通方式是什么？ （1）步行（2）自行车（3）摩托车/电瓶车等（4）私家车（5）公交车/地铁/的士等公共交通工具（6）其他_____	
8	您前往该就诊机构花了多少分钟？	

NO.	问题	回答
9	您是以哪种方式挂号的？ （1）门急诊现场挂号（2）网络挂号（3）电话挂号（4）无挂号（5）其他＿＿＿＿＿	
10	是否有人陪同就诊？（1）亲友陪同（2）自己去的（3）其他＿＿＿＿＿	
11	您门诊的主治医生姓名（姓氏）是？（不知道填"无"）	
12	医生的主要诊断是？（疾病全称）	
13	住院前，您接受了哪些检查？（可多选） （1）量血压（2）测血糖（3）心电图（4）血液检查（5）尿液检查（6）超声检查 （7）胸片（8）CT（9）核磁共振MRI（10）其他＿＿＿＿＿（11）均无	
14	住院前，您合计花费了多少元？ （以票据为准，包括报销及个人医疗账户中支付部分，不知道请标明）	
15	其中自己实际支付现金多少元？（"无"填"0"，不知道请标明）	
16	从医保卡中支付多少元？（"无"填"0"，不知道请标明）	
17	从其他报销方式中报销了多少元？（"无"填"0"，不知道请标明）（跳问20）	

转诊收治

18	转诊过程中，前一家医疗机构为您提供了以下哪些服务？（可多选） （1）陪同转诊（2）帮忙联络本医院（3）安排车辆接送（4）提供检查结果、病历本 等资料（5）其他＿＿＿＿＿（6）均无	
19	本院医生为您提供了以下哪些服务？（可多选） （1）询问曾经就诊的医疗机构（2）询问前次就诊确诊为何种疾病（3）询问前期医 疗机构的治疗方式（4）询问前次就医服用的药物（5）询问前次就医的检查（结果或 片子）（6）其他＿＿＿＿＿＿（7）均无	

住院阶段

20	本次住院的科室（填写名称，如有转科室则按顺序填写）	
21	您此次是否多个科室就诊？（1）是（2）否（跳问23）	
22	下一个科室是否询问或参考上一个科室中您的治疗情况？（1）是（2）否	
23	您住院的主治医生姓名/姓氏是什么？ （参照患者住院医疗文书，"不知道"填"无"，如有转科则按顺序填写）	
24	医生的主要出院诊断是什么？（疾病全称）	
25	住院后，您接受了哪些检查？（可多选） （1）量血压（2）测血糖（3）心电图（4）血液检查（5）尿液检查（6）超声检查 （7）胸片（8）CT（9）核磁共振MRI（10）其他＿＿＿＿＿（11）均无	

NO.	问题	回答
26	本次住院，您是否做过手术？（1）是（2）否	
27	本次住院，您是否接受了康复治疗？（1）是（2）否	
28	您此次就诊是否接受过保健型中医疗法，如针灸、推拿、刮痧等？ （1）是（2）否	
29	本次住院，是否有其他医院的医生参与会诊？（1）是（2）否	
30	出院时是否带药？（1）是（2）否（跳问 32）	
31	所带药物能够吃多少天？	
32	医生所开药品种类是什么（可多选）：（1）西药（2）中药（3）中成药	
33	本次出院的结论是： （1）病愈或好转直接出院（跳问 36）（2）医生建议转诊 （3）病未愈或无好转自己要求出院（跳问 35）（4）其他_____（跳问 36）	
34	医生建议您转诊最主要的理由是？（本题询问结束后，跳问 36） （1）不具备诊疗的设备、技术等，转上级医院治疗 （2）病情好转，转下级医院进行康复治疗 （3）政策引导，如医联体内部转诊、分级诊疗等 （4）其他_____	
35	如病未愈或无好转您自己要求出院，最主要原因是： （1）医生技术差（2）医院设备差（3）药品不齐全（4）服务态度不好 （5）经济困难（6）自认为病愈（7）其他原因_____	
36	您本次住院医药费用总共是多少元？（不知道请标明）	
37	其中：自己实际支付多少元？（"无"填"0"，不知道请标明）	
38	医保报销了多少元？（"无"填"0"，不知道请标明）	
39	重大疾病医疗补助报销了多少元？（"无"填"0"，不知道请标明）	
40	其他报销方式报销了多少元？（"无"填"0"，不知道请标明）	
41	您本次住院，所花费的交通费用是多少元？（包括陪护人员）	
42	您本次住院，所花费的食宿费是多少元？（包括陪护人员）	
43	您本次住院，所造成的误工费为多少元？	
44	若有亲属陪护，其误工费是多少元？	
45	若有专业陪护，所花费是多少元？	

NO.	问题	回答
46	您对本次住院总体满意程度如何？ （1）满意（跳问48）（2）一般（3）不满意	
47	您最不满意的是什么方面？ （1）医疗费用高（2）收费不合理（3）等候时间过长（4）看病手续烦琐 （5）药品种类少（6）提供不必要服务（包括药品和检查）（7）服务态度差 （8）技术水平低（9）设备条件差（10）环境条件差（11）其他 _____	
48	本次就诊结束时，医生是否建议你再来复查？（1）是（2）否（结束询问）	
49	建议您几天之后来复查？	

调查完成时间：2015 年____月____日____时____分

误工费：

1. 有固定收入的：误工费 = 误工时间 / 天 × 日工资水平 /（元 / 天）

2. 无固定收入的：误工费 = 误工时间 / 天 × 年平均收入水平 /（元 / 天）

附录7 家庭知情同意书

项目名称：国家居民卫生服务利用行为监测

组织机构：国家卫生计生委

湖北省卫生计生委

研究机构：华中科技大学同济医学院

您将被邀请参加本项目，本知情同意书提供给您一些信息以帮助您决定是否参加此项目。请您仔细阅读，如有任何疑问请向负责该项目的研究者提出。

本研究旨在了解居民的患病情况、治疗方式、卫生服务利用的过程与特点、医疗费用与报销水平、满意度等信息，为制定深化医药卫生体制改革规划的宏观政策提供依据，促进医疗卫生资源的有效利用，进一步满足居民的健康需求。

您参加本项目是自愿的。

本项目为期3个月，将进行1次基线调查和每2周一次、共6次监测。

基线调查将主要了解您的家庭人口基本情况和基本健康情况，后期将监测您及家人的健康情况、发生的卫生服务利用行为、慢病情况、医疗费用负担等情况。

在3个月的监测期内，若您和您的家人发生门急诊就诊、住院或自己购药等行为时，请注意：

1. 在监测日历或小本上及时记录时间及费用等关键信息。

2. 以短信、电话或网络媒体等形式向负责的调查员进行及时报备，上报相关信息。

3. 留存下列资料和票据。①门急诊病历及缴费单；②出院小结及住院结算清单；③自购药品发票。

如果您决定参加本项目，您的个人资料均属保密。您的身份信息将不会透露给项目小组以外的成员，除非获得您的许可。

您可以选择不参加本项研究，您的任何医疗待遇与权益不会因此而受到影响。

我已经阅读了本知情同意书。

我有机会提问而且所有问题均已得到解答。

我理解参加本项目是自愿的。

我可以选择不参加本项目，或者在任何时候通知研究者后退出而不会遭到歧视或报复，我的任何医疗待遇与权益不会因此而受到影响。

家庭责任人签名：

日期：____年____月____日

附录 8 访谈提纲

1.慢性病患者的访谈提纲

慢性病患者的访谈提纲

一、访谈信息

访谈编号						
访谈日期				访谈地点		
开始时间				结束时间		
姓名		性别		年龄		教育程度
就业状况		婚姻状况		患病种类		服药种类
保险状况	（1）城乡居民医疗保险（含原新农合）；（2）职工医疗保险；（3）公费医疗；（4）商业保险；（5）无；（6）其他					

二、访谈说明

1. 自我介绍

2. 访谈说明：此次调查的目的在于了解慢性病患者的慢性病用药基本情况及影响慢性病患者用药风险感知和决策行为的因素，请您根据自己的实际情况如实进行回答，您的回答可以根据但不限于访谈人员的问题。谈话内容仅用于学术研究，我们会对您的个人信息严格保密。访谈内容会以文字、录音的形式记录，望得到您的允许，感谢您的支持与配合

三、访谈内容

慢性病患者基本用药情况和用药决策行为的影响因素	1	慢性病患病情况： 请您仔细回忆一下您的慢性病患病情况。 您都患有哪些慢性疾病？分别有多久了？
	2	现在服用的药物：请您仔细回忆一下您现在正在服用的慢性病药物。 您现在同时服用几种药物，分别是什么？（包括处方药及非处方药、中药、保健品等） 其中哪些是医生开具的药物？哪些是自行购入的药物？每种药物都服用了多长时间？您从哪里知道这些药物？ 您为什么要开始服用这些药物？ 您认为服用这些药物时有哪些因素会影响到您平时的用药行为（服用的药物、服药频率）？例如，个人喜好、用药经验、用药知识等。 您在服用这些药物期间是否发生过药物不良反应？如果发生了药物不良反应，您会采取什么应对措施？

慢性病患者基本用药情况和用药决策行为的影响因素	3	过去服用的药物： 请您仔细回忆一下您过去服用过的慢性病药物（过去服用，现在停用的所有慢性病药物）。您过去服用过几种药物，分别是什么？（包括处方药及非处方药、中药、保健品等） 其中哪些是医生开具的药物？哪些是自行购入的药物？您从哪知道的这些药物？ 每种药物都服用了多长时间？ 您为什么要停止服用这些药物？ 您认为服用这些药物时有哪些因素会影响到您平时的用药行为（服用的药物、服药频率）？例如，个人喜好、用药经验、用药知识等。 您在服用这些药物期间是否发生过药物不良反应？如果发生了药物不良反应，您会采取什么应对措施？
	4	中药服药情况：是否曾有人建议您服用中药治疗慢性病？您是否会服用中药治疗慢性病？为什么？ 您是否服用过中药？能否和我们分享一下您服用中药的经历？
多重用药的风险感知和决策行为的影响因素	1	风险感知 + 决策行为： 您认为自己现在服用的药物种类较少还是较多？为什么？您是否想过更换当前服用的药物？为什么？ 您是否想过再多服用几种药物，或者减少几种药物？为什么？ 您为什么不现在立即更换服用的药物或服药种类？
	2	风险感知（身体风险）： 您是否会担心服用多种药物的行为对自己身体造成不良影响？为什么？ 您是否会为了降低药物对身体的不良影响而减少几种药物的服用？为什么？
	3	风险感知（经济风险）： 您是否会担心购入的多种药物加重自己的生活负担？为什么？ 您是否会为了节省开支而减少几种药物的服用？为什么？
	4	风险感知（社会心理风险）： 您是否会担心自己服用多种药物的行为不被他人（家人、朋友、邻居、同事等）理解？为什么？ 您是否会为了避免这种情况而减少几种药物的服用？为什么？
	5	风险感知 + 决策行为： 您对慢性病患者合理用药知识的了解程度如何？ 您是否能列举几种慢性病患者合理用药需要注意的原则？您平时的服药行为会完完全全依据您了解到的用药知识么？为什么？

多重用药的风险感知和决策行为的影响因素	6	风险感知 + 决策行为： 请您仔细回忆一下您治疗慢性病期间的就医经历。 您在治疗慢性病期间一共去过哪些医疗机构？在这些医疗机构中都看过几位医生？每位医生的处方都包括哪些药物？您对这些医生的信任程度如何？您平时的用药行为（服用的药物、服药频率）会完完全全依照医生的处方么？为什么？ 除了您的医生以外，您还会听取谁的建议用药（如家人、病友、药店店员、电视广告等）？他们都给过您怎样的用药建议？
其他	1	请您仔细回忆一下您治疗慢性病期间的精神状态。 您平时有无情绪问题、心理压力等？您为什么会有这种情况？ 您的精神状态是否会影响到您平时的用药行为（服用的药物、服药频率等）？为什么？
	2	请您仔细回忆一下与您共同居住的家庭成员。 您的家庭成员中有几位患有慢性病？他们分别患有哪些慢性病？ 他们的患病情况是否会影响到您平时的用药行为（服用的药物、服药频率等）？为什么？
	3	请您仔细回忆一下所有服用过的慢性病药物。 您认为还有哪些因素会影响到您平时的用药行为（服用的药物、服药频率等）？ 关于您的用药情况，您还有什么想与我们分享？

2. 医务人员的访谈提纲

医务人员的访谈提纲

一、访谈信息

访谈编号					
访谈日期			访谈地点		
开始时间			结束时间		
姓名		性别	年龄	教育程度	
工作单位			职务	职称	
邮箱			电话		

二、访谈说明

1. 自我介绍
2. 访谈说明：此次调查的目的在于了解医务人员对慢性病患者用药选择基本情况及影响医务人员药物选择中风险感知和决策行为的因素，请您根据您所掌握的信息如实进行回答，您的回答可以根据但不限于访谈人员的问题。谈话内容仅用于学术研究，我们会对您的个人信息严格保密。访谈内容会以文字、录音的形式记录，望得到您的允许，感谢您的支持与配合

三、访谈内容

医务人员用药选择情况和药物选择决策行为的影响因素	1	医务人员用药选择情况： 请您仔细回忆一下您为慢性病患者选择药物的过程。 在给慢性病患者选择药物的过程中，都有哪些因素会影响到您对慢性病患者药物的选择？例如，您的个人喜好、用药经验、用药知识等
	2	医务人员用药选择情况： 在给慢性病患者选择药物的过程中，您是否会与慢性病患者在药物选择方面进行充分的沟通？为什么？ 您是否会因为慢性病患者的个人情况更改您为慢性病患者选择的药物？为什么？ 您都会因为慢性病患者的哪些个人情况更改您为慢性病患者选择的药物？
	3	医务人员中药用药选择情况： 您对中药治疗慢性病持何种态度？ 您是否会给慢性病患者开中药？为什么？ 您是否会建议慢性病患者自行购入中药服用？为什么？
医生处方开具行为中多重用药风险感知和决策行为的影响因素	1	风险感知＋决策行为： 您是否了解多重用药现象？ 您知道现在一般将同时服用几种药物的行为定义为多重用药么？ 您知道这些药物是否包括非处方药、中草药及保健品么？ 您是否能列举几种多重用药行为给慢性病患者带来的危害？ 您在为慢性病患者选择药物的过程中是否会有意控制患者的服药种类？为什么？
	2	风险感知＋决策行为： 您在为慢性病患者选择药物的过程中是否会去了解患者之前服用的慢性病药物？为什么？ 您在为慢性病患者选择药物后是否会要求患者停止服用之前在服用的慢性病药物？为什么？
	3	风险感知＋决策行为： 您在为慢性病患者选择药物的过程中是否会去了解患者现在正在服用的其他药物（非处方药、中草药及保健品等）？为什么？ 您在为慢性病患者选择药物后是否会要求患者停止服用正在服用的其他药物（非处方药、中草药及保健品等）？为什么？
	4	风险感知＋决策行为： 当慢性病患者报告出现药物不良反应时，您会采取什么行动？ 一些慢性病患者在发生药物不良反应后会自行服用新的药物缓解症状，从而引发"处方瀑布"现象，导致多重用药，您如何看待这种现象？

医生处方开具行为中多重用药风险感知和决策行为的影响因素	5	风险感知（身体风险）： 您如何看待多重用药行为可能给慢性病患者带来身体风险的说法？ 如果您为慢性病患者选择的药物种类较多，您是否会担心服药行为可能给患者带来身体风险？为什么？ 您在为慢性病患者选择药物的过程中是否会刻意限制药物种类以规避服药行为可能给患者带来的身体风险？为什么？
	6	风险感知（经济风险）： 您如何看待多重用药行为可能给慢性病患者带来经济风险的说法？ 如果您为慢性病患者选择的药物种类较多，您是否会担心服药行为可能给患者带来经济风险？为什么？ 您在为慢性病患者选择药物的过程中是否会刻意限制药物种类以规避服药行为可能给患者带来的经济风险？为什么？
	7	风险感知（社会心理风险）： 您如何看待多重用药行为可能给慢性病患者带来社会心理风险的说法？ 如果您为慢性病患者选择的药物种类较多，您是否会担心服药行为可能给患者带来社会心理风险？为什么？ 您在为慢性病患者选择药物的过程中是否会刻意限制药物种类以规避服药行为可能给患者带来的社会心理风险？为什么？
	8	风险感知 + 决策行为： 您对慢性病患者合理用药知识的了解程度如何？ 您是否能列举几种为慢性病患者合理选择药物时需要注意的原则？ 您在为慢性病患者选择药物时会完完全全依据您了解到的用药知识么？为什么？
	9	风险感知 + 决策行为： 您所在的工作单位或您在为慢性病患者选择药物时是否有 对多重用药行为的应对措施？如处方精简（Deprescribing）、药物重整（Medication Reconciliation，Med-Rec）、老年医学多学科整合团队（Geriatric Interdisciplinary Team，GIT）等。 您是否听说过并了解这些多重用药行为的应对措施？ 您所在的工作单位或您在为慢性病患者选择药物时是否会使用到多重用药评价工具？如 Beers 标准、老年人不恰当处方工具（IPET）、老年人不适当处方筛查工具 / 老年人处方遗漏筛查工具（STOPP/START）等。 您是否听说过并了解这些多重用药评价工具？
	10	风险感知 + 决策行为： 您认为当前规范慢性病患者用药行为的最大阻碍是什么？为什么？
	11	风险感知 + 决策行为：您认为慢性病患者的用药行为管理应当属于医生的工作、药师的工作、护士的工作，还是患者本人的工作？为什么？
其他	1	请您仔细回忆一下您为慢性病患者选择药物的过程。 您认为还有哪些因素会影响到您对慢性病患者的药物选择行为？ 关于您对慢性病患者的药物选择情况，您还有什么想与我们分享的？

附录 9　ISM 小组调查问卷

慢性病患者用药行为影响因素之间相互影响关系调查问卷

感谢您在百忙之中抽空参与本次问卷调查。本问卷的目的在于研究慢性病患者用药行为影响因素之间的相互影响关系。本问卷的调查结果将仅用于学术研究，请您放心填写。

如果您对本问卷有任何意见和问题，欢迎随时与我们取得联系共同探讨。我们对您给予的帮助与支持表示衷心的感谢！

华中科技大学同济医学院药学院医药商业贸易系

背景资料

经过对过往研究的深入分析并结合我们实际收集到的访谈资料，总结出会对慢性病患者用药行为产生影响的因素，如以下几个方面。

接下来我们试图寻找影响因素之间的结构关系，请您按照要求给出相关意见。

调查问卷说明

如果您认为表格中相应行中的风险因素对相应列中的风险因素有影响，请在对应的表格空格中打上"√"记号。

例如：因素 R1 可能影响 R2、R5、R8、R9、R10；因素 R2 可能影响 R1、R10；因素 R7 可能影响所有风险因素，则如下表所示。

影响因素	R1	R2	R3	R4	R5	R6	R7	R8	R9	R10
R1		√			√			√	√	√
R2	√									√
R3										
R4										
R5										
R6										
R7	√	√	√	√	√	√		√	√	√
R8										
R9										
R10										

调查问卷

如果您认为表格中相应行中的风险因素对相应列中的风险因素有影响，请在对应的表格空格中打上"√"记号。

影响因素	R1	R2	R3	R4	R5	R6	R7	R8	R9	R10
R1										
R2										
R3										
R4										
R5										
R6										
R7										
R8										
R9										
R10										

影响因素说明。

R1：疾病控制——指慢性病患者为控制自己的病情而采取服药行为，其影响因素包括患者的疾病数量、患者的疾病严重程度、患者的病程发展。

疾病数量——指慢性病患者的疾病种类数量会影响慢性病患者的服药行为。

疾病严重程度——指慢性病患者病情的严重程度会影响慢性病患者的服药行为。

病程发展——指慢性病患者的病程发展情况会影响慢性病患者的服药行为。

R2：生命质量——指慢性病患者为提高自己的生命质量而采取服药行为，其影响因素包括患者延长自身寿命的愿望、患者希望保护脏器功能的愿望。

延长寿命——指慢性病患者延长自身寿命的愿望会影响慢性病患者的服药行为。

保护脏器——指慢性病患者保护自身脏器功能的愿望会影响慢性病患者的服药行为。（如部分慢性病患者认为自己服药对肝、肾、胃功能有损害而添加保护肝、肾、胃功能的药物服用）

R3：经济风险——指慢性病患者由于服药行为可能给自己造成经济上的损失而调整用药方案，其影响因素包括患者的经济条件、药物的价格、患者是否有医保补贴、患者受否办理了重症补贴。

经济条件——指慢性病患者的经济条件会影响慢性病患者的服药行为。

药物价格——指药物价格会影响慢性病患者的服药行为。

医保补贴——指慢性病患者的医保补贴情况会影响慢性病患者的服药行为。

重症补贴——指慢性病患者的重症补贴情况会影响慢性病患者的服药行为。

R4：身体风险——指慢性病患者由于服药行为可能给自己造成身体健康上的损失而调整用药方案，其影响因素包括患者继续生活的意愿是否强烈、患者的服药知识、患者的服药经验、患者对医生的信任程度。

生活意愿——指慢性病患者希望能够继续生活的愿望会影响慢性病患者的服药行为。

服药知识——指慢性病患者的服药知识会影响慢性病患者的服药行为。

服药经验——指慢性病患者的服药经验会影响慢性病患者的服药行为。

医患信任——指慢性病患者因信任医生而按照医生的处方服药。

R5：社会心理风险——指慢性病患者由于服药行为可能给自己造成社会名誉上的损失而调整用药方案，其影响因素包括患者治疗慢性病的态度是否端正、药物的给药方式是否容易被接受（如部分患者不能接受在公共场合注射胰岛素）、患者的服药行为是否得到家庭的支持。

治疗态度——指慢性病患者治疗慢性病的态度会影响慢性病患者的服药行为（如部分慢性病患者会因为担心自己的服药行为被别人说闲话而更改自己的服药行为）。

给药方式——指药物的给药方式会影响慢性病患者的服药行为。

家庭支持——指来自家庭的支持会影响慢性病患者的服药行为。

R6：时间风险——指慢性病患者由于服药行为可能给自己造成时间上的损失而调整用药方案，其影响因素包括患者是否有足够的空暇时间、药物是否有良好的可及性、药物的前处理步骤是否麻烦。

空暇时间——指慢性病患者是否有足够的空暇时间会影响慢性病患者的服药行为。

购药便捷性——指药物是否方便获取会影响慢性病患者的服药行为。（如部分患者会因需要在医院里排队拿药而更改自己的服药行为）

药物前处理——指药物的前处理步骤是否麻烦会影响慢性病患者的服药行为。（如部分患者会因中药需要自己熬制而更改自己的服药行为）

R7：医生处方——指慢性病患者按照医生开具的处方服药，其影响因素包括医生的医药知识、医生的临床经验、医院的药品库存、医院开药的相关规定、医患沟通。

医药知识——指医生的医药知识会通过医生开具处方的形式影响慢性病患者的服药行为。

临床经验——指医生的临床经验会通过医生开具处方的形式影响慢性病患者的服药行为。

医院库存——指医院里的药品库存会通过医生开具处方的形式影响慢性病患者的服药行为。

医院规定——指医院里关于开具处方的相关规定会通过医生开具处方的形式影响慢性病患者的服药行为。

医患沟通——指医患间的沟通程度会影响慢性病患者的服药行为。

R8：用药建议——指慢性病患者听取医生以外的其他人提供的建议用药，包括来自患者家属的用药建议、来自患者邻居的用药建议、来自患者同事的用药建议、来自患者病友的用药建议、来自药店店员的用药建议。

家人建议——指慢性病患者的家人给患者推荐的药物会影响慢性病患者的服药行为。

邻居建议——指慢性病患者的邻居给患者推荐的药物会影响慢性病患者的服药行为。

同事建议——指慢性病患者的同事给患者推荐的药物会影响慢性病患者的服药行为。

病友建议——指慢性病患者的病友给患者推荐的药物会影响慢性病患者的服药行为。

药店建议——指药店店员给患者推荐的药物会影响慢性病患者的服药行为。

R9：主观想法——指慢性病患者根据自己的主观想法服药，包括患者对某些特定药品和服药行为本身的喜好、患者根据某种药物的服药效果调整用药方案、患者多地就诊根据多位医生的处方服药。

服药偏好——指慢性病患者对某些特定药品和服药行为本身的喜好会影响慢性病患

者的服药行为。

服药效果——指慢性病患者服用某种药物后的服药效果会影响慢性病患者的服药行为。

多重处方——指慢性病患者地就诊，不加区分地服用多位医生开具的处方。

R10：药物替代方案——指可能代替服药行为的其他慢性病治疗方案，包括用治疗仪器代替药物治疗、通过身体锻炼代替药物治疗、通过控制饮食代替药物治疗。

治疗仪器——指慢性病患者会通过使用治疗仪器代替药物治疗方案。

身体锻炼——指慢性病患者会通过身体锻炼代替药物治疗方案。

饮食控制——指慢性病患者会通过饮食控制代替药物治疗方案。

附录 10   ISM 法的 MATLAB 编程

```
A=[0 1 0 0 0 0 0 0 0;
1 0 0 0 0 0 0 0 0;
1 0 0 0 0 0 0 0 1;
1 0 0 0 0 0 0 0 0;
0 0 0 0 0 0 0 0 0;
0 0 0 0 0 0 0 0 1;
1 1 1 0 0 0 0 0 0;
0 0 0 0 0 0 0 0 0;
0 0 0 1 0 0 0 0 0;
0 0 1 0 0 0 0 0 0]
I=eye（size（A））
M=A+I k=0 while 1
Mnew=M×（A+I）＞0 if isequal（M,Mnew）
Mnew k=k+1 break end
M=Mnew k=k+1 end
```